Paludisme
et gratuité des soins
au Mali

Collection « Études africaines »
dirigée par Denis Pryen et son équipe

Forte de plus de mille titres publiés à ce jour, la collection « Études africaines » fait peau neuve. Elle présentera toujours les essais généraux qui ont fait son succès, mais se déclinera désormais également par séries thématiques : droit, économie, politique, sociologie, etc.

Dernières parutions

Jules Maps BAGALWA MAPATANO (dir.), *La décentralisation en Afrique au début du XXIe siècle, Réflexions à partir de l'expérience congolaise récente,* 2019.
Pascasie MINANI PASSY, *Burundi : Les relations interethniques et intra-ethniques. Et la réconciliation ?*, 2019.
Yaovi AKAKPO, *Le technocolonialisme, Agir sous une tension essentielle,* 2019.
Célestin TAGOU, *Démocratie rotative et élections présidentielles en Afrique, Transcendance et transformation politique des conflits ethnopolitiques dans les sociétés plurielles*, 2018.
BWANGA WA MBENGA NYOLI BOKO, *La philosophie du langage d'Alexis Kagame, Contribution à la problématique sur la philosophie africaine, Nouvelle édition revue et augmentée*, 2018.
Kallet Abréam VAHOUA, *Éléments de morphologie verbale du bété*, 2018.
Robert NDAMOBISSI, *La malnutrition des enfants dans les pays du Sahel et de la corne de l'Afrique,* 2018.
Sous la direction de Catherine MAIA, Jean-François AKANDJI-KOMBÉ et Jean-Baptiste HARELIMANA (dir.), *L'apport de l'Afrique à la justice internationale pénale*, 2018.
Marie Rose BANGOURA, *Gestion des déchets solides ménagers et ségrégation socio-spatiale dans la ville de Conakry,* 2018.
Jean-Pierre NZEZA KABU ZEX-KONGO, *Congo. Comment le reconstruire, y ramener la paix et le développer ? Vade-mecum pour les dirigeants*, 2018.
Charles LASSERRE YAKITE, *La nationalité et l'apatridie en Afrique,* 2018.
Jean-Pierre NZEZA KABU ZEX-KONGO, *Léopold II. Le plus grand chef d'État de l'histoire du Congo, 2018.*
Bernard TONDÉ, *Le veuvage en Afrique. Dimensions socioculturelles, mystiques, morales et juridiques*, 2018.
Mohamed Salem OULD MAOULOUD, *L'éducation non formelle islamique mahadra de Mauritanie*, 2018.

Issa DIALLO

Paludisme et gratuité des soins au Mali

Préface de Yaouaga Félix Koné

L'Harmattan

5-7, rue de l'Ecole-Polytechnique, 75005 Paris
http://www.editions-harmattan.fr
ISBN : 978-2-343-16860-9
EAN : 9782343168609

Préface

Après l'obtention de son diplôme de D.E.A., en sociologie à l'Université Cheikh Anta Diop de Dakar, Issa Diallo est retourné au Mali, où il devient assistant en sociologie à l'Université des lettres et sciences humaines de Bamako. Il entreprend ensuite la préparation d'une thèse à l'Université Cheikh Anta Diop de Dakar. Pour des raisons personnelles, il effectue un transfert sur l'Institut supérieur de formation et de recherche appliquée, où il travaille sous ma direction. L'entreprise ne s'est pas faite sans difficultés : outre ses charges pédagogiques, sa thèse a souffert d'une quasi-absence de financement. Toutefois, il a bénéficié de la subvention du rectorat pour une année. Malgré ces difficultés, il a persévéré jusqu'à l'aboutissement de ce travail.

Dans ce livre, Issa Diallo fait une analyse socio-anthropologique de la politique de gratuité de prise en charge du paludisme chez l'enfant à Bamako. Le sujet, qu'il a choisi, est d'actualité et s'inscrit dans le domaine de la sociologie de la santé. Tout au long de ce travail, la question récurrente a été de savoir pourquoi, en dépit de l'existence de la gratuité, le paludisme persiste et même semble prendre de l'ampleur ? Pour répondre à ce questionnement, il interroge le fonctionnement de cette gratuité à travers différents axes : sa mise en œuvre, les pratiques et les perceptions des acteurs. Issa Diallo fait une construction théorique, autour de la notion de gratuité et de sa genèse, avant d'aborder sa mise en œuvre.

Les résultats de ses recherches sur le terrain ont permis de savoir que l'émergence de la politique s'est faite suite à des pressions internationales et nationales, ce qui a conduit à une mise en œuvre improvisée. Cette politique est caractérisée par une faible implication des acteurs et aussi par un quasi-échec des stratégies de communication.

Des pratiques et stratégies particulières, individuelles et collectives des acteurs existent tant au niveau du diagnostic qu'au niveau de la prescription d'ordonnance.

Globalement, en termes de perception, une proportion pertinente des bénéficiaires est insatisfaite de son fonctionnement, tout en reconnaissant que la gratuité a, tout de même, un coût. En effet, la qualité des soins, même si elle est perçue comme bonne par les bénéficiaires, dépend en partie d'un paiement direct, comme complément.

Ce travail, outre la dimension scientifique, met à la disposition des autorités sanitaires des informations pouvant contribuer à améliorer la qualité de la prise en charge des enfants en pédiatrie.

Le travail qu'il nous livre est riche en documentation et bâti sur des données empiriques originales. Il figure en bonne place parmi les travaux relatifs à la socio-anthropologie des politiques publiques de santé.

Yaouaga Félix KONE
Directeur de Recherche

Bamako,
le 29 janvier 2019

Introduction

Dans plusieurs pays, le paludisme constitue un grave problème de santé publique. Selon l'OMS, la population mondiale est à risque de contracter le paludisme. En effet, on estime globalement à près de 225 millions les cas de paludisme dans le monde. La plupart sont observés chez les enfants de moins de cinq ans qui sont de loin les plus exposés au risque de décès par le paludisme avec 785 000 décès par an.[1] Si nous faisons un petit calcul, le nombre d'enfants ayant moins de cinq ans qui décèdent du paludisme représente 0,34 % des 225 millions. Ce pourcentage signifie qu'un enfant sur 200 meurt de paludisme par an. Ce chiffre est élevé au regard de la jeunesse des sujets et du fait que ces décès ne concernent que la seule maladie du paludisme. Quel serait-il pour les autres maladies ?

Le paludisme est endémique dans 106 pays, dont 43 sont situés dans la région africaine. Les pertes économiques dues au paludisme pour l'Afrique sont énormes. Elles ont été estimées à 12 milliards d'US$ pour la seule année 2000. Ce qui fait de cette maladie un véritable fléau qui freine le développement du continent.[2] Le nombre de cas de paludisme en 2011 est approximativement de 154 à 289 millions de cas cliniques, dont plus de 80 % en Afrique. Le paludisme est responsable de 666 000 décès par an. La majorité des décès survient chez les enfants de moins de 5 ans. Plus de 90 % des décès surviennent en Afrique au sud du Sahara[3]. Cette différence de chiffres s'explique par la fréquence de diagnostic présomptif dans les structures sanitaires malgré la gratuité des Tests de Diagnostic Rapide. Ce diagnostic présomptif est une des pratiques mises en œuvre par les soignants pour contourner les textes de la gratuité.

Le Mali, pays sahélien, situé au cœur de l'Afrique occidentale, est particulièrement affecté (si l'on fait une lecture par pays des données portant sur cette maladie) de par l'endémicité de la pathologie dans les régions du centre et du sud et par son potentiel épidémique au nord. Le paludisme est responsable de 42 % des motifs de consultations dans les services de santé et représente la première cause de décès des enfants de moins de 5 ans ainsi que la première cause d'anémie chez les femmes enceintes[4], d'où la mobilisation de l'Etat malien qui a engagé des initiatives pour lutter contre le fléau.

En 2007, le Mali a décrété la politique de gratuité de la prise en charge en matière de lutte contre le paludisme chez les femmes enceintes et les enfants

---

[1] Rapport de WHO, World Malaria Report, 2010.

[2] Rapport OMS, 2009.

[3] Rapport, OMS, 2012.

[4] Annuaire SLIS, 2012.

de moins de 5 ans. Cette politique consiste à rendre gratuits les intrants. Elle prévoit en matière de prévention une distribution gratuite de moustiquaires imprégnées d'insecticide aux femmes enceintes au cours de la consultation prénatale (1er contact) et aux enfants de moins de 5 ans après la vaccination anti-rougeoleuse ou au cours de leur consultation. Quant au diagnostic, il est biologique et doit être fait avec le Test de Diagnostic Rapide (TDR) ou la microscopie avant tout traitement. En ce qui concerne le traitement, la combinaison Artesunate + Amodiaquine (AS + AQ), la combinaison Artéméther + Luméfantrine (AT + LU), les CTA sont retenus pour le paludisme simple. La quinine est utilisée pour le traitement des cas de paludisme grave et compliqué. L'Artéméther injectable peut être utilisé en cas d'intolérance à la quinine[5].

La volonté nationale de lutter contre cette maladie s'est traduite par l'érection du Programme national de lutte contre le paludisme (PNLP) par l'ordonnance N° 07-022/PRM du 18 juillet 2007. Parallèlement, les Universités de Bamako, à travers le Centre de recherche et de formation sur le paludisme (CRFP), œuvrent à la définition de nouveaux outils pour éradiquer le fléau.

Malgré cette pluralité de dispositifs visant à endiguer ce problème de santé, le paludisme persiste et même prend de l'ampleur. Selon le SLIS, en 2007, le paludisme était responsable de 37,5 % des motifs de consultation dans les services de santé contre 42 % en 2012. Au regard de cette contrariété, nous pouvons interroger les différentes méthodes de prévention du paludisme. Nous constatons à ce niveau que le nombre de personnes ayant comme motif de consultation le paludisme augmente. Comment expliquer donc cette persistance et cette ampleur de la maladie en dépit de l'existence de la politique de gratuité ?

Par ailleurs, il convient de signaler qu'au Mali, la politique de gratuité de la prise en charge dans la lutte contre le paludisme, dans sa mise en œuvre, met en relation des institutions nationales (l'Etat à travers les ministères, le PNLP, la DRS…), internationales (partenaires techniques et financiers, ONG, etc.) ainsi que divers acteurs locaux (les collectivités, les parents, etc.). Dans ce sens, elle est une politique publique, une « arène » (au sens donné par Jean-Pierre Olivier de Sardan) où chaque acteur, en ce qui le concerne, agit selon des logiques différentes de celles de l'autre, développe des stratégies pour défendre ses intérêts. Il semble dès lors intéressant d'analyser les stratégies et logiques des acteurs en charge de la mise en œuvre de la politique de la gratuité. De même, il convient d'examiner et de faire un parallèle entre les discours et les pratiques des acteurs autour de cette gratuité.

---

[5] Cf. document de politique nationale de lutte contre le paludisme.

En plus de cette analyse des discours et des pratiques, d'autres questions subsistent. Au niveau des structures de santé, pendant que la politique de décentralisation prône leur autonomie financière, paradoxalement, la nouvelle politique impose à ces structures sanitaires « un équilibre budgétaire plutôt que de réaliser des bénéfices ».[6]

Les structures n'ont de plus pas uniquement la politique de gratuité de la prise en charge du paludisme en leur sein, d'autres initiatives y existent, telles que la gratuité de la césarienne pour les femmes enceintes et les antirétroviraux pour le VIH/SIDA. Cette situation fait que l'autonomie à laquelle aspirent ces structures est menacée. A l'hôpital Gabriel Touré par exemple, « le manque à gagner causé par les consultations et hospitalisations gratuites est chiffré à plus de 119 millions de FCFA ».[7] Se pose alors la problématique de la santé financière des structures. Cette instabilité financière des structures sanitaires nous amène à questionner la qualité de la prise en charge des enfants. Cette qualité pose le plus souvent le problème d'une « médecine à deux vitesses : des soins certes gratuits (au moins en grande partie) pour les plus démunis, mais de mauvaise qualité, et des soins payants mais de meilleure qualité pour les autres ».[8] On peut donc se demander comment fonctionne concrètement la mise en œuvre de cette politique dans les structures enquêtées. A ce niveau, Raymond Massé[9] pense que : « Les responsables des programmes sanitaires font souvent l'erreur de considérer que, les services offerts étant gratuits et accessibles à la population, il n'existe plus aucune autre barrière à leur utilisation. On oublie ainsi de prendre en considération les coûts sociaux et culturels énormes que doivent assumer les utilisateurs de ces services. »

Le diagnostic et le traitement sont réglementés par des directives édictées par l'Organisation mondiale de la Santé (OMS) et le PNLP. Pour cela, les rapports aux textes dans le cadre de la prise en charge des enfants sont intéressants à analyser. Aussi, la façon dont les personnels des structures mettent en œuvre la gratuité, leur perception ainsi que les attentes des parents de la gratuité doivent-elles être investiguées. Au regard de ces difficultés, ce travail vise à contribuer à la réduction du paludisme à travers une meilleure compréhension de la mise en œuvre de la politique de gratuité

---

[6] Propos tenu par l'ex-agent comptable de l'hôpital du Point G lors de l'enquête exploratoire en 2011.

[7] Discours du directeur de l'hôpital lors de la 32e session du conseil d'administration, 2011.

[8] Jean-Pierre Olivier de Sardan et Valéry Ridde, « Une comparaison provisoire des politiques d'exemption de paiement dans trois pays sahéliens (Burkina Faso, Mali, Niger) », in *Etudes et travaux* n°89 du LASDEL, septembre 2011, p. 41.

[9] Raymond Massé (1995), « Culture et santé publique », in www.classiques.uqac.ca/ contemporains/masse raymond/ p. 112, consulté le 13 juillet 2017 à 17 h 40.

des soins et des difficultés rencontrées au niveau de certaines structures sanitaires du district de Bamako (le CSCom de Sabalibougou I, le CSréf de Sogoniko et l'hôpital Gabriel Touré).

Au plan méthodologique, les méthodes qualitative et quantitative ont été utilisées. Ces méthodes nous ont permis respectivement d'appréhender de façon fine les pratiques et les perceptions des différents acteurs et de fournir des statistiques sur le nombre de soignants, leur spécialité et même sur le plateau technique et d'établir une relation entre les caractéristiques sociodémographiques des usagers et leur perception. A cet effet, le questionnaire et le guide d'entretien ont été les instruments d'enquête.

Chapitre I
Construction théorique autour de la notion de gratuité

Ce chapitre abordera d'abord le courant théorique dans lequel s'inscrit l'étude, il cernera ensuite la position de la question de gratuité à travers les études d'autres chercheurs, enfin il abordera la méthodologie utilisée pour étudier le phénomène.

1. Courant théorique

Le débat sur la gratuité nous renvoie à la question de son fonctionnement. Théoriquement, l'école fonctionnaliste s'invite dans ce débat. De l'évolution du fonctionnalisme, des tendances principales se dégagent : le fonctionnalisme absolu, modéré, les structuro-fonctionnalistes, l'analyse stratégique et l'analyse des pratiques.

L'approche fonctionnaliste est une alternative à d'autres théories anthropologiques, l'évolutionnisme et le diffusionnisme. L'évolutionnisme analyse les pratiques des différentes sociétés comme les résultats de leur évolution, alors que le diffusionnisme au contraire considère que les sociétés sont fondamentalement diverses. Le fondateur de l'approche fonctionnaliste est Bronislaw Malinowski[10]. Celui-ci rompt avec ces deux théories en affirmant qu'une société ne doit pas être analysée à partir de son histoire mais de son fonctionnement. Son fonctionnalisme est qualifié de *rigide*, d'*absolu* parce que les postulats qu'il a avancés ne sont pas relativisés.

En réaction au fonctionnalisme absolu de Malinowski, R. King Merton[11] s'est voulu plus *modéré.* Le choix de cette approche est conforme à notre objectif de recherche qui est de comprendre le fonctionnement de la gratuité dans les structures de santé. Seulement, ce qu'on lui reproche, c'est son analyse synchronique des phénomènes sociaux, or un recours à l'analyse diachronique de la gratuité est nécessaire pour comprendre les difficultés liées à sa mise en œuvre.

Dans de pareils cas de figure, l'approche structuro-fonctionnaliste est plus intéressante. Un modèle proposé par Talcott Parsons[12] a pour ambition d'expliquer comment un ordre peut exister sur la base des actions

---

[10] Bronislaw Malinowski, *Une théorie scientifique de la culture*, Paris, Seuil, 1970.

[11] Robert K. Merton, *Elément de théorie et de méthode sociologique*, Paris, Plon, 1965.

[12] Talcott Parsons, *La configuration du système social*, Paris, Presses de l'Université des sciences sociales de Toulouse, 1965.

individuelles. La sociologie de Parsons part donc dans deux directions : d'une part, il analyse l'action et montre comment celle-ci est structurée et régulée par le système, d'autre part, il analyse le système et montre comment celui-ci est organisé et mobilise une multitude d'actions. Si Parsons souhaite donc saisir le fonctionnement de la société, il considère que celle-ci doit être appréhendée comme un système. Cette approche est donc choisie pour expliquer le fonctionnement de la santé en tant que système. Le structuro-fonctionnaliste, dans sa démarche, est lui aussi accusé « de ne pas prendre en compte l'existence et l'importance des organisations informelles (amitiés, réseaux, alliances, coalitions), d'oublier que les acteurs sociaux sont des entrepreneurs manipulant les relations personnelles pour atteindre leurs objectifs, de négliger les intéressantes « transactions » matérielles ou symboliques entre individus. »[13]

L'analyse stratégique des organisations de Michel Crozier et E. Friedberg est dans ce cas nécessaire dans la mesure où les structures de santé sont considérées comme des lieux d'actions organisées. D'une part, ces structures se caractérisent par un système de gestion tendant vers la rationalité et qui s'articule autour de la politique de gratuité, d'autre part, les acteurs qui évoluent dans ces structures ont leurs propres logiques d'actions qui ne collent pas toujours avec les logiques organisationnelles, même si celles-ci tentent de ne donner que peu de place à l'arbitraire des individus. La sociologie des organisations s'intéresse aux dysfonctionnements, aux relations entre les acteurs à travers l'analyse stratégique.

Dans cette étude, nous allons mettre en œuvre quelques-uns des concepts utilisés par l'analyse stratégique qui nous semblent opérants dans l'analyse des interactions entre soignants/soignés au sein des structures de santé. On peut considérer chaque structure de santé comme une organisation au sens donné par Crozier : « Organisation évoque avant tout un ensemble de rouages compliqués, mais parfaitement agencés. Cette horlogerie semble admirable tant qu'on l'examine seulement sous l'angle du résultat à obtenir : le produit qui tombe en bout de chaîne. Elle change en revanche radicalement de signification si on découvre que ces rouages sont constitués par des hommes… L'organisation est le royaume des relations de pouvoir, de l'influence, du marchandage et du calcul. »[14]

Selon les auteurs, une organisation est vue comme un problème. Les structures de santé sont composées d'acteurs (les soignants, les usagers, les

[13] Boissevain, cité par J.-P. Olivier de Sardan, *Anthropologie et développement : essai en socio-anthropologie du changement social*, Paris, Karthala, 1995, p. 50.

[14] Interview avec M. Crozier parue dans *Le Journal de Genève et Gazette de Lausanne* en 1994, citée par Hicham Saoud in *La contribution de l'analyse sociologique de M. Crozier au management public*, France, juin 2005.

administrateurs, les partenaires techniques et financiers, l'Etat) qui constituent un élément clé de notre analyse. A cet égard, selon Crozier, on ne peut connaître la réalité à partir des gens qui la vivent, qui peuvent en parler et dont on peut comprendre le comportement. Il n'y a donc que des individus qui peuvent être acteurs. Ils sont certes influencés par leur appartenance à des groupes (E. Durkheim), mais des groupes ne sont pas des acteurs (Max Weber). Pour comprendre le comportement de l'acteur, nous allons faire appel au raisonnement stratégie-jeu, c'est-à-dire qu'un acteur a un comportement stratégique qu'on va comprendre à partir des jeux de relations dans lesquels il est impliqué. Cela permet notamment de comprendre en quoi sa stratégie est rationnelle. Et pour comprendre cela, il faut comprendre le jeu dans lequel il est engagé.

L'acteur, dans sa stratégie, permet d'éclairer et de compléter le concept de pouvoir. Selon Crozier et Friedberg, « le pouvoir, au niveau le plus général, implique toujours la possibilité pour certains individus ou groupes d'agir sur d'autres individus ou groupes »[15]. Le pouvoir dans ce sens a un caractère relationnel. La notion de pouvoir est donc liée à une « relation d'échange, donc de négociation, dans laquelle deux personnes au moins sont engagées »[16]. Le pouvoir est d'abord par nature une relation instrumentale, une relation non transitive et une relation réciproque, mais déséquilibrée.

Aussi, selon Crozier : « Je définis le pouvoir en termes "relationnels" : on n'a pas de pouvoir hors des relations avec autrui, et ce que l'on appelle pouvoir, c'est une relation dans laquelle les "termes de l'échange" vous sont favorables. Il y a donc toujours de la réciprocité dans le pouvoir. Vous ne pouvez pas avoir du pouvoir sur quelqu'un sans que ce quelqu'un puisse avoir du pouvoir sur vous. »[17] Chaque acteur a un pouvoir dans sa relation avec les autres dans la mesure où les termes de l'échange lui sont favorables. M. Crozier parle ainsi de la marge de liberté et selon lui : « Une situation organisationnelle donnée ne contraint jamais totalement un acteur. Celui-ci garde toujours une marge de liberté et de négociation. Grâce à cette marge de liberté (qui signifie source d'incertitude pour ses partenaires comme pour l'organisation dans son ensemble), chaque acteur dispose ainsi de pouvoir sur les autres acteurs. »

Chacun des acteurs, des structures de santé dans sa relation avec l'autre autour de la gratuité, dispose d'une marge de liberté. Dans ce cas de figure, chaque acteur peut développer des stratégies. Selon Crozier, « le terme

---

[15] Michel Crozier et E. Friedberg, op. cit., p. 56.

[16] *Ibid.*, p. 57.

[17] Interview avec M. Crozier parue dans *Le Journal de Genève et Gazette de Lausanne* en 1994, citée par Hicham Saoud in *La contribution de l'analyse sociologique de M. Crozier au management public*, France, juin 2005.

stratégie n'est sans doute pas heureux puisqu'il évoque la guerre, mais nous n'en avons pas trouvé de meilleur. Si l'on s'en tient toutefois à la définition suivante de la stratégie : "l'art des rapports de force" – en interprétant "force" le plus largement possible, c'est-à-dire en incluant le jeu des influences –, alors ce terme me semble tout à fait acceptable. Le stratège a un ennemi – contrairement au planificateur qui se contente de dérouler toutes ses opérations, aussi doit-il donc compter avec l'"incertitude" relative au comportement de l'ennemi ou du partenaire. » Les auteurs ajoutent que : « même dans les situations les plus extrêmes, l'homme garde toujours un minimum de liberté et il ne peut s'empêcher de l'utiliser pour « battre le système »[18]. Disposant donc d'une marge de liberté, chaque acteur développe des stratégies pour contourner les textes de la politique de gratuité. Par exemple, certains parents mentent sur l'âge de leurs enfants pour bénéficier des médicaments gratuits ; des soignants se servent du cachet du CES du jour pour se procurer des médicaments gratuits, les administrateurs de la pédiatrie autorisent une prise en charge gratuite des plus de cinq ans, l'Etat utilise cette aubaine de gratuité pour des fins politiques, met les populations dans une confusion terrible en ce qui concerne sa communication autour de la gratuité. Pour comprendre davantage le concept de « stratégie », il faut, selon M. Crozier et E. Friedberg, partir des observations empiriques suivantes :

Dans un premier temps, « l'acteur n'a que rarement des objectifs clairs et encore moins des projets cohérents (...) il serait illusoire et faux de considérer son comportement comme toujours réfléchi »[19]. Dans un second temps, il faut noter que « pourtant son comportement est actif. S'il est toujours contraint et limité, il n'est jamais directement déterminé ; même la passivité est toujours d'une certaine manière le résultat d'un choix »[20]. Troisièmement, « c'est un comportement qui a toujours un sens »[21]. Quatrièmement, « c'est un comportement qui a deux aspects : un aspect offensif : la saisie d'opportunité en vue d'améliorer sa situation, et un aspect défensif : le maintien et l'élargissement de sa marge de liberté, donc de sa capacité à agir »[22]. Cinquièmement, « il n'y a donc plus, à la limite, un comportement irrationnel ».[23]

La question du changement en tant qu'apprentissage collectif est un autre aspect très intéressant de l'analyse stratégique. Le changement est d'abord

---

[18] Michel Crozier et Erhard Friedberg, *L'acteur et le système,* Paris, Seuil, 1977, p. 36.
[19] *Ibid.*, p. 46.
[20] *Ibid.*, p. 36.
[21] *Ibid.*, p. 36.
[22] *Ibid.*, p. 37.
[23] *Ibid.*, p. 37.

considéré comme la découverte de l'acquisition de nouvelles capacités. Dans le cadre de ce changement, « il ne s'agit pas de décider une nouvelle structure, une nouvelle technique, une nouvelle méthode, mais de lancer un processus de changement qui implique action et réaction, négociation et coopération. Il s'agit d'une opération qui met en jeu non pas la volonté d'un seul, mais la capacité de groupes engagés dans un système complexe à coopérer autrement dans la même action. »[24]

En effet, l'introduction de nouveaux protocoles dans la prise en charge des cas de paludisme donne lieu à une remise en question des connaissances antérieures et, partant, des compétences acquises (Ndoye, 2009). Donc « aucun changement, aucun apprentissage collectif, ne peut, il est vrai, avoir lieu sans rupture »[25]. Ensuite, le construit d'action collective est un obstacle à l'apprentissage. Michel Crozier et Erhard Friedberg définissent l'apprentissage collectif comme « le processus à travers lequel un ensemble d'acteurs, partie prenante d'un système d'action, apprennent – c'est-à-dire inventent et fixent – de nouveaux modèles de jeu, avec leurs composantes affectives, cognitives et relationnelles »[26].

Il faut noter que « la façon dont un individu apprend un jeu nouveau, une fois que celui-ci est déjà en fonctionnement, est très différente de l'apprentissage collectif de ce jeu. Chacun des participants est capable d'apprendre très vite une fois que les autres ont déjà appris. Mais le problème, c'est l'apprentissage de tous les acteurs ensemble qui est la condition du succès du jeu nouveau. »[27]

Dans le cadre de notre étude, le succès du nouveau jeu qu'est le protocole de diagnostic et de traitement du paludisme chez les enfants ne semble pas gagné d'avance. Enfin, le changement est considéré comme une rupture.

L'analyse stratégique a été d'un certain apport pour nous. Elle nous a permis d'éclaircir certains concepts de notre sujet. Egalement, elle analyse les différentes stratégies des acteurs dans un contexte de gratuité. La seconde approche qui complète l'analyse stratégique est celle de J.-P. Olivier de Sardan[28].

Cette approche est interactionniste aussi et elle va au-delà de la sociologie des organisations. L'approche s'inscrit dans le cadre de la socio-anthropologie du changement et du développement. Selon J.-P. Olivier de Sardan, le développement est comme une arène politique. Il le définit

---

[24] *Op.cit.*, p. 338
[25] *Ibid.* p. 338
[26] *Op.cit.*, p. 342
[27] *Ibid.* p. 342
[28] Jean-Pierre Olivier de Sardan, *anthropologie et développement : essai en socio-anthropologie du changement social*, Paris, Karthala, 1995, 221 p.

comme « un ensemble de processus sociaux induits par les opérations volontaristes de transformation d'un milieu social, entreprises par le biais d'acteurs et d'institutions extérieurs à ce milieu mais cherchant à mobiliser ce milieu, et reposant sur une tentative de greffe de ressources et/ou techniques et/ou savoirs »[29]. Ce développement, étant une des formes du changement social, met en interaction des acteurs que l'auteur appelle les « développeurs » (ceux qui dirigent l'opération de développement) et les « développés » ou « populations cibles » (ceux vers qui l'opération est dirigée). Il considère le développement comme « un lieu d'affrontement « politique » (il ne s'agit pas selon l'auteur du sens habituel donné à ce mot, mais celui d'une opération qui met en rapport direct ou indirect une série d'acteurs relevant de catégories variées). Le concept « arène » met en jeu les deux acceptions du « pouvoir ». Dans une arène, des groupes stratégiques hétérogènes s'affrontent, mus par des intérêts (matériels ou symboliques) plus ou moins compatibles, les acteurs étant tous dotés de pouvoirs relationnels plus ou moins inégalement distribués ».[30]

Au regard de cela, la gratuité est donc considérée comme un projet de développement, autour duquel les acteurs (Etat, partenaires techniques et financiers, administrateurs des structures de santé, professionnels de la santé, parents des enfants, administrateurs des outils de gestion…) se retrouvent en vue d'un développement local. L'Etat, les partenaires techniques et financiers, les administrateurs, les professionnels de santé sont des développeurs et les usagers qui sont les bénéficiaires sont les développés.

Toujours selon l'auteur, « les acteurs développent des stratégies ou des logiques au cours de leur interaction. Ces stratégies ou logiques peuvent être personnelles et professionnelles, menées selon des critères multiples : améliorer une position institutionnelle, accroître un réseau de clientèle, gagner plus d'argent. Tout projet de développement apparaît comme un enjeu où chacun joue avec des cartes différentes et des règles différentes. On peut dire aussi que c'est un système de ressources et d'opportunités que chacun tente de s'approprier à sa manière. »[31] Ces différents acteurs cités développent des stratégies et logiques autour d'un enjeu commun qu'est la gratuité.

Pour Sardan, un projet de développement renvoie au-delà de la cohérence unique, qu'il affiche nécessairement (c'est le projet « papier »), à plusieurs niveaux de cohérence en partie contradictoires :

a) la cohérence interne du modèle technique ;

b) la congruence du projet avec la politique économique nationale ;

---

[29] Jean-Pierre Olivier de Sardan, *op. cit.*, p. 7.
[30] *Op. cit.*, p. 174.
[31] *Ibid.*, p. 173.

c) la conformité du projet avec les normes des bailleurs de fonds ;

d) la dynamique propre de l'organisation projet.

Un projet, même abstraction faite de ses contacts avec la population, est ainsi déjà un ensemble en partie incohérent, car doté de cohérences disparates. La rationalité technique et argumentative, en sa splendide cohérence, autour de laquelle un projet est en général conçu, est donc déjà sérieusement mise à mal avant même qu'il ne se déploie sur le terrain. Dans ce cas, « la "dérive" inéluctable entre une opération de développement « sur le papier » et une opération de développement sur le "terrain" n'est rien d'autre que le produit de l'"appropriation" différentielle de cette opération par les différents acteurs concernés »[32].

La politique de gratuité ne déroge pas à cette analyse. Cette incohérence du projet de gratuité avant sa mise en œuvre semble favoriser certaines pratiques des bénéficiaires. Face aux opérations de développement en tout genre, selon Sardan, des comportements concrets des populations, se dégagent deux principes : « le principe de sélection et le principe de détournement. Tout message technique, tout projet de développement, toute intervention sont des packages, des ensembles de mesures coordonnées et prétendant à la cohérence. Aucun ensemble proposé n'est jamais adopté en bloc par ses destinataires : il est plus ou moins désarticulé par la sélection que ceux-ci opèrent en son sein. Ni le rejet total ni l'adoption totale ne sont la règle. Le processus habituel est celui de l'adoption sélective. »[33]

J.-P. Olivier de Sardan utilise le concept d'innovation. Il définit l'innovation comme « toute greffe de techniques, de savoirs ou de modes d'organisation inédits (en général sous forme d'adaptations locales à partir d'emprunts ou d'importations) sur les techniques, savoirs et modes d'organisation en place. Peu importe, l'essentiel est de ne pas réduire l'innovation à l'invention, et encore moins à l'invention d'ordre technique, de ne pas se faire enfermer dans le débat endogène/exogène ou innovation/ emprunt (...), et de considérer l'innovation comme un processus social (l'innovation pouvant par exemple être analysée comme une "forme élémentaire" du changement. »[34]

Sardan dégage 4 points de vue se rapportant à l'innovation : l'innovation comme processus de diffusion, comme indexation sociale, comme expérimentation populaire et enfin comme mécanisme de réinterprétation. C'est ce dernier point de vue qui est intéressant pour l'étude de la relation développés/ développeurs.

---

[32] *Op. cit.*, p. 174.

[33] *Op. cit.*, p. 133.

[34] J.-P. Olivier de Sardan, *op. cit.*, p. 78.

L'auteur résume l'innovation en une forme du changement social. L'innovation est relative ici au protocole de la gratuité (prévention, diagnostic et traitement) introduit par l'OMS et le PNLP suite aux résistances du paludisme aux antipaludéens. En général, les difficultés constatées dans la formation des soignants à ce nouveau protocole font que beaucoup parmi eux développent des pratiques dans le diagnostic et le traitement de la maladie. Face à l'innovation, les prescripteurs font des pratiques. Cette approche de J.-P. Olivier de Sardan est intéressante à plus d'un titre. Elle analyse les logiques des acteurs face à un projet de développement. Elle nous a permis de connaître les contradictions qui existent dans un projet de développement avant sa mise en œuvre.

Par ailleurs, les approches politiques sur la santé (singulièrement l'approche basée sur l'économie politique de la santé) sont utiles pour cette étude car il s'agit pour celles-ci d'analyser l'impact des systèmes économiques globalisés (particulièrement le capitalisme à l'échelle locale et nationale). En effet, il s'agira d'interroger des enjeux à l'échelle nationale et internationale des politiques de santé à travers le respect des recommandations de l'OMS. L'interrogation de la santé publique et la mise en œuvre du travail d'un programme national et de la politique de lutte contre le paludisme feront donc appel à la description mais également à la critique du fonctionnement de la politique de gratuité. Notre approche s'inscrira également en partie dans l'anthropologie politique de la santé.

2. Etat de la question

La littérature sur la politique de gratuité des soins est relativement abondante. Notre revue de la littérature montre que les chercheurs ayant travaillé sur la gratuité sont issus de divers pays (Mali, Sénégal, Niger, France, Côte d'Ivoire) et sont de différentes spécialités (anthropologie, sociologie, médecine). Ils ont abordé différents aspects de la gratuité suivant les différentes thématiques (pratiques, perception, difficultés liées à l'émergence et à la mise en œuvre). Ainsi, Ndoye (2009) ; Ndoye et Adjagbe (2005) ; Ousseini (2014), Chaka Coulibaly et al. (2012) ont étudié les pratiques autour du protocole de traitement. Des auteurs comme Touré (2010) ; Ousseini, (2010) ont analysé la perception que les acteurs ont de la gratuité. L'émergence, le mécanisme de financement et la mise en œuvre de la gratuité ont été abordés par d'autres (Ousseini en 2011 ; Sardan et Ridde en 2011 ; Kaddar en 2000 ; Ridde et Blanchet en 2009 ; Sanogo en 2013). L'accès des enfants aux soins et les dysfonctionnements dans leur prise en charge n'ont pas été oubliés. Ils ont été analysés par Jaffré et Guindo (2014).

Sur les pratiques, Tidiane Ndoye et Assani Adjagbe[35] ont écrit un article. L'objectif de cet article est de voir comment les soignants négocient la prise en compte des directives dans leurs pratiques quotidiennes afin d'interroger les fondements des écarts. Selon eux, un médecin rencontré dans une structure de santé au Sénégal résume les comportements des soignants par rapport au protocole ainsi qu'il suit : « nous tous nous connaissons le protocole mais dans nos salles de consultations, chacun concocte sa propre sauce ». Cet article est intéressant dans l'analyse des pratiques liées au protocole par les prestataires mais une prise en compte des pratiques des usagers serait plus utile.

Les pratiques des usagers ont été abordées en 2009 par Tidiane Ndoye[36] qui a travaillé sur le paludisme au Sénégal. Son étude donne des orientations par rapport aux approches théoriques relatives aux politiques de santé, à l'analyse stratégique des organisations. Les logiques organisationnelles ainsi que les différentes étapes de la prise en charge des malades sont aussi analysées. L'auteur constate des « écarts » par rapport aux normes de diagnostic et de traitement aussi bien chez les prestataires que chez les usagers. Cette étude est pertinente pour nous d'autant plus qu'elle étudie les interactions entre soignés et soignants dans la prise en charge du paludisme. Sa portée serait encore plus grande et pertinente si elle s'était déroulée dans un contexte de gratuité.

La thèse de doctorat de Ousseini Abdoulaye[37] porte sur la gratuité dans un système de recouvrement partiel des coûts au Niger. Ce travail a la particularité d'analyser les politiques d'accès aux soins au Niger depuis la prise de décision jusqu'à leur mise en œuvre en se fondant sur « un raisonnement sur les écarts ». Dans sa méthodologie, il a utilisé une recherche de type socio-anthropologique (donc qualitative) avec Nvivo comme logiciel d'analyse, ce qui vraisemblablement est différent de notre méthode qui est mixte. Ousséini Abdoulaye, à la suite de Jean-Pierre Olivier de Sardan (2008, 2010), a utilisé deux concepts qui nous semblent opérants dans notre étude. Il s'agit des concepts de « norme pratique » et de « norme officielle ».

---

[35] Tidiane NDOYE et Assani ADJAGBE, « Négociations des normes de prise en charge du paludisme en Côte d'Ivoire et au Sénégal » in Laurent VIDAL, Abdoul Salam FALL et Dakouri GADOU, *Les professionnels de santé en Afrique de l'Ouest : entre savoirs et pratiques*, L'Harmattan, 2005, 325 p.

[36] Tidiane NDOYE, *La société sénégalaise face au paludisme : politiques, savoirs et acteurs*, Paris Crepos-Karthala, 2009, 312 p.

[37] Ousseini Abdoulaye, *Les politiques publiques de financement de l'accès aux soins. La fabrication et la mise en œuvre d'une exemption de paiement dans un système de recouvrement partiel des coûts au Niger*, thèse de doctorat d'anthropologie sociale, EHESS Marseille, 2014, 253 p.

Selon J.-P. Olivier de Sardan, la notion de norme pratique découle de trois constats. D'abord, les comportements des agents de l'Etat s'éloignent des normes professionnelles. Puis, ces comportements non conformes ne sont pas complètement anarchiques. Enfin, l'explication courante de cet écart par l'effet des normes culturelles, traditionnelles ou locales n'est pas satisfaisante. Donc, selon Ousseini Abdoulaye, « la délivrance des services est caractérisée par des écarts entre normes officielles et pratiques »[38].

Ousseini conclut que la mise en œuvre de la gratuité des soins a accentué les inégalités entre les formations sanitaires ; a révélé la dépendance des services de santé vis-à-vis de l'aide extérieure. Les formations sanitaires sont fragiles car elles rencontrent des difficultés après le départ des partenaires. Les incohérences des politiques publiques amènent les acteurs à mettre en œuvre diverses « débrouillardises » pour faire fonctionner les services de santé ou pour accéder aux soins.

Ce travail nous permet surtout de comprendre le fonctionnement de la gratuité, des pratiques qui sont en cours à travers les concepts, « norme pratique », « norme officielle », empruntés à J.-P. Olivier de Sardan. Ces concepts nous seront utiles dans la construction du modèle théorique relatif aux pratiques des acteurs. Toutefois, nous sommes resté sur notre faim quant à l'approfondissement de certaines thématiques relatives à la perception et aux pratiques de diagnostic et de prescription d'ordonnance.

Ces thématiques relatives à la perception et aux pratiques ont été étudiées par Chaka Coulibaly et al[39]. Cet article est transversal, descriptif et mené au service de pédiatrie du CSréf de la commune V. L'étude a concerné les mères d'enfants et les prestataires de service. S'agissant de la collecte des données, le guide d'entretien et la grille d'observation ont été utilisés. Un échantillonnage exhaustif a été utilisé aussi bien chez les prestataires que chez les mères des enfants. L'interview a concerné 200 mères et l'analyse des données a été faite avec le logiciel Epi Info 2000. Les auteurs arrivent à la conclusion que la prise en charge des enfants n'était pas faite selon les directives nationales du PNLP. La confirmation biologique du paludisme n'était pas faite systématiquement malgré la gratuité et la disponibilité des TDR. Cet article a le mérite de s'intéresser à la prise en charge des enfants, depuis le diagnostic en passant par la prescription jusqu'au traitement. Il ne prend pas en compte la prise en charge du paludisme grave et cette étude relève plus de la santé publique. Malgré l'utilisation du guide d'entretien et l'observation, il laisse peu de place à l'analyse des discours des enquêtés.

---

[38] Ousseini Abdoulaye, *op. cit.* p. 53.

[39] Chaka Coulibaly et al., « Prise en charge des cas de paludisme chez les enfants de 0 à 5 ans et perception des mères dans un service de pédiatrie à Bamako », in *Mali médical* n° 3, 2012, 6 p.

La question de la perception a été étudiée par Ousseini Abdoulaye[40] qui, dans son article, a utilisé les entretiens auprès des acteurs et fait ressortir les difficultés méthodologiques relatives à son travail. Il attire l'attention sur une méthodologie : « le sujet de la gratuité semble donc être un sujet chaud »[41] au regard du « refus diplomatique » de beaucoup d'acteurs de répondre aux questions y afférentes. Il consacre une partie de son travail à la perception que les acteurs ont de la gratuité. Selon lui, les cadres du ministère de la Santé publique (MSP) affichent différentes positions en face à la gratuité : les pro-recouvrement des coûts, les anti-gratuité, les pro-gratuité, les impliqués et les non-impliqués.

Cet article sert pour nous de pistes de réflexion même si la perception n'est pas étudiée de façon approfondie. Laurence Touré[42] s'est beaucoup plus appesantie sur les perceptions et, contrairement à Ousseini, elle adopte une approche exclusivement quantitative. L'étude se déroulant dans certains CScomCScom de Bamako (CScom de Banconi et Dielibougou), Sikasso (CScom et Sanoubougou II et celui de Kafana) et Kita (le CScom de Badinko et de Djidjan), les positions suivantes sont dégagées : « les acteurs apprécient individuellement les différentes politiques (ARV, césarienne et paludisme). Une très grande majorité de l'échantillon estime être en faveur de ces politiques (88 % des usagers, 91 % du personnel de santé et jusqu'à 96 % des élus les approuvent). Ce sont les responsables sanitaires qui se révèlent les moins favorables avec seulement 80 % d'opinion favorable. Ceux qui sont défavorables montrent plus leur scepticisme sur l'avenir de ces réformes qu'ils ne refusent le principe. »[43] S'agissant des diverses positions sur l'application de ces gratuités, « de l'avis général, il ressort que ces politiques sont largement mises en œuvre au Mali de nos jours. Certains acteurs pensent que c'est une application en pointillé du fait de la définition imparfaite des contours des politiques de gratuité, de l'imprécision de la communication à ce sujet qui rend toute application confuse. Elle laisse une marge de manœuvre importante aux prescripteurs locaux et nuit à toute tentative de suivi ou de contrôle de la part de l'Etat (…). Abordant l'appréciation sur l'impact de ces gratuités, là aussi les impacts positifs sont plus massivement perçus ».

---

[40] Abdoulaye Ousseini, « Une politique publique de santé au Niger : la mise en place d'exemptions de paiement des soins en faveur des femmes et des enfants », *Etudes et travaux du LASDEL*, 91, LASDEL, Niamey/Niger, 2010.

[41] Abdoulaye Ousseini, ibid., p. 10.

[42] Laurence Touré, « Politiques de gratuité dans leur contexte : la perception des acteurs maliens », in *L'abolition du paiement des services de santé en Afrique de l'Ouest*, rapport de recherche, septembre 2010, 45 p.

[43] Laurence Touré, *ibid.*

Elle arrive à la conclusion que le contexte dans lequel s'inscrivent les politiques de gratuité, tel qu'il ressort de cette étude, est caractérisé par un problème important, bien perçu par les différentes catégories d'acteurs : l'inégal accès aux soins pour tous.

Cette étude de Laurence a le mérite d'analyser sans complaisance les perceptions des acteurs de la gratuité mais elle est générale et concerne toutes les formes de gratuité. Elle attire notre attention sur l'inégalité d'accès aux soins pour tous malgré la gratuité. Aussi, elle ne renseigne pas assez sur le cas des enfants et encore moins sur le paludisme. Méthodologiquement, une combinaison de l'approche qualitative et quantitative, de l'observation participante et directe allait davantage améliorer son travail.

Il existe des études qui ont traité des difficultés relatives à l'émergence de la gratuité. A ce niveau, un second article d'Ousseini Abdoulaye[44] semble intéressant. Après avoir présenté les sites et la méthodologie de recherche, cet article étudie le démarrage de la gratuité dans le district sanitaire de Dosso avant de cerner les contours de cette gratuité. Selon lui, la gratuité a commencé à Dosso de façon controversée. Il considère que les problèmes liés à sa gestion « ne sont pas exclusivement imputables à la gratuité des soins, ils découlent plutôt de problèmes bien antérieurs ». L'auteur fait le tableau des différents bailleurs de fonds et constate que, malgré l'existence de ces ressources qui doivent préfinancer la gratuité, les structures connaissent des difficultés de fonctionnement. Ce travail a l'avantage de comprendre les difficultés de la gratuité par son histoire.

En abondant dans le même sens, le débat sur la question de la gratuité amène des auteurs comme Jean-Pierre Olivier de Sardan et V. Ridde[45] à faire une comparaison entre le Mali, le Niger et le Burkina Faso. Ils évoquent le contexte de l'avènement de la gratuité dans ces Etats. D'après eux, les trois pays ont connu le même contexte. Parlant des exemptions en séries des années 2000, ils font une comparaison du processus d'élaboration et de mise en œuvre de la gratuité dans les trois pays (Mali, Niger, Burkina Faso). Ils mesurent les impacts de ces politiques sur la santé pour enfin ouvrir un débat virtuel sur la gratuité et le recouvrement des coûts. Selon eux, « au Mali, d'après l'enquête d'opinion menée par notre équipe, 72 % des personnes interrogées pensent que la qualité des soins a baissé avec la gratuité ».[46] Par rapport au débat sur la gratuité, elle a contribué à la valorisation du paiement

[44] Abdoulaye Ousseini, « Exemptions de paiement des soins en faveur des femmes et des enfants de moins de 5 ans. Mise en œuvre dans la région sanitaire de Dosso », *Etudes et travaux du LASDEL*, 92, LASDEL, Niamey/Niger.

[45] Jean-Pierre Olivier de Sardan et Valéry Ridde, « Une comparaison provisoire des politiques d'exemption de paiement dans trois pays sahéliens (Burkina Faso, Mali, Niger) », *Etudes et travaux du LASDEL*, 89, LASDEL, Niamey/Niger, 2011, 45 p.

[46] *Ibid.*

et à la dévalorisation de la gratuité. Les enquêtes ont démontré que « ce qui est gratuit est sans valeur..., rend dépendant... est humiliant pour le bénéficiaire..., pour être bien traité, il faut payer le soignant... » A partir du terrain, ils observent les opinions des acteurs par rapport à la problématique de financement de cette politique. Les personnels de santé comme les usagers témoignent, dans les entretiens dans les trois pays, d'un grand scepticisme sur les capacités de l'État à pérenniser le système actuel d'exemption : « Pour beaucoup, l'État ne tient jamais ses promesses. La mise en œuvre des politiques d'exemption de paiement en est une nouvelle illustration, avec les ruptures de stocks et les retards de remboursements au Mali et au Niger. On ne le croit pas capable de redresser la barre, ou de faire fonctionner un système aussi complexe et coûteux sur un long terme. Les ruptures actuelles ne plaident pas en sa faveur. » Aussi, poursuivent-ils, « l'opinion générale est qu'il faudrait impérativement rechercher des financements extérieurs ; chose aléatoire, et qui, en outre, va accroître encore la dépendance vis-à-vis de l'aide, ceci est paradoxal pour des politiques qui se proclament nationales et souveraines »[47].

Ce qui est intéressant dans cette étude, c'est le fait de donner la parole aux enquêtés. On constate une réelle ouverture du débat sur la gratuité et ses effets sur la santé. Aussi, l'approche comparative a été bien abordée par les auteurs mais l'aspect relatif aux défis de la gratuité a été peu étayé.

Miloud Kaddar et al.[48], dans leur article, abordent d'abord la question de l'indigence face à l'accès aux soins, puis ils présentent les mécanismes de financement des soins de santé aux indigents, enfin ils tirent des expériences existantes de prise en charge une ébauche des options à explorer et à mettre en œuvre pour assurer un meilleur accès social aux soins. Miloud Kaddar et al., traitant les mécanismes de financement, décèlent certaines failles : l'imprécision des contours de la gratuité et l'inefficacité dans la gestion institutionnelle. En poursuivant avec les mécanismes de financement, Valéry Ridde et Karl Blanchet[49] pensent que la gratuité a plutôt des défis qu'il faut relever, parmi ceux-ci l'impréparation, les réticences des acteurs face à cette gratuité.

Selon eux, « les décisions d'abolir le paiement ont souvent été d'ordre politique sans que les techniciens n'aient eu le temps de préparer leurs mises en œuvre. Les décisions ont souvent été prises à la suite d'incitations

---

[47] Jean-Pierre Olivier de Sardan et V. Ridde, *op. cit.*, p. 38.

[48] Miloud Kaddar, Friedeger Stierle, Bergis Schmidt-Ehry et Anastase Tchicaya, « L'accès des indigents aux soins de santé en Afrique subsaharienne », in *Revue Tiers-Monde*, t. XLI, n° 164, octobre-décembre 2000.

[49] Valéry Ridde et Karl Blanchet, « Débats et défis autour de la gratuité des soins en Afrique : retour vers le futur ? », in *Cahier de santé*, vol. 19, n° 2, avril-mai-juin, 2009, p. 102.

internationales… »[50] Ils pensent que les organisations internationales ont un rôle capital à jouer dans le fonctionnement de la machine de la gratuité. Ce rôle est celui de la pression exercée sur les Etats dans la mise en œuvre de la politique comme le constate un haut fonctionnaire d'un pays ouest-africain : « Les organisations internationales font des pressions sur les Etats, envoient des techniciens, etc. et donc amènent les Etats à écrire des choses dans lesquelles ils ne voient pas grand-chose. On voit, mais on ne comprend pas tout à fait. […] l'Unicef, l'OMS, la Banque mondiale disent… bon écoutez, on va mettre cela en œuvre puisque l'on dit que dans d'autres pays ça marche. » Valéry Ridde et Karl Blanchet ont étudié la gratuité et ont évoqué certaines difficultés. Ils se sont appesantis plus sur son élaboration que sur sa mise en œuvre. Celle-ci fut longuement traitée par Youssouf Tiécoura Sanogo[51] au niveau de deux centres de santé dans le district sanitaire de Sikasso au Mali.

Son mémoire analyse l'articulation de la gratuité avec le fonctionnement ordinaire des deux centres. Sur le plan de la méthodologie, Youssouf Tiécoura Sanogo a utilisé la méthode mixte, qualitative et quantitative. Il a combiné les entretiens, l'observation participante et les données secondaires des centres de santé étudiés. Concernant la mise en œuvre de la gratuité dans les deux centres, l'auteur parle des premières heures de la gratuité en 2007. Au cours d'un atelier de formation sur le nouveau protocole de prise en charge du paludisme, une instruction a été donnée aux deux directeurs de centre de préfinancer la gratuité sans préciser les modalités de remboursement, « la question du maintien ou pas du ticket de consultation pour les bénéficiaires de la gratuité ne trouve pas de solution ». [52] Chaque centre devra donc décider. Puisque les choses ne sont pas claires, les CScom doivent faire la gratuité à partir de leur stock, ils « observent une stratégie de prudence »[53], font « un semblant d'application de la gratuité aux usagers : quelques cas de paludisme chez les enfants de 0 à 5 ans et les femmes enceintes sont pris en charge et consignés dans les supports pour servir de preuve en cas de supervision »[54]. La gratuité a connu un démarrage difficile. Au centre de santé urbain, les irrégularités signalées sont dues :

« - Aux retards dans le remplissage du registre des bénéficiaires et la tenue des fiches de suivi des TDR, des seringues, des cathéters et des sérums glucosés.

---

[50] Valéry Ridde et Karl Blanchet, *ibid.* p. 104.

[51] Youssouf Tiécoura Sanogo, *La mise en œuvre de l'exemption de paiement du traitement du paludisme dans deux CScomdu district sanitaire de Sikasso,* mémoire de DEA anthropologie, ISFRA, 2013.

[52] *Op. cit.* p. 47.

[53] *Ibid.* p. 47.

[54] *Op. cit.*, p. 48.

- A l'inexistence de données sur l'état et les quantités des médicaments gratuits dans les procès-verbaux des inventaires mensuels des médicaments. »[55] Au centre de santé rural, « un retard dans la mise en place des documents de gestion des intrants gratuits au point qu'il est impossible de faire la traçabilité des premiers stocks de CTA (ASAQ) reçus. En plus, il n'y a pas d'achèvement ou de cohérence dans la tenue des supports mis en place. Les fiches de stocks des intrants gratuits et les registres ne sont pas régulièrement tenus au point que ces données sont inexploitables. » L'inefficacité dans les activités de supervision a permis de « 2007 à 2008 (...) à découvrir la faible prescription des CTA (AS /AQ) dans le cadre de la prise en charge gratuite »[56].

L'auteur a fait un travail remarquable, il a touché du doigt les difficultés de la mise en œuvre de la gratuité dans les deux centres. Ces problèmes ont pour nom des kits incomplets, la rupture de stock, une gratuité apparente. L'enquête de terrain a permis de dégager les résultats contraires à la pensée de certains acteurs : « La politique de gratuité telle qu'appliquée dans ces deux centres n'a pas eu un impact négatif sur les recettes de la vente de médicaments génériques ni d'effet positif sur les recettes de la tarification qui malgré une légère hausse des taux de consultations stagne. La gratuité n'a pas non plus entraîné une augmentation tant souhaitée du taux de consultation dans la catégorie des enfants de moins de cinq ans ». Par ailleurs, dans son étude, il s'est servi de données secondaires uniquement. Au-delà de cela, nous utiliserons le questionnaire.

Yannick Jaffré et Abdoulaye Guindo[57] ont réalisé dans un service de pédiatrie d'Afrique de l'Ouest une étude portant sur l'accès des enfants aux soins et la description des dysfonctionnements dans la prise en charge de ces enfants. Ces auteurs posent la problématique suivante : comment les enfants accèdent-ils à l'hôpital, comment sont-ils traités, comment ressentent-ils les soins qui leur sont accordés ? Ces questions essentielles pour améliorer l'accès aux services de soins et la qualité des soins, selon ces auteurs, sont peu documentées. Peu d'études ont été consacrées aux dires et aux sentiments de ces enfants, encore moins à leur situation, bien qu'ils constituent la part la plus importante des patients des hôpitaux d'Afrique. Cette étude consiste « à documenter ce qui se déroule dans un service de pédiatrie en Afrique et à décrire la suite des interactions singulières dont les données hospitalières font un décompte certes indispensable pour identifier

---

[55] *Op. cit.*, p. 52.
[56] *Op. cit.*, p. 53.
[57] Yannick Jaffré et Abdoulaye Guindo, « "On ne s'occupe pas assez d'eux", anthropologie d'un dispositif de soins pédiatriques en Afrique de l'Ouest », note de recherche in *Revue française d'anthropologie*, 2014.

les problèmes, mais insuffisant pour les analyser »[58]. Sur le plan de la méthodologie, les auteurs adoptent un terrain et une posture. Après un bref rappel historique du service pédiatrique du site de l'étude (même si le nom de l'hôpital n'est pas dit pour des questions d'ordre éthique), les auteurs, autorisés et libres de déambuler où bon leur semble, ont « méthodiquement observé, enregistré, chronométré ces « moments » et actions qui sont déterminants dans les trajectoires des jeunes malades et se présentent aussi comme de véritables séquences »[59].

Jaffré et Guindo se sont intéressés aux parcours de l'enfant en pédiatrie. A ce niveau, ils remarquent avec le pédiatre que, « malgré de nombreux efforts, il subsiste un écart entre les objectifs affichés et l'ordinaire des soins dont les données hospitalières ne sont que le reflet »[60]. Quant à l'entrée à l'hôpital et l'accès aux soins, comme le notent Gamatié et al. (1994) : « On comprend que, loin des modèles idéaux de la santé publique évoquant une pyramide sanitaire, où chaque recours serait harmonieusement articulé avec ceux qui le jouxtent, le parcours de soins est jalonné d'attentes, d'échecs, de chances ou de malchances. »[61] Le bénéfice des soins de qualité selon eux reste un « contraste » car certains enfants bénéficient d'une prise en charge correcte et d'autres non.

En ce qui concerne la prise en charge des enfants, les auteurs parlent plutôt de routine de la part des soignants. Par exemple, une soignante se donne des privilèges pour ne pas faire le rang car ayant eu à travailler dans cet hôpital pendant longtemps. Cette pratique correspond selon Sardan à des « normes pratiques » que Jaffré et Guindo n'ont pas oublié de noter. Et Goffman (1991) d'ajouter : « Ces normes pratiques construisent des accords sur des manières d'agir avec les malades et constituent les « cadres des interactions » dans ce service. »[62] Cette étude allait être davantage intéressante si les auteurs n'avaient pas gardé l'anonymat de l'hôpital dont il est question. Cette étude prend en compte toutes les pathologies chez l'enfant. Elle allait être plus consistante si le cas spécifique de la gratuité et surtout du paludisme était étudié. Son avantage est qu'elle décrit la situation de l'enfant à l'hôpital, de son parcours depuis sa rentrée jusqu'à l'accès aux soins et ses itinéraires dans un service de pédiatrie. Cet article nous aide à mieux comprendre comment observer à des détails près les interactions entre soignés et soignants. Des concepts comme les normes officielles et normes pratiques sont bien observés, ce qui est d'un apport considérable pour nous.

---

[58] *Ibid.*, p. 158.
[59] Yannick Jaffré et Abdoulaye Guindo, *op. cit.*, p. 159.
[60] *Ibid.*, p. 159.
[61] *Ibid.*, p. 159.
[62] *Op. cit.*, p. 170.

De notre constat, certes les études ont abordé les pratiques[63] et les perceptions[64], mais ces différentes études sont faites dans un cadre général. A la différence d'elles, nous étudierons le cas spécifique du paludisme chez l'enfant dans un contexte de gratuité. Ce qui fait appel à la sociologie de l'enfance, la plupart de ces études étant du domaine anthropologique. Sur le plan méthodologique, contrairement à ces différentes études, nous utilisons la méthode mixte. Notre étude se propose de faire une articulation entre les pratiques, les perceptions des acteurs de la gratuité afin d'examiner les difficultés qui handicapent la mise en œuvre de cette gratuité. Aussi, la prise en compte de la pyramide sanitaire en matière de gratuité dans le centre urbain nous semble innovatrice.

3. Méthodologie

3.1. Choix des méthodes et des instruments

Dans ce travail, la méthode qualitative a été utilisée. Celle-ci est appuyée par la méthode quantitative au regard des objectifs que nous nous sommes fixés. Les instruments utilisés ont été donc le questionnaire et le guide d'entretien. Ainsi, si le questionnaire permet de « mettre en relation des causes et des effets »[65], le guide d'entretien, quant à lui, est « plus approprié pour comprendre plus finement les comportements »[66]. Selon Rémy Saout (2002), l'enquête par entretien permet « de chercher à recueillir de la finesse, du détail ; ce que l'enquête par questionnaire permet beaucoup moins ». Les deux approches sont donc complémentaires dans cette étude. Si le qualitatif s'intéresse aux discours des enquêtés, le quantitatif produit des statistiques pour appuyer ces discours. Aussi, l'approche qualitative permet-elle d'analyser les pratiques des acteurs. Les difficultés que la politique de gratuité rencontre dans sa mise en œuvre, les perceptions des acteurs de cette gratuité seront cernées par l'approche quantitative.

---

[63] A ce niveau, nous pouvons citer par exemple Jean-Pierre Olivier de Sardan dans son ouvrage qui s'intitule *La médecine inhospitalière : les difficiles relations entre soignés et soignants dans cinq capitales d'Afrique de l'Ouest.*

[64] Nous pouvons nous référer également aux études de Laurence Touré pourtant sur la perception.

[65] Remit Le Saout, *Guide pour connaître la sociologie*, Paris, Librairie Vuibert, 2002, p. 41.

[66] *Ibid.*, p. 38.

3.2. Recherche documentaire

Elle a permis de faire l'état de la question à travers les travaux antérieurs et d'elle dépend l'originalité du sujet. Elle a porté sur les ouvrages généraux, spécifiques, les articles, etc. Il faut aussi noter la recherche sur internet. Cette recherche documentaire s'est déroulée dans différents pays au cours de différents séjours scientifiques dont nous avons bénéficié. Elle a permis de bâtir le travail de revue de la littérature et de construire la théorie.

3.3. Entretiens exploratoires

Selon R. Quivy[67], les entretiens exploratoires permettent « d'ouvrir des pistes de réflexion, d'élargir des horizons de lecture et de les préciser, de prendre conscience des dimensions et des aspects d'un problème auquel le chercheur n'aurait sans doute pas pensé spontanément ». Ces entretiens ont été donc nécessaires pour cette étude, car ils nous ont permis « de ne pas se lancer dans de faux problèmes, produits inconscients de nos préjugés et prénotions » (Quivy, 1995). Ainsi, ils ont concerné en 2011 un chercheur du PNLP, le point focal de la gratuité de l'hôpital Gabriel Touré, deux soignants, deux parents d'enfants. L'enquête a duré 10 jours (du 20 au 30 août 2011). Les échanges ont porté globalement sur les problèmes liés à la mise en œuvre de la politique de gratuité de la prise en charge du paludisme chez les enfants de moins de 5 ans. Ces entretiens ont permis de circonscrire le sujet et ont aidé à saisir l'objet d'étude.

3.4. Echantillonnage

3.4.1. Population cible

La population cible de l'étude est composée de personnels des structures de santé, des usagers, des personnels, des outils de gestion de la gratuité (PNLP…), des Partenaires Techniques et Financiers (PTF). Nous avons adressé différents questionnaires aux usagers pour recueillir leur perception de la gratuité. Parallèlement, ont été également adressés différents types de guides d'entretien aux soignants et aux usagers en vue d'approfondir les données relatives à leurs perceptions. Nous avons adressé également un guide d'entretien aux personnels de gestion de la gratuité et les PTF d'une part pour comprendre le mode d'acquisition des médicaments, leur gestion, leur acheminement vers les structures, et d'autre part, pour comprendre l'histoire de la gratuité.

---

[67] Raymond Quivy et Van Campenhoudt, *Manuel de recherche en sciences sociales*, Paris, Dunod, 1995, p. 152.

3.4.2. Taille de l'échantillon

La taille minimum des parents à interviewer après la consultation par les prestataires a été calculée selon la formule de Schwartz[68] :

$$n = \frac{Z^2\alpha.pq}{i^2}$$

n = taille de l'échantillon

$Z\alpha$ = écart réduit correspondant au risque α consenti 1,96

P = la proportion des cas de paludisme de l'enfant correctement pris en charge selon la politique de la gratuité

Q = complément de p = 1-p   i = précision = 5 %

En absence de chiffres de référence sur le sujet dans la littérature, un P arbitraire de 50 % a été choisi.

$$n = \frac{(1,96)^2 \cdot (0,50)(0,50)}{(0,05)^2} = 384$$

En supposant que 5 % des fiches d'enquête pourraient être non exploitables, nous avons une taille minimale de 384 + (384 x 5 %) = 384 + 19 = 403

Le nombre moyen de parents à interviewer par structure est 403/3 = 134.

Ces parents ont été choisis au hasard pour permettre à chaque parent d'avoir la chance de figurer dans l'échantillon pour combler également en partie les soucis de représentativité de l'échantillon. Ce hasard était fonction de notre emploi du temps, donc un échantillon par commodité.

3.4.3. Critères d'inclusion et de non-inclusion de l'échantillon

L'échantillonnage des usagers impose des critères d'inclusion et d'exclusion. L'enquête concerne les enfants de moins de cinq ans souffrant de paludisme (grave ou simple) avec association d'autres pathologies ou non sans distinction de sexe, d'ethnie, de religion, de niveau d'études, de niveau de revenu, de zone de provenance. Les critères d'exclusion concernent tous les enfants qui sont âgés de cinq ans et plus même s'ils souffrent du paludisme.

---

[68] Laurent Schwartz est un mathématicien français du XXe siècle qui est né le 5 mars 1915 à Paris et mort le 4 juillet 2002 dans la même ville. Il est l'auteur de cette formule sur le calcul de la représentativité de l'échantillon. Nous avons bénéficié de l'aide d'un médecin statisticien du PNLP pour le calcul de l'échantillon de cette étude.

3.5. Déroulement de l'enquête

3.5.1. Organisation temporelle et spatiale de la recherche

Dans un premier temps, il fallait procéder à la répartition des jours de la semaine entre les différentes structures de santé. Ce sujet de thèse au départ portait sur l'hôpital Gabriel Touré. En 2012, une première collecte des données a été faite en plus de l'observation. Ce qui explique la faible fréquentation de cette structure par rapport aux autres. Le tableau suivant permet de se faire une idée de l'emploi du temps relatif à l'enquête de terrain :

Tableau 1 : Emploi du temps relatif à l'enquête

Hôpital Gabriel Touré	ASACOSAB I	CSréf de Sogoniko
Lundi	Mardi	Jeudi
	Mercredi	Vendredi

Source : enquête personnelle, Bamako, 2015

Le choix du lundi pour l'hôpital n'est pas fortuit. C'est un jour de grande affluence étant le premier jour de la semaine. Le mardi est aussi un jour d'affluence à l'ASACOSAB, le jeudi est fondamentalement réservé à la consultation des personnes ayant de la tension artérielle, nous y avons choisi le mercredi. Le jeudi et le vendredi sont donc retenus pour le CSréf, qui regorge de beaucoup d'usagers tous les jours. Parfois, les jours et les temps (matin ou soir) étaient alternés dans les structures parce que les comportements des acteurs peuvent être fonction du temps. Les acteurs ne se comportent pas de la même manière en période de garde qu'en temps ordinaire. Au sein de chaque structure, nous y restons jusqu'au moment où les usagers se font rares. Il nous arrive souvent de visiter les structures les weekends parce qu'il existe une sorte de *no man's land*, mais aussi parce que les soignants sont livrés à eux-mêmes lors des gardes.

3.5.2. Administration des instruments de l'enquête

Pour les entretiens sur la base du guide d'entretien, il fallait d'abord identifier des personnes ressources parmi les administrateurs des structures et les soignants. A celles-ci, différents guides d'entretien ont été adressés. Ces personnes ressources proposaient les noms des personnes auprès desquelles nous pourrions avoir des informations utiles sur le sujet. Ces personnes identifiées, avec la technique boule de neige, ces dernières nous en indiquaient d'autres. Le nombre des personnes à interviewer n'était pas déterminé à l'avance. La technique a consisté à les interroger jusqu'à la saturation de l'information. Un dictaphone a été utilisé pour pouvoir garder l'authenticité des discours des enquêtés. Pour les enquêtés qui n'étaient pas disposés à se faire enregistrer la voix, leurs dires étaient notés dans un cahier journal. Les entretiens ont duré en moyenne vingt minutes et ont porté sur les thématiques suivantes :

- l'élaboration et la mise en œuvre de la politique de gratuité
- les perceptions des acteurs
- les difficultés dans la mise en œuvre de la gratuité

Durant une année de terrain, nous nous sommes entretenu, à l'hôpital Gabriel Touré, avec 21 soignants, 3 administrateurs de la pédiatrie ; à l'ASACOSAB I, 5 soignants, 2 administrateurs ; au CSréf, 7 soignants, 3 administrateurs, soit au total 33 soignants, 8 administrateurs.

Au PNLP, une demande a été faite pour avoir accès aux données et pour pouvoir interroger les administrateurs. La demande acceptée, systématiquement tous les administrateurs qui semblent être utiles en matière d'information relative à notre sujet ont été interrogés. Les interviews en ont concerné 6 dont le directeur. Les entretiens étaient relatifs aux thématiques suivantes :

- processus d'élaboration de la gratuité ;
- fonctionnement de la gratuité.

Les entretiens ont aussi concerné les parents des enfants pour voir au-delà du questionnaire, leurs discours par rapport à leurs perceptions et aux difficultés qu'ils rencontrent dans le cadre de cette gratuité. Ils étaient au nombre de 2 pour l'ASACOSAB I, de 3 pour le CSréf et 4 pour l'hôpital Gabriel Touré. Le choix de ces parents était fait de façon aléatoire après le circuit de l'enfant, cela pour donner la chance aux parents de figurer dans l'échantillon.

Un questionnaire a été adressé aux parents des différentes structures. Il a porté sur 403 parents dont 134 parents par structure. Aux parents qui savaient lire et écrire, il leur a été distribué un questionnaire qu'ils remplissaient. A ceux qui ne pouvaient pas faire cet exercice, une administration indirecte du questionnaire a été faite. Ce questionnaire a concerné les cas de paludisme simple et grave, en hospitalisation ou en ambulatoire. Le choix des parents était opéré au hasard vu les cas de résistance des parents à se soumettre aux questions et vu les contraintes de temps imparti pour la thèse.

L'observation est une technique utilisée sur le terrain. Elle s'est déroulée du 17 juin 2014 au 17 juin 2015, soit une année. Avant de commencer cette observation, nous avions eu des angoisses : comment faire pour mieux comprendre avec beaucoup de détails les relations entre soignants et soignés dans un environnement pas comme les autres (celui des professionnels de la santé). En la matière, nous avons été inspiré par Abdoulaye Ousseni dans l'un des rapports de recherche qui ont porté sur des centres de santé au Niger. En effet, les observations ont été organisées sous forme de stages d'immersion au niveau des différentes structures. La stratégie a consisté à chercher des entrées pour les différentes structures enquêtées. Ensuite, une fiche de demande d'enquête délivrée par l'ISFRA, adressée aux différents chefs des différentes structures, et une copie du projet de recherche y étaient déposées. La réponse de chacune des structures pour autoriser la recherche a pris environ un mois. Dès l'acquisition de l'autorisation par les différentes structures, le stage a commencé.

Ce stage d'immersion a permis non seulement d'observer les acteurs dans la prise en charge quotidienne des enfants mais aussi de participer à leurs activités pour mieux pénétrer leur mentalité. Il a permis en outre d'observer les pratiques des acteurs, leurs rapports avec les textes de gratuité, les différents discours ainsi que les perceptions.

Au risque de voir les résultats de ces recherches biaisées, il fallait travailler à avoir la confiance des acteurs sur le terrain. Au Gabriel Touré par exemple, nous portions une blouse souvent pour des besoins de contrôle de la hiérarchie. Nous avons effectué au moins 3 mois dans les structures sans une moindre interview pour ne pas éveiller de soupçons relatifs à l'enquêteur vu par le citoyen lambda.

Finalement, la présence du sociologue n'était plus assez gênante pour beaucoup d'acteurs au sein des structures enquêtées. Cependant, c'est dans ce cadre qu'un circuit de malade a été fait. Il a porté sur 22 enfants au Gabriel Touré, 33 à l'ASACOSAB I et 29 au CSréf de Sogoniko. Les parents étaient choisis au hasard parce que le nombre d'enfants à suivre par structure était fonction de notre emploi du temps. Les circuits de malade presque identiques étaient à écarter pour pouvoir dégager les typologies de prise en charge des enfants. Au cours de ce circuit de malade, les enfants ont été suivis depuis devant les caisses à l'entrée, passant par la consultation, les analyses, l'hospitalisation, les soins jusqu'à leur sortie. Ce circuit présente l'avantage de décrire au détail près les relations entre soignés-soignants dans la chaîne de prise en charge des enfants.

3.5.3. Traitement des données

En ce qui concerne le traitement des données, nous avons procédé à l'analyse du contenu des discours des enquêtés pour ce qui concerne la recherche qualitative. Cette technique a permis de rendre compte de la réalité. Quant à l'enquête quantitative, le logiciel SPSS a été utilisé. Ce qui a permis d'apporter des confirmations à l'analyse qualitative.

Sur le plan éthique, nous avons pris le soin de garder l'anonymat des enquêtés en attribuant à chaque enquêté des numéros d'identification. Les initiales des noms sont suivies des numéros et du nom de la structure. Ainsi, la lettre M est retenue pour les médecins, In pour les internes, I les infirmiers et infirmières, A les administrateurs et P les parents. La numérotation est reprise au niveau de chaque structure.

Ce chapitre a donc permis de mobiliser les théories relatives à la gratuité ainsi que la démarche méthodologique suivie. Cependant, dans le chapitre suivant, il convient alors d'analyser le système de santé malien avant de traiter le fonctionnement de la politique de gratuité.

Chapitre II
Analyse du système de santé du Mali[69]

A ce niveau, nous étudierons dans un premier temps le fonctionnement de la pyramide sanitaire, la politique de distribution des médicaments, la question de ratio et de ressources humaines au niveau de la santé, dans un second temps le financement de la santé, son caractère libéral et la cohabitation de la médecine moderne avec celle traditionnelle.

1. Système de santé sous une forme pyramidale

Les composantes du système de santé du Mali reposent sur l'ensemble des structures et organismes publics (Etat et collectivités territoriales), privés, communautaires (associations et mutuelles, fondations) et confessionnels ainsi que les ordres professionnels de la santé dont l'action concourt à la mise en œuvre de la politique nationale de santé.

Au plan institutionnel, le système de santé est structuré ainsi qu'il suit en trois niveaux :

- le niveau central, qui concerne le ministère de la Santé et les services centraux, se charge de l'élaboration des normes et des procédures, de la planification, de l'appui technique au niveau intermédiaire, de la gestion et de l'évaluation au niveau cercle (districts sanitaires) ;
- le niveau régional est chargé de l'appui technique aux districts sanitaires ;
- le niveau district (cercle, zone sanitaire) est l'unité de planification opérationnelle chargée de la mise en œuvre[70].

La politique de décentralisation contribue à rapprocher les populations de l'administration de leur santé dans les conditions définies par les codes des collectivités territoriales. Ainsi, le conseil communal, le conseil de cercle et le conseil régional délibèrent sur la politique de création et de gestion des dispensaires, des maternités, des centres de santé communautaires et des hôpitaux régionaux. Ils délibèrent également sur les mesures d'hygiène publique d'assainissement et de solidarité en direction des populations rurales.

---

[69] Nous avons pris le soin de décrire le système de santé tel que consigné dans le plan stratégique de lutte contre le paludisme 2013-2017 et d'en analyser le contenu.
[70] Plan stratégique de lutte contre le paludisme 2013-2017, *ibid.*

Les hôpitaux nationaux sont directement rattachés au ministère de la Santé, donc à un niveau central. Ils n'ont donc pas le même statut sur le plan institutionnel que les structures du niveau régional et du district sanitaire. Cette position des hôpitaux nationaux pose de nombreux problèmes de gestion. Cette centralisation des hôpitaux comme celui de Gabriel Touré laisse peu de place à la décentralisation. Si les organes élus décident du sort des structures au niveau régional et du district, au niveau national c'est l'Etat qui est omniprésent à travers ses services centraux.

Le statut de l'hôpital Gabriel Touré, par exemple, n'explique-t-il pas déjà les difficultés de la mise en œuvre de la politique de gratuité au démarrage ?

A l'instar du découpage institutionnel, les soins de santé sont aussi organisés sous forme de pyramide et cela à trois niveaux :

- le niveau central comprend : 6 Etablissements Publics Hospitaliers dont 4 à vocation générale (Point G, Gabriel Touré, Kati et l'hôpital du Mali) et 2 à vocation spécialisée (Centre national d'odontologie-stomatologie, Institut d'ophtalmologie tropicale d'Afrique), le Centre national de transfusion sanguine et 1 Laboratoire national de la santé, 4 centres de recherche (le CNAM et le CREDOS, l'INRSP et l'ANSA). Ces établissements et instituts du sommet de la pyramide constituent la 3e référence. C'est à ce niveau que sont drainés tous les cas graves nécessitant une intervention spécialisée ou des investigations paracliniques poussées ;
- le niveau intermédiaire regroupe 6 Etablissements Publics Hospitaliers (EPH) assurant la 2e référence à vocation générale et situés respectivement dans les régions de Kayes, Sikasso, Ségou, Mopti, Tombouctou et Gao. A ceux-ci s'ajoute l'hôpital « mère-enfant » le Luxembourg, un établissement sanitaire à vocation humanitaire ;
- le niveau district sanitaire avec 2 échelons :

Le premier échelon (la base de la pyramide) ou premier niveau de recours aux soins offre le Paquet Minimum d'Activités (PMA) dans les Centres de santé communautaire (CScom) au nombre de 1134 fonctionnels en 2012. Il existe d'autres structures de santé : parapubliques, confessionnelles, dispensaires, les maternités rurales et les établissements de santé privés (environ 1038 en 2011) qui complètent le premier échelon. Certains aspects de l'offre de soins sont assurés par les ONG, il s'agit surtout de la santé, de la reproduction, de la survie de l'enfant et de la lutte contre les IST, VIH/SIDA. Par ailleurs, il est important de signaler l'existence de lieux de consultation de médecine traditionnelle dont la collaboration avec la médecine moderne reste à améliorer. Le deuxième échelon ou deuxième niveau de recours aux soins (première référence) est constitué par les 62

Centres de Santé de Référence (CSréf) au niveau des districts sanitaires, correspondant aux cercles, communes ou zones sanitaires. Ils assurent la prise en charge des cas référés par le premier échelon[71].

Ce dispositif est institué pour rapprocher les populations des structures de soins de santé. Il est organisé comme une pyramide avec une base élargie et un sommet rétréci.

La base est composée du CScom et du CSréf, le niveau intermédiaire par les hôpitaux régionaux et le niveau central par les hôpitaux nationaux. Il faut noter que le fonctionnement de cette pyramide doit être fondé sur la référence-évacuation du malade. En ce sens que les soins d'un enfant malade par exemple doivent commencer par le niveau inférieur vers le niveau supérieur, d'une structure moins équipée et plus proche vers une structure plus équipée et éloignée. Mais notre observation montre que cette pyramide, au Mali, fonctionne presque à l'envers. Les hôpitaux de 3e référence ne désemplissent pas. Dans le cas du traitement du paludisme simple, beaucoup de parents vont directement dans les CSréf et les hôpitaux de 3e référence. A propos du non-respect de cette pyramide, un médecin du CSréf de Sogoniko constate :

> Les gens que vous voyez ne sont pas des cas urgents mais plutôt des cas non urgents qui doivent se diriger vers les CScom. Le CSréf comme son nom l'indique ne s'occupe que des références. Si les gens respectaient la pyramide, le centre serait bien décongestionné (M2, médecin généraliste au CSréf).

Plusieurs logiques sous-tendent cette attitude des usagers. Dans un premier temps, certains usagers ont des représentations sur les structures de santé. Pour eux, aller se soigner à l'hôpital Gabriel Touré par exemple donne une certaine satisfaction morale parce que cette structure regorge de spécialistes, de matériel adéquat et permet donc d'avoir des soins de qualité. La qualité de la prise en charge des enfants est fonction de l'argent déboursé. Au contraire, les CScom sont des structures dont les soins sont de qualité mauvaise. Il n'est pas rare d'entendre des usagers dire que les soignants des CScom sont tous des généralistes et que ces centres ne regorgent que de médicaments en DCI, donc inefficaces.

Ce qu'il faut noter, c'est qu'il n'existe pas de sensibilisation de l'Etat pour le respect de cette pyramide. Ce désordre semble arranger et les prestataires et les usagers si l'on sait que la notion de clientélisme est développée dans les structures de santé. Beaucoup de parents ont leurs propres soignants au Gabriel Touré, à la pédiatrie. La majorité de ces parents ne savent pas qu'il y

---

[71] Plan stratégique de lutte contre le paludisme 2013-2017, *ibid.*

a plus d'internes sans thèse que de médecins, l'essentiel est de se faire soigner dans un grand hôpital. Le dispositif public est complété par le secteur privé, les services de santé de l'Armée et les structures de santé confessionnelles.

Les services de santé de l'armée se composent de postes médicaux, d'infirmeries, de maternités de garnison et d'infirmeries-hôpitaux : Infirmerie-Hôpital de Kati (IHK) et Infirmerie-Hôpital de Bamako (IHB). Ces établissements évoluent de façon parallèle et leurs données sont insuffisamment intégrées au système d'information sanitaire national.

Les services confessionnels de santé complètent partout l'offre de services de soins de santé sur l'ensemble du territoire national. Selon le rapport d'élaboration de la carte sanitaire de 2011, 25 structures confessionnelles ont été identifiées sur l'ensemble du territoire. [72]

Après avoir présenté la situation institutionnelle, l'offre de soins, voyons maintenant comment se présente la politique des médicaments.

2. Politique de distribution et de contrôle de qualité des médicaments

Le Mali a adopté en 1998, sa politique pharmaceutique qui organise tout le secteur pharmaceutique. Elle est partie intégrante du plan décennal de développement sanitaire et social comme défini par la loi d'orientation sur la santé. En 2010, cette politique a été révisée et adoptée. Elle a pour objectif de garantir un accès équitable aux médicaments essentiels de qualité aux populations et de promouvoir leur usage rationnel.

S'agissant du système d'approvisionnement et de distribution, il est assuré par la PPM et les grossistes agréés de la place. Dans le souci de mieux répondre à l'objectif de la politique pharmaceutique, il a été mis en place un schéma appelé Schéma directeur d'approvisionnement et de distribution des médicaments essentiels (SDADME). Le SDADME décrit les mesures pratiques et fonctionnelles devant permettre la mise en œuvre du volet approvisionnement en médicaments essentiels de la politique de santé, objet de la loi n°02-049 du 22 juillet 2002. À cet effet, l'approvisionnement est assuré comme suit :

- importation : elle est assurée par la PPM, retenue par l'Etat comme outil privilégié. Elle doit favoriser l'introduction des médicaments essentiels génériques en DCI dans le secteur privé par l'importation des blisters ;

[72] Plan stratégique de lutte contre le paludisme 2013-2017, *op. cit.*

- approvisionnement des régions : il est assuré par la PPM à travers ses départements régionaux et basé sur le système de réquisition au plan logistique. Les hôpitaux des régions et CHU peuvent s'approvisionner respectivement au niveau des départements régionaux et de la centrale d'achat ;
- approvisionnement des districts sanitaires et des CScom : les DRC s'approvisionnent auprès des départements régionaux dont ils relèvent administrativement. Quant aux dépôts de Vente (DV) et des formations publiques (CSréf, CScom), ils s'approvisionnent au niveau de leur DRC;
- sécurisation du système : il a été instauré des dotations initiales servant de fonds de roulement et une institution de consolidation du recouvrement des coûts. Le système n'ayant pas un but lucratif, aucun bénéfice n'est généré sur le recouvrement des coûts, et seules les charges fixes et variables directement liées à la dispensation seront greffées sur ce dernier (références décret n°036218/P-RM du 30 mai 2003);
- renforcement de la gestion du système : il s'agit de définir les missions des acteurs dans l'exercice des fonctions ci-après :
  - ✓ la formation et la supervision par les structures de la Direction de la pharmacie et des médicaments (DPM), de la Direction nationale de la santé (DNS) et leurs structures régionales (DRS) et subrégionales (CSréf). La DPM assure la coordination et le suivi du fonctionnement du système à l'échelle nationale ; les DRS assurent un appui aux DRC et DV ; les CSréf assurent la planification, la gestion et le suivi des besoins ;
  - ✓ le contrôle : les aspects administratifs à l'importation sont gérés par la DPM. Les aspects analytiques à l'importation et sur le réseau national de distribution sont assurés par le Laboratoire national de la santé (LNS) ;
  - ✓ L'inspection se charge du contrôle du respect de la législation et de la réglementation.[73]

Le Système d'approvisionnement et de distribution des médicaments et autres intrants se fait conformément au schéma [74]suivant :

[73] Plan stratégique de lutte contre le paludisme 2013-2017, *op. cit.*
[74]Plan stratégique de lutte contre le paludisme 2013-2017, *op. cit.*

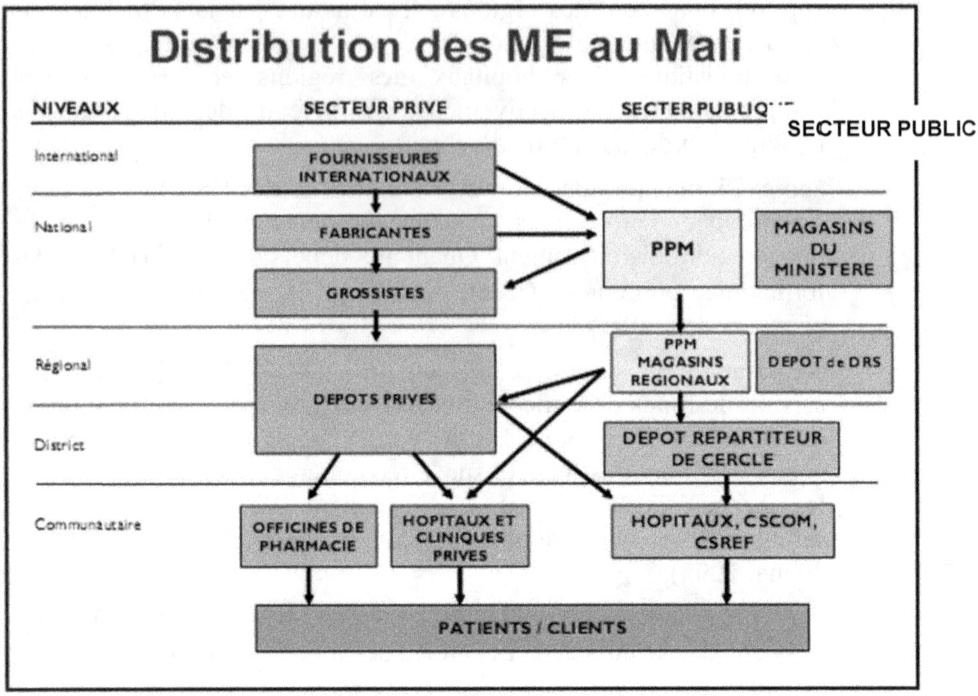

Source : plan stratégique de lutte contre le paludisme 2013-2017.

Le secteur public se conforme à la configuration du système de santé. Au niveau central, nous retrouvons la Pharmacie populaire du Mali qui joue le rôle de centrale d'achat et constitue l'instrument privilégié du Mali en matière d'approvisionnement en médicaments essentiels en DCI. Au niveau des régions, il existe des magasins régionaux de la Pharmacie populaire à l'exception de Tombouctou, Gao et Kidal. Les DRC (dépôt répartiteur du cercle) viennent s'approvisionner dans les magasins régionaux de la PPM en utilisant leurs propres ressources (Véhicule de service socio-sanitaire des cercles et fonds générés par la vente des produits). Les médicaments sont alors entreposés dans les DRC en attendant que les centres de santé viennent les acheter. Les dépôts des centres de santé utilisent pour leur réapprovisionnement des véhicules des centres de santé, les motos et vélos des agents de santé communautaires ou louent les services des transports publics. Le secteur privé est représenté par les structures privées à savoir : les établissements d'importation appelés communément les grossistes, les officines privées, les dépôts privés, les dépôts des structures confessionnelles, des fondations et des mutualités.[75]

[75] Plan stratégique de lutte contre le paludisme 2013-2017, *op. cit.*

L'analyse de ce schéma de distribution des intrants montre qu'au niveau public, il rencontre des problèmes dans son fonctionnement. Par exemple, s'il s'agit d'acheminer les médicaments de la gratuité, l'Etat se contente de stocker les médicaments gratuits au niveau de la Direction régionale de la santé. Les CSréf et les CScom font de l'acheminement le plus souvent une affaire secondaire parce qu'il n'apporte pas d'argent. A ce propos, cet administrateur explique la situation :

> La PPM centrale qui est la PPM de Bamako met des produits à la disposition des magasins régionaux (par exemple à Koulikoro, à Kayes, etc.), ce sont les districts qui viennent acheter leurs produits au niveau des magasins régionaux et ces frais sont pris en charge. La personne qui vient pour l'achat a des per diem, elle a les frais de transport. Ces personnes peuvent profiter de cet approvisionnement pour prendre les médicaments gratuits mais ce n'est pas le cas (...) elles s'intéressent surtout au recouvrement marchand, ce qui est gratuit ne les intéresse pas. Même si elles viennent en réunion et qu'on leur dit d'apporter les médicaments gratuits, elles se soucient d'autre chose mais pas des médicaments, pour eux certainement, elles doivent avoir des fonds pour ça. (Dr A2, point focal des intrants au PNLP)

L'acheminement des médicaments du district au CScom est donc un goulet d'étranglement bien qu'ils soient autorisés à « *consacrer les fonds des médicaments aux médicaments* » (Dr A2, PNLP). Aussi, les structures de base doivent-elles exprimer leurs besoins trimestriellement et les faire remonter, ce qui n'est pas généralement le cas. Ce discours est édifiant :

> Le problème par rapport aux intrants est très compliqué parce que nous devons avoir des besoins qui viennent des formations sanitaires de la base pour monter et c'est ce qui nous permet de les approvisionner mais tant que tu ne leur dis pas d'exprimer leurs besoins, ils ne le font pas, ou s'ils le font, c'est n'est pas fait correctement. (Dr A1, directeur du PNLP)

A cette question de savoir pourquoi les prestataires n'expriment pas les besoins de façon convenable, il répond :

> Parce que c'est gratuit, les gens n'ont pas le courage de remplir les fiches. Si ça leur rapporte de l'argent, ils suivent bien, mais si ça n'apporte rien

> les gens ne remplissent pas. (Dr A1, directeur du PNLP)

Cet état de fait engendre des ruptures de stock de médicaments pour certaines structures sanitaires et une surabondance de médicaments pour d'autres, la distribution n'étant pas fonction du besoin.

Par rapport au contrôle de qualité des médicaments, il se fait à différents niveaux. Au niveau international, les produits antipaludiques comme tous les autres médicaments essentiels font l'objet de contrôles de qualité (contrôles BIVAC). Au niveau national, le contrôle de qualité est réalisé par le Laboratoire national de la santé (LNS), pour chaque approvisionnement avant la mise des produits dans le circuit du SDADME. Au niveau local, le contrôle de qualité est assuré par le LNS sous forme de visites de supervision et échantillonnage au hasard ; l'inspection de la santé prélève et envoie aussi les échantillons à analyser lors des supervisions. Il y a également l'inspection visuelle des produits utilisés par les gérants et l'existence de mini-laboratoires au niveau des régions. En 2010, avec l'appui financier de PMI, le LNS a équipé toutes les régions d'un kit mini-laboratoire de contrôle de qualité. Les échantillons sont ainsi analysés au niveau régional et des tests de confirmation réalisés au niveau du LNS à Bamako.[76]

Les contrôles ne semblent pas effectifs parce que, malgré l'existence de ces dispositifs relatifs au contrôle de qualité, sur le terrain se pose avec acuité la problématique de la qualité des médicaments gratuits. Certains discours et certaines pratiques de prescription des soignants le prouvent à suffisance. Cette façon de faire du docteur M4 confirme nos dires :

> Je prescris généralement les médicaments de spécialité à acheter dans les pharmacies du dehors, les médicaments du kit de la gratuité me semblent moins efficaces. (Dr M4, CSréf)

Après la qualité des médicaments, voyons maintenant le système de santé malien en termes de quantité et de qualité des ressources humaines.

3. Question de ratio et de formation des ressources humaines

Les capacités de production des ressources humaines pour la santé et pour le développement social ont augmenté de manière considérable pendant ces 20 dernières années. En effet, les institutions de formation publiques et privées ont produit une quantité importante de ressources humaines pour la santé. Par contre, il reste beaucoup à faire au niveau de la gestion et de

---

[76] Plan stratégique de lutte contre le paludisme 2013-2017, *op. cit.*

l'amélioration de la performance de ces ressources humaines. Le nombre total de médecins généralistes est de 963 dans les structures (hôpitaux, CSréf et CScom) sur lesquels 883 sont permanents. Le district de Bamako et la région de Koulikoro comptent le plus grand effectif avec respectivement 350 et 161.

Selon les données du Plan stratégique de lutte contre le paludisme, le nombre de médecins spécialistes est de 415 dont 19 % de chirurgiens, 16 % de gynécologues et 0.08 % de pédiatres. Malgré la proportion faible de ces trois spécialités, elles restent concentrées à Bamako avec 78 % de pédiatres, 53 % de gynécologues et 64 % de chirurgiens.

L'étude porte sur les enfants de moins de cinq ans. Leur prise en charge correcte doit se faire sous la supervision des pédiatres qui sont les spécialistes. Or, ceux-ci ne représentent que 0,08 % de l'ensemble des spécialités. Selon le SLIS, comparativement aux ratios des années précédentes, le mode de calcul ayant changé, il porte sur la densité de professionnels de santé pour 10 000 habitants. L'OMS recommande un minimum de 23 professionnels de santé (médecins, sages-femmes et infirmiers) pour 10 000 habitants d'ici l'année 2023. Les ratios actuels sont loin d'atteindre cet objectif, au niveau national comme au niveau régional.[77] Donc, malgré la concentration de ces 0,08 % soit 26 pédiatres à Bamako et même si les « meilleurs ratios sont observés à Bamako »[78], les chiffres sont loin des standards internationaux. Notons qu'au-delà des structures publiques de santé, ces pédiatres, puisqu'ils sont rares, officient dans les cliniques privées. Ils sont plus fréquents dans les structures privées que dans les publiques. Dans ces structures privées, non seulement, il y a l'argent mais de plus, elles sont relativement bien équipées et responsabilisent les soignants. Ainsi, à la suite de l'évaluation du précédent PDDSS, globalement, 60 % des fonctionnaires interrogés sont démotivés. Parmi les raisons, il y a l'insatisfaction des rémunérations qui est de loin la plus fréquente, suivie par l'insuffisance des moyens de travail, l'absence de considération et la mauvaise répartition du travail. Cette même évaluation indique que d'autres études sur la motivation des agents de santé réalisées en 2002 ont montré que, parmi les facteurs motivants, ceux liés à la responsabilité viennent en première position devant les facteurs financiers[79]. Le personnel qualifié est disponible dans les structures mais inégalement réparti entre les régions. Ainsi, on a dénombré 688 sages-femmes dont près de la moitié se trouve à Bamako. Le nombre total d'infirmiers recensés est de 3 009.

[77] Annuaire SLIS, 2014.
[78] Annuaire SLIS, 2014.
[79] Plan stratégique de lutte contre le paludisme 2013-2017, p. 14.

Au niveau de la formation, on note l'insuffisance de la qualité de la formation initiale (cursus, manque de maîtrise du secteur privé), la marginalisation de la formation continue (chevauchement des missions des institutions d'encadrement, modules de formation, pilotage à vue) et l'insuffisance de personnels spécialisés. Concernant l'utilisation du personnel, deux dimensions de la problématique de la performance ont été identifiées. Il s'agit des gaps dans les effectifs des équipes dus à la mauvaise répartition du personnel et de l'insuffisance du développement de l'esprit de travail en équipe (avec objectifs communs, partage des responsabilités et tâches, etc.).[80]

4. Système de santé dépendant du financement extérieur et du recouvrement des coûts

La part du budget de l'Etat consacrée au développement de la santé est passée de 5,65 % en 2003 à 8,16 % en 2009. Le budget d'Etat est la première source de financement de la santé avec une moyenne de 55,4 % sur la même période contre 31,7 % provenant des partenaires extérieurs, 12,1 % du recouvrement des coûts (paiements directs des prestations de soins) et 0,8 % des communautés et des collectivités décentralisées[81].

En analysant cette situation, le Mali a un système de santé largement dépendant du financement des partenaires extérieurs. Cette situation fait que bon nombre des acteurs restent dubitatifs en ce qui concerne la pérennité des politiques. En termes de perspective, la pérennité de la politique de gratuité de la prise en charge du paludisme est toujours mise au conditionnel. Elle sera pérenne si le financement extérieur continue, tel est le leitmotiv de beaucoup d'enquêtés. Cet enquêté répond par rapport à la pérennité du projet de gratuité :

> Quand on adopte un projet comme ça, c'est pour un temps peut-être déterminé, pour la pérennité de la chose il faut qu'on puisse trouver une solution de rechange, je me pose des questions moi-même (rire) parce qu'étant donné que l'Etat aussi… peut-être qu'on pourra trouver un moyen de substitution mais moi-même je me pose toujours des questions surtout que ça nécessite de plus en plus de moyens, là vraiment je me pose de plus en plus de questions. (Dr A1, HGT)

---

[80] Plan stratégique de lutte contre le paludisme 2013-2017, *ibidem*.
[81] *Ibidem*

Cette dépendance de la politique en matière de financement est tellement sérieuse qu'elle a pris un coup dur en 2010 avec le détournement de fonds mondial par le ministre de la Santé. Ce détournement a obligé l'Etat à développer des stratégies : se rabattre sur le PMA comme partenaire privilégié de financement en attendant de régler le cas du fonds mondial. Ce discours donne des éclaircissements :

> On a consolidé le round 6 et 10, il y a un nouveau bénéficiaire qui est PSI, on a fait tous les documents et on les a envoyés, on attend avec PSI pour que les activités puissent démarrer. Le fonds doit donc continuer son financement et sur la base des documents validés avec PSI. (Dr A1, Directeur du PNLP)

Cette situation de dépendance va également au-delà d'une simple question d'aide. A ce niveau, un certain nombre de questionnements sont utiles. Comment prétendre avoir un système de santé performant tout en comptant sur un financement extérieur ? Pourquoi le Mali ne peut-il pas compter sur ses propres forces en matière de santé ? Ces questions posent la problématique de l'indépendance économique du Mali. Pourquoi adopter une politique sans avoir les moyens de sa mise en œuvre ?

Malgré l'existence des politiques de gratuité, le système de santé reste en partie dépendant également de la politique de recouvrement des coûts. Environ 12,1 % sont issus du paiement direct des prestations de soins[82]. Cela est d'autant plus visible que les différentes structures enquêtées appliquent toute la stratégie du ticket modérateur dès l'entrée, même si le prix de ces tickets varie d'une structure à l'autre. A l'hôpital Gabriel Touré par exemple, il existe certains tenants de cette politique de recouvrement. Selon le suppléant au surveillant coordinateur, chargé de formation :

> En matière de santé il n'y a pas de gratuité, il faut que la population participe à la santé même si c'est insignifiant, il faut lui dire que ce n'est pas gratuit. Lorsque j'étais à Kidal avec le magasin santé, le traitement du paludisme n'était pas gratuit, c'était 300 F avec du sérum glucosé. Donc c'est pour dire que la population doit toujours participer vraiment à la santé. (A2, HGT)

Le Mali est donc à cheval entre deux politiques : une politique de recouvrement des coûts et une politique de gratuité. La première coexiste, du moins partiellement, avec la seconde et elle exclut les couches vulnérables. La seconde semble décapiter des structures de santé et, à la longue, avec les

[82] Plan stratégique de lutte contre le paludisme 2013-2017, *op. cit.*

pratiques y afférentes, nous revenons à la case départ. La gratuité contribue à une nouvelle forme d'exclusion de ceux à qui elle est destinée. En ce qui concerne la politique de gratuité de la prise en charge du paludisme chez les enfants, la question de l'accessibilité revient le plus souvent dans les discours des enquêtés.

Par ailleurs, un palier important a été franchi pour le renforcement de la solidarité et de la protection sociale aux niveaux législatif, réglementaire et institutionnel avec l'Assurance maladie obligatoire (AMO), le Régime d'assistance médicale (RAMED), la création de la CANAM et de l'ANAM et le développement des mutuelles. En 2010, on dénombrait 151 mutuelles sociales au Mali, dont 143 évoluant dans le secteur de l'assurance maladie exclusivement ou en combinaison avec d'autres types de prestations. Les 8 autres mutuelles offraient des prestations relatives à la retraite et/ou au décès. Ces mutuelles, toutes issues de la communauté, regroupaient 104 986 adhérents pour 375 496 bénéficiaires (3,3 % en 2010), 62 000 d'entre eux ont été servis en 2009.

Mais la couverture cumulée attendue de l'ensemble de ces mécanismes ne dépasserait pas 25 % de la population. Par ailleurs, leur fonctionnement est souvent mal maîtrisé faute de ressources humaines qualifiées. Une large partie de la population reste donc dépourvue de mécanisme de protection sociale et n'a pas accès à des soins de qualité. Le RAMED prévu pour couvrir 5 % de la population s'avère limité. Dans ce contexte, l'aide sociale et le secours restent encore une nécessité en raison de la pauvreté ou de la faible capacité contributive des ménages et des individus.

Le faible taux de la couverture attendue de l'AMO, des mutuelles et du RAMED amène à entrevoir des interventions énergiques pour le renforcement et l'extension de ces mécanismes.

Outre les mutuelles de santé, d'autres formes d'organisation de l'économie sociale et solidaire existent qui n'ont pas toujours fait l'objet d'attention : sociétés coopératives, autres associations que les ASACO, structures de caisses d'épargne et de crédit, etc. Un déficit important d'information et de communication sur l'ensemble des mécanismes existe dans la perspective de l'accès universel aux soins de santé[83].

5. Libéralisation du système de santé privé

Les établissements du secteur privé à but lucratif autorisés depuis 1985 sont de plusieurs types, notamment médical, paramédical, pharmaceutique et traditionnel. Le nombre d'établissements de soins privés a fortement augmenté

[83] Plan stratégique de lutte contre le paludisme 2013-2017, *op.cit.*

au cours des deux dernières décennies. Malgré son développement, surtout dans les grandes villes, le secteur privé suit une évolution plus ou moins parallèle et ses données restent dans leur globalité insuffisamment prises en compte par le système d'information sanitaire. La libéralisation des professions sanitaires et les dispositions réglementaires ont contribué à un développement rapide du secteur privé (cabinet de consultation, cliniques et polycliniques, dispensaires et infirmeries confessionnels, professionnels et corporatifs, officines et dépôts pharmaceutiques, etc.). En 2011, il a été recensé 1 038 structures privées dont 51 % à Bamako, 18 % à Koulikoro et 10 % à Kayes. Des partenariats existent avec des structures de santé privées, comme les infirmeries, les centres médicaux interentreprises de l'Institut national de prévoyance sociale (INPS) et les structures du service de santé des armées.

Malgré la croissance du nombre de structures de prestations privées, ce développement n'a probablement pas eu un effet significatif sur l'offre du PMA, car la contribution des structures privées à la couverture et l'utilisation des soins du PMA n'est pas encore suffisamment intégrée dans la collecte des données du SIS. Dans le cadre du PRODESS I, le dialogue et la collaboration avec le secteur privé n'ont pas été suffisamment intensifiés pour aboutir à un cadre de contractualisation. Toutefois, il est nécessaire de redynamiser le partenariat avec les différents ordres professionnels de la santé (médecins, pharmaciens, sages-femmes).[84]

La prolifération des structures privées a des conséquences. Ces structures échappent au contrôle. Du fait qu'elles sont à but lucratif, un accent particulier est mis sur l'aspect mercantiliste plus que sur la qualité des soins, développant ainsi le clientélisme car, comme ce sont les mêmes soignants des structures publiques qui officient dans les privées, certains envoient les usagers dans les structures privées de leur choix pour leur soutirer des avantages après la prestation (c'est le cas des analyses le plus souvent). Plusieurs de ces structures privées considérées comme des références ne le sont pas en réalité.

6. Système sanitaire entre modernité et tradition

A côté du système moderne de santé, il existe au Mali une médecine traditionnelle qui constitue le premier recours aux soins pour la majorité de la population. Malgré l'existence de dispositifs modernes, « des personnes, sur la base des expériences locales de maladies, ont concocté des remèdes à partir de la flore et de la faune par l'utilisation de produits à base de plantes ou d'animaux afin de soigner des personnes souffrant de telles ou telles

[84] Plan stratégique de lutte contre le paludisme, p. 17.

pathologies ; de là, elles ont formé des groupes initiés et autorisés à exercer le métier de guérisseurs traditionnels qui, par extension, a donné l'appellation de tradithérapeutes. Ces secteurs, en plus de l'utilisation des plantes, font un syncrétisme qui consiste à organiser des rituels et des offrandes à des esprits ou ancêtres. »[85]

Depuis 1979, le Département de médecine traditionnelle (DMT) produit et commercialise sept Médicaments traditionnels améliorés (MTA) qui ont été ajoutés à la liste des médicaments essentiels en 1990. Les ressources médicinales de la flore malienne ont été répertoriées par le biais d'inventaires ethnobotaniques et des essais de culture ont été réalisés pour certaines espèces.

Dans le domaine de la santé publique, plusieurs expériences positives ont été réalisées dans le cadre de la référence et de la contre-référence, notamment, concernant le paludisme, l'épilepsie, la tuberculose, la traumatologie, la réduction de la mortalité maternelle et néonatale. Au cours de ces dernières années, une dynamique associative très importante s'est développée entre les tradipraticiens de santé des différentes régions du Mali pour aboutir à la création en 2002 de la Fédération malienne des associations des tradipraticiens de santé et des herboristes.

En plus de la médecine moderne et traditionnelle, l'islamisation du Mali vient en appui: « des personnes vont utiliser une approche de la médecine arabe à travers l'usage des plantes et préceptes du Coran. Cette approche, par la suite, va chercher à interdire certaines pratiques du premier secteur, c'est-à-dire les rituels et les sacrifices ou offrandes à des esprits ou génies. Avec l'évolution, on retrouve un mélange syncrétique. »[86]

En conclusion, le système de santé malien est organisé sous la forme d'une pyramide en vue de rapprocher les populations des structures de santé. Quant à la politique de distribution des médicaments, elle repose sur la PPM qui assure l'approvisionnement des structures en Médicaments essentiels. En ce qui concerne la qualité et la quantité des ressources humaines, beaucoup reste à faire bien que la ville de Bamako regorge de 78 % de pédiatres. Ce chiffre est loin des standards internationaux. En termes de financement de la santé, la part de l'extérieur représente 31,7 % du budget d'Etat. Le financement de la santé dépend donc largement de l'extérieur. Dans le système, deux formes de médecine cohabitent également : la médecine traditionnelle et la médecine moderne.

Par ailleurs, pour cerner la notion de gratuité, il importe de l'étudier dans une perspective diachronique.

---

[85] Baye Diakité, *L'appropriation différentielle de la maladie par les groupes sociaux : cas du SIDA au Mali,* thèse de doctorat sociologie, Université Paris 8, Paris, 2008, p. 112.
[86] Baye Diakité, *ibid.*, p. 14.

Chapitre III
Histoire de la politique de gratuité du paludisme

Dans ce chapitre, l'histoire de la gratuité est étudiée depuis la période coloniale, en passant par les années d'indépendance, jusqu'à nos jours. Cette approche historique permet de saisir l'actualité de la politique.

1. Médecine coloniale

Dans ce chapitre, avant d'aborder la question de la gratuité, voyons comment se présentaient les premières structures de santé créées pendant la période coloniale. En 1905 (comme dans toute l'AOF), un réseau de postes médicaux avait vu le jour avec la présence de médecins de cercle (l'AMI) et cela, de façon progressive. En 1912, l'hôpital du point G qui a été créé est resté pendant une longue période le seul hôpital du pays[87]. Il faut noter que le budget de santé des médecins de cercle était local, sa tâche était de fournir aux populations des soins de santé gratuits.

En 1931, des instituts spécialisés ont été créés à Bamako : l'Institut central de la lèpre en AOF – qui deviendra plus tard l'institut Marchoux – et l'Institut ophtalmologique tropical d'Afrique qui a ouvert ses portes en 1953. La couverture médicale des zones rurales de la colonie n'a que peu progressé malgré les sommes engagées. Les principaux projets financés par le FIDES ont porté sur la ville de Bamako tandis que les réalisations entreprises dans les cercles restaient beaucoup plus modestes[88].

C'est à partir de 1944 que le Soudan fut divisé en vastes secteurs de grandes endémies quadrillés par un Service général d'hygiène mobile et de prophylaxie (SGHMP). La création de ce service est une réponse institutionnelle à la faible couverture des zones rurales par les structures de soins fixes. Le SGHMP était un outil principal de lutte contre les grandes endémies en AOF. Il comprenait dans les années 1950 différentes sections épidémiologiques spécialisées dans la trypanosomiase, la lèpre, l'onchocercose, le paludisme, la tréponématose et la tuberculose[89].

---

[87] Thierry Berche, *Anthropologie et santé publique en pays dogon*, Paris, Karthala, 1998, p. 69.

[88] Vincent Bonnecase, *Pauvreté au Sahel : la construction des savoirs sur les niveaux de vie au Burkina Faso, au Mali et au Niger (1945-1974)*, thèse de doctorat d'histoire soutenue à l'Université Paris 1, Paris, 2008, p. 202.

[89] Vincent Bonnecase, *ibid.*, p. 202.

L'une des faiblesses de ce service est qu'il informait moins sur la situation de santé des populations, mais s'intéressait essentiellement à une comptabilité du nombre de personnes atteintes par les différentes maladies menaçant la collectivité. La politique de santé d'alors était fondamentalement axée sur une lutte contre la dépopulation.

Dans les années 1956, le pays ne comptait que 143 dispensaires sur tout le territoire (sans compter les quelques dispensaires confessionnels) qui avaient du mal à fonctionner.[90] Les difficultés de fonctionnement des structures de santé ont donc une histoire. Ces difficultés existent depuis la période coloniale et, depuis cette période, la problématique de financement de la santé se pose avec acuité face au développement croissant des structures de santé. Egalement, la charge que représente la distribution gratuite des médicaments constituait un autre goulet d'étranglement.

Ainsi, selon Tierry Berche, le gouverneur Geay a exprimé ses inquiétudes face à ces deux difficultés respectivement dans les circulaires n° 161/FI du 9 juin 1956 et n° 193/SP. C'est dans cette dernière qu'on trouve une législation plus restrictive en ce qui concerne la gratuité des soins : elle stipule que « l'assistance médicale est réservée aux indigents »[91].

La question des indigents pose problème quant à son appréhension. La possibilité de circonscrire dans les colonies une pauvreté structurelle touchant une partie relativement plus démunie de la population à laquelle la gratuité des soins serait réservée était devenue une nécessité. C'est ainsi que le gouverneur du Soudan propose un système comparable de « salles d'hospitalisation payantes facultatives » qui permettrait de « soulager les charges financières de l'Assistance médicale indigène » mais aussi « d'attirer une autre forme de focalisation manifeste dans la perception de l'état de santé des populations de l'AOF (…) celle qui touche les maladies susceptibles de se diffuser sous forme épidémique »[92]. La politique de soins gratuits pendant la période coloniale concernait les maladies comme la lèpre, la tuberculose[93].

Dans la période coloniale, malgré l'existence de la gratuité, les populations participaient à la prise en charge de leurs dépenses de santé à travers la construction des logements des agents de santé, la construction des structures de santé, la prise en charge du transport, du logement, de la nourriture des membres de l'équipe mobile, l'offre obligatoire des accoucheuses traditionnelles, etc. Donc le paiement des populations se traduisait sous

---

[90] *Ibid.*, p. 69.
[91] *Ibid.*, p. 69.
[92] *Op. cit.*, p. 43.
[93] Dr Diabaté in http://www.vesa-tc.umontreal.ca/pdf/2010_04_19_gratuite_mali.pdf, consulté le 1er décembre 2015 à 16 h 18.

forme de travail forcé. La gratuité à cette époque était donc partielle car ne concernait que les indigents ainsi que certaines maladies.[94]

Egalement, le système de santé du Soudan français (nom colonial du Mali) mis en place par l'administration coloniale française était axé sur les soins curatifs (dans des formations sanitaires localisées le plus souvent à Bamako et dans les chefs-lieux de région) et préventifs (administrés par des équipes mobiles autonomes). Mais ce système de santé hérité de la colonisation, basé sur la concentration des infrastructures dans les grandes villes, n'était pas adapté à la répartition géographique et démographique ni aux besoins de santé de base.[95]

L'histoire de la gratuité d'une façon générale nous enseigne que, pendant la période coloniale, la politique de gratuité a existé. Elle concernait spécifiquement certaines maladies (la lèpre, la tuberculose) et non une couche spécifique relative à l'âge et au sexe. C'était donc une gratuité de masse.

Par ailleurs, après une longue colonisation, le Mali accède à l'indépendance en 1960. Depuis son accession à l'indépendance jusqu'à nos jours, il a connu plusieurs réorientations de ses systèmes et de sa politique de santé. Nous pouvons donc distinguer ainsi les différentes phases :

2. 1960-1976 : « la phase de la construction »[96]

Le Mali accède à l'indépendance en 1960 avec l'option socialiste de son président Modibo Keita. Le pays se trouvait dans une situation sanitaire déplorable. Les statistiques le montrent à suffisance. Au lendemain de l'indépendance, les formations sanitaires étaient composées de : 2 hôpitaux ; 19 centres médicaux de cercle ; 16 postes médicaux de subdivision et 122 dispensaires ruraux.[97] Il était donc impératif pour les nouvelles autorités indépendantes du Mali de relever le défi dans le domaine de la santé.

C'est ainsi qu'en 1960, la loi N° 60-005/AL-RS du 7 juin 1960 crée les régions et les assemblées régionales. La constitution du 22 septembre 1960

---

[94] Aoua Keita, in Nianguiry Kanté, *Systèmes et politique de santé maliens : processus historique de la participation communautaire,* colloque organisé à l'Université Paris 8, les 11 et 14 mai 2009, p. 4.

[95] http://www.aho.afro.who.int, consulté le 1er décembre 2015 à 15 h 41.

[96] Cette expression, nous l'avons empruntée à Nianguiry Kanté, in *Systèmes et politique de santé maliens : processus historique de la participation communautaire,* communication présentée lors du colloque organisé à Paris 8 mai 2009.

[97] Nianguiry Kanté in http://www2.univ-paris8.fr/colloque-mai/Communications/Nianguiry_Kante_S.html, consulté le 4 décembre 2015 à 16 h.

en son article 41 stipule : « les collectivités territoriales de la République sont : les régions, les cercles, les arrondissements, les tribus, les communes, les villages et les fractions nomades... Ces collectivités s'administrent librement par des conseils élus et dans les conditions prévues par la loi. » Si nous analysons cette politique de décentralisation, elle est théorique car dans la pratique cette liberté d'administration dont il est question n'a pas été une réalité. L'Etat était au centre de toutes les activités.

L'année 1960 a vu aussi la création d'un ministère de la Santé et des Affaires sociales ainsi que la création de la Pharmacie populaire du Mali (PPM) qui est chargée de l'importation et de la vente des médicaments sur l'ensemble du territoire au même prix.

Les années 1962 et 1963 ont vu respectivement la création de l'école des infirmiers du premier cycle chargée de former des infirmiers de santé publique, de santé maternelle et infantile, en laboratoire et pharmacie ainsi que l'école secondaire de la santé chargée de former des infirmiers d'Etat, des techniciens supérieurs, des pharmaciens. C'est à partir de 1964-1965 que le premier Plan décennal de développement sanitaire et des Affaires sociales (1966-1976) a été élaboré.

Cette première phase qui va de 1960 à 1965 fut caractérisée par l'existence d'un modèle pyramidal avec, à la base, un personnel de soins moins qualifié, recruté dans la fonction publique. Qu'à cela ne tienne, notons que le gouvernement a consenti un effort réel dans le domaine de la santé car le nombre de dispensaires ruraux qui était de 122 au lendemain de l'indépendance s'élevait à 250 en 1964, soit une hausse de plus de 100 %. Durant la même période, le nombre des centres médicaux de cercle passait de 19 à 39.[98]

Les années 1966-1976 ont constitué une décennie où le Plan décennal de développement a démarré, qui visait notamment à instaurer la gratuité des soins[99]. Ce premier plan avait pour objectifs majeurs l'amélioration et l'extension des capacités des hôpitaux et des centres médicaux, la création d'infirmeries de village, la formation d'unités mobiles de prévention et l'éradication des grandes endémies. La politique de gratuité à laquelle on fait allusion n'a pas duré en raison de certains facteurs : la dévaluation du franc malien en 1967 et le coup d'Etat militaire du 19 novembre 1968.

Dès le début des années 1970, les sociétés et entreprises d'Etat qui constituaient le pilier de l'économie du pays ont été confrontées à d'énormes difficultés économiques liées entre autres à la mauvaise gestion. Au cours de ces années, les problèmes financiers de l'Etat malien ont fait qu'il ne pouvait plus assurer correctement le fonctionnement des formations sanitaires

[98] Nianguiry Kanté, *idem*, p. 4.
[99] http://www.btcctb.org, consulté le 10 décembre 2015 à 16 h 19.

publiques. Parallèlement, les besoins de santé des populations ne cessaient de s'accroître d'année en année.[100] A ces difficultés, il faut ajouter la sècheresse de 1973-1974.

Les difficultés économiques ont eu des conséquences : la part de la santé dans le budget national est passée de 14,25 % en 1965 à 8,50 % en 1968 et 6,70 % en 1976.[101] Les difficultés ont favorisé la commercialisation des produits pharmaceutiques par les organisations coopératives suite à une circulaire du directeur de la Pharmacie populaire du Mali en date du 20 juillet 1976.[102]

En conclusion, cette « phase de construction » a été caractérisée sur le plan de la décentralisation par la création des régions et des assemblées régionales, du ministère de la Santé, de la Pharmacie populaire du Mali, et du premier Plan de développement sanitaire et social (1966-1976), par le coup d'Etat militaire de 1968 et les difficultés économiques de 1970. Le système politique de l'époque en vigueur était le socialisme. Par ailleurs, sur le plan sanitaire, l'une des politiques phares de l'époque était la « gratuité des soins de santé conventionnelle pour tous y compris les médicaments »[103] même si cette gratuité a connu ses limites à cause des problèmes financiers, matériels et humains selon un rapport d'Abdoulaye Diarra et al.[104]

La mise en œuvre du premier plan dont il est question ici n'a pas donné les résultats escomptés en matière d'extension de la couverture sanitaire, ni de l'amélioration significative de la qualité et de la disponibilité des soins. Ce premier plan a permis tout de même de poser les jalons des services nationaux de santé. La seconde phase est celle relative à l'expérimentation.

3. 1977-1989 : la phase de l'expérimentation

La période 1977-1989 a été l'un des moments décisifs de la politique de santé au Mali. L'année 1977 a vu la mise en place des « secteurs de base » suite à une réorganisation du territoire par le régime en place. La détérioration de la situation économique des années 1970 que nous avons

---

[100] Akory Ag Iknane et al., « La santé communautaire au Mali : Acquis, enjeux et perspectives après deux décennies de mise en œuvre », in *Mali santé publique,* n° 001, 2011, p. 40.

[101] Nianguiry Kanté, *ibid.*, p.7.

[102] Nianguiry Kanté, *ibid.,* p.7.

[103] Nianguiry Kanté, *ibid.*, p.7.

[104] Abdoulaye Diarra et al., *Etude de l'impact du Programme de développement sanitaire et social (PRODESS) et de la Stratégie de concertation Etat-Partenaires et Société civile sur l'exercice de la fonction de stewardship au Mali,* rapport de recherche, décembre 2002.

évoquée s'est transformée en 1980 en une grave crise économique. La politique de gratuité en a été affectée et a « connu une crise profonde : les consultations restaient gratuites, mais les formations sanitaires n'avaient plus de médicaments disponibles, et délivraient donc aux usagers des ordonnances pour des médicaments qu'ils devaient acheter à un coût élevé dans des pharmacies parfois éloignées »[105]. Les Etats africains se sont retrouvés dans l'incapacité de fournir à leurs populations le minimum de services sociaux. Sous la pression du FMI et de la Banque mondiale, ces Etats africains, dont le Mali, ont adhéré au Programme d'ajustement structurel (PAS).

Ce programme consistait en l'instauration de concours d'entrée à la fonction publique, la privatisation, l'adoption d'un programme de départs « *v*olontaires » de la fonction publique, la réintégration totale du Mali en 1984 dans l'Union monétaire ouest-africaine qui a encore entraîné la dévaluation du franc malien de 50 %, le désengagement partiel de l'Etat des secteurs « improductifs » : l'éducation et la santé, etc.[106]

Cette crise économique des années 1980 a provoqué un désengagement de l'Etat de la gestion des formations sanitaires. Ce qui s'est soldé par une sous-fréquentation des formations sanitaires publiques par les populations déjà frappées par la faiblesse de leur revenu – en particulier pour les groupes vulnérables (femmes et enfants) – car elles ne répondaient plus à leurs attentes.[107]

C'est ainsi donc, face à cette réalité, que la politique de recouvrement des coûts (le paiement direct par les ménages) a été instaurée dans le pays. Il revient désormais à la communauté de prendre en charge elle-même sa santé. Ainsi, la population du quartier de Banconi à Bamako s'est organisée et s'est mobilisée pour faire face à ses problèmes de santé. C'est de cette façon qu'en 1988 est née la première association de santé communautaire dénommée ASACOBA (qui signifie en français « nous sommes maîtres du jeu »).[108]

Cette participation communautaire se trouve confortée en 1987 (lors de la 37e session de l'OMS à Bamako qui réunissait les ministres africains de la Santé au Mali) par l'adoption de la stratégie de l'Initiative de Bamako (I.B.). Celle-ci « vise une approche plus participative (d'aucuns diront communautaire) par l'implication des populations dans la gestion des structures de santé. Cette participation passe par le paiement d'une somme forfaitaire pour ceux qui veulent accéder aux soins et aux médicaments

[105] Jean Pierre Olivier de Sardan, *op.cit.*, p.1
[106] Nianguiry Kanté, *ibid.*, p.4.
[107] Akory Ag Iknane, *ibid.*, p. 40.
[108] Akory Ag Iknane, *ibid.*, p. 40.

essentiels génériques (MEG). On parle d'un système de recouvrement des coûts. »[109] L'objectif de cette Initiative de Bamako est de faciliter l'accessibilité géographique et financière des populations aux soins de santé de base tout en garantissant la qualité de ces soins en vue d'une réduction de la mortalité maternelle et infantile.

Autre fait majeur qui va dans la même droite ligne de cette participation communautaire des populations à leur santé est qu'en 1988, l'Etat malien s'est engagé à appliquer les recommandations de la conférence internationale d'Alma-Ata (tenue en 1978) relatives aux soins de santé primaires (SSP). « L'option de la politique de SSP invite à une généralisation de l'accès des populations aux soins. Cette conférence ouvrait l'espoir d'un accès pour tous aux soins. Le slogan très populaire de l'OMS à cette époque était la "santé pour tous en l'an 2000". (…) La contribution escomptée des populations est alors symbolique. »[110]

Ces deux faits majeurs : la conférence d'Alma-Ata et l'Initiative de Bamako, tous plaidant pour la politique de recouvrement des coûts pour l'autonomie des structures sanitaires, ont porté un coup dur à la politique de gratuité. La volonté politique était résolument tournée vers les associations de santé communautaires (ASACO). Qu'à cela ne tienne, « le recouvrement des coûts a toujours connu, pour des raisons de santé publique, diverses exceptions sectorielles : les vaccinations de masse (JNV) ou de routine dans le cadre du PEV, les soins relatifs à la tuberculose et la lèpre, les mesures contre les épidémies sont par exemple restés gratuits pour les usagers ».[111]

Aussi, de manière générale, « les gouvernements, socialiste puis militaire, ont appliqué une politique de gratuité totale des soins de santé jusqu'au début des années 1990. Les faibles performances du système de soins (faible taux d'utilisation des services, médiocre qualité des soins et surtout indisponibilité des médicaments) ont conduit le pays à amorcer des réformes en profondeur du système de santé ».[112]

---

[109] Tidiane Ndoye, *op. cit.*, p. 67.
[110] Tidiane Ndoye, *ibid.*, p. 67.
[111] Jean Pierre Olivier de Sardan, *op. cit.*, p.1.
[112] Laurence Touré in Valéry Ridde et Jean-Pierre Olivier de Sardan (eds), *Les politiques de suppression et de subvention du paiement des soins au Burkina Faso, Mali et Niger,* Montréal : CRCHUM/LASDEL, 2012, p. 16.

4. De 1990 à nos jours : l'institutionnalisation des expériences

4.1. Déclaration de politique sectorielle de santé et son outil (le PSPHR)

Au début des années 90, la situation sanitaire du Mali était essentiellement caractérisée par une faible couverture sanitaire, un manque de ressources, une faiblesse organisationnelle et un environnement favorable à la prolifération des maladies infectieuses, parasitaires et nutritionnelles dans la population générale.[113]

Le 15 décembre 1990, le gouvernement malien a adopté la déclaration de politique sectorielle de santé. L'objectif majeur de cette politique est la réalisation de la santé pour tous sur un horizon aussi rapproché que possible. La concrétisation de cet objectif passe par la réalisation des objectifs intermédiaires suivants : l'amélioration de l'état de santé des populations avec une participation active au développement socio-économique du pays, la réduction de la mortalité infantile et maternelle, la réduction de la morbidité et de la mortalité dues aux principales maladies, le développement des services de planification familiale, la promotion des attitudes et comportements sains favorables à la santé et au bien-être de la famille.

Cette politique doit également étendre la couverture sanitaire en rendant les services accessibles à la population. Pour atteindre cet objectif, une implantation d'un dispositif de soins adapté aux réalités socio-économiques du pays et qui se rapproche le plus possible des populations s'avère nécessaire. Aussi, l'Etat devrait-il assurer des services de santé de qualité, géographiquement et économiquement accessibles, y compris la disponibilité des médicaments essentiels. Il devait rendre le système de santé viable et performant.[114]

La stratégie de cette politique est basée sur le concept de « soins de santé primaires » adopté par la conférence mondiale d'Alma-Ata en 1978. Afin d'accélérer la mise en œuvre des soins de santé primaires, quatre stratégies sont adoptées dans la droite ligne de l'Initiative de Bamako. Ces stratégies sont relatives principalement à l'évolution de la notion de pyramide sanitaire, l'assurance en permanence de la disponibilité et de l'accessibilité des médicaments essentiels, le renforcement de la participation communautaire à la gestion du système de santé, la mobilisation des ressources nécessaires au financement du système de santé.[115]

---

[113] https://www.hitpages.com/doc/ consulté le 11 décembre 2015 à 17 h 29.

[114] Déclaration de politique sectorielle de santé et de population du 15 décembre 1990, version 1995, p. 2.

[115] Déclaration de politique sectorielle de santé et de population, *op. cit.*, p. 2-3.

En 1993, l'Etat malien a défini parallèlement à la politique sectorielle de santé et de population une nouvelle politique de solidarité pour lutter contre toutes les formes d'exclusion et de marginalisation en vue d'une plus grande justice et d'un meilleur partage.[116]

Ces deux politiques ont constitué un cadre de référence pour l'ensemble des projets et programmes de développement socio-sanitaire en cours ces dernières années. Dans le cadre de la déclaration de la politique sectorielle de santé et de population, le Projet santé Population et Hydraulique rurale (PSPHR) a été créé à l'initiative de la Banque mondiale et de plusieurs autres partenaires (UNICEF, USAID...). Ainsi, « la mise en œuvre du PSPHR s'est étalée de 1991 à 1998 et couvrait quatre des huit régions ainsi que Bamako. Il était basé sur les principes d'un cofinancement conjoint par plusieurs PTF, complémentaire aux programmes nationaux, ainsi que de l'exécution par les structures classiques de l'État et d'un mécanisme commun de coordination ».[117]

Le PSPHR est donc un outil pour la mise en œuvre de la politique sectorielle de santé. Il avait pour mission d'étendre la couverture sanitaire par le développement des centres de santé communautaires. Dans le cadre de ce projet, les premiers CScom tests ont vu le jour dans les régions de Ségou (Dougouolo, cercle de Bla en février 1993), de Kayes (Guétéma, cercle de Nioro, novembre 1993), de Mopti (Gagna, cercle de Djenné décembre 1993), de Sikasso (Kaara, cercle de Kolondiéba 1993), de Koulikoro (Mozombala, cercle de Koulikoro 1994).[118]

Considéré comme un des précurseurs, « le PSPHR a inspiré la préparation du PRODESS, qui a impliqué une participation large tant d'experts maliens que de consultants extérieurs (...). L'approche sectorielle Santé, en tant que méthode de travail commune entre le ministère de la Santé et ses PTF, a donc commencé pour de bon au Mali en mars 1999, en appui au premier PRODESS. »[119]

La politique sectorielle de santé a enregistré des résultats encourageants même si par ailleurs des difficultés persistent : une forte morbidité et mortalité dans la population infantile et maternelle et la prédominance de maladies infectieuses, parasitaires et nutritionnelles au sein de la population.

Cette politique de santé et son outil ont surtout mis l'accent sur les Soins de santé primaires et l'Initiative de Bamako. Or, dans l'une ou l'autre stratégie, la participation communautaire est privilégiée laissant peu de place à la

---

[116] Plan décennal de développement sanitaire et social 1998-2007, p. 2.
[117] http://www.btcctb.org/ consulté le 10 décembre 2015 à 16 h 51.
[118] Nianguiry Kanté, *op. cit.* p. 31.
[119] http://www.btcctb.org/ consulté le 10 décembre 2015 à 17 h.

politique de gratuité des soins. Par ailleurs, le PRODESS est né pour servir d'appui à cette politique sectorielle de santé.

4.2. Programme de développement sanitaire et social (PRODESS)

Le PRODESS est né en 1998, après une « phase laboratoire d'approche sectorielle informelle appelée PSPHR ». C'est un programme que le gouvernement malien et ses partenaires ont conçu pour remédier aux faiblesses institutionnelles et humaines dans le domaine de la santé. Le PRODESS est une tranche quinquennale (1998-2002) du Plan décennal de développement sanitaire et social (PDDSS) de 1998-2007. Il est né pour renforcer la politique de développement sanitaire. Il a officiellement démarré en mars 1999. Dès sa conception, le PRODESS devait permettre :

- le renforcement de la mise en œuvre de la politique sectorielle à grande échelle.
- la résolution des deux problèmes essentiels identifiés comme goulets d'étranglement dans le système de santé : le mauvais fonctionnement des hôpitaux (échelon de référence) et l'insuffisance des ressources humaines.
- la systématisation de l'approche programme avec la mise en commun des ressources dans un programme parapluie traitant de l'ensemble des priorités du système de santé.[120]

Le PRODESS devait contribuer à :

- l'accessibilité géographique aux services de santé des districts sanitaires ;
- la disponibilité, qualité et gestion des ressources humaines ;
- la disponibilité des médicaments essentiels, des vaccins et des consommables médicaux ;l'amélioration de la qualité des services de santé, l'augmentation de la demande et la lutte contre la maladie ;
- l'accessibilité financière, le soutien à la demande et la participation ;
- la réforme des établissements hospitaliers et des autres établissements de recherche ;
- le renforcement des capacités institutionnelles et la décentralisation.

[120] Abdoulaye Diarra et al, *ibid.*, p. 14.

A partir de 2000, des critiques ont été formulées à l'endroit de la politique de recouvrement du coût du fait qu'il manquait à cette politique des mesures d'accompagnement en faveur des indigents. Ce manque de mesures d'accompagnement conduit donc à l'exclusion de ces indigents. En ce qui concerne la mortalité infantile et maternelle, aucune avancée notoire n'avait été constatée et du coup le pays était loin d'atteindre les Objectifs du millénaire pour le développement (OMD). C'est dans ces conditions que la politique de gratuité universelle a émergé[121].

4.3. Politiques de gratuité en série des années 2000

Au milieu des années 2000, une série d'exemptions de paiement des soins par les usagers ont été entreprises les unes après les autres qui ont modifié le fonctionnement de la politique de recouvrement des coûts déjà en place. Les deux sortes de politique coexistent de façons diverses au niveau de l'architecture sanitaire malienne. Il faut noter que cette nouvelle politique de gratuité vient s'ajouter aux anciennes relatives à la lèpre, la tuberculose, aux vaccinations...

On distingue la gratuité des ARV et des moustiquaires d'une part et d'autre part celle de la césarienne, des femmes enceintes et des enfants de moins de cinq ans.

S'agissant des moustiquaires, on parle de leur traditionnelle distribution à l'endroit des femmes et des enfants organisée par les structures sanitaires mais ces distributions ne s'opèrent pas forcément dans ces structures. Elles sont généralement caractérisées par le favoritisme ; après leur acquisition par les femmes, l'épineux problème reste celui de leur utilisation[122].

La gratuité des ARV a été décidée au Mali en 2004 par le président de la République d'alors, Amadou Toumani Touré. Elle fait suite à un mouvement mondial pour rendre gratuits le test et l'ARV en ce concerne le traitement du SIDA. Ce sont donc ces deux gratuités, ARV et moustiquaires, qui ont favorisé la montée en puissance des politiques générales de gratuité.

La politique de gratuité de la césarienne a été décidée au Mali en 2005, elle a inauguré la première vague des nouvelles gratuités. Ensuite, la politique de gratuité en ce qui concerne le paludisme chez les enfants et les femmes enceintes a suivi celle de la césarienne. Dans cette forme de gratuité, « les femmes enceintes bénéficiaient déjà d'un traitement gratuit, l'option retenue en 2007 a été de fournir gratuitement les formations sanitaires en tests rapides et en kits antipaludéens pour les femmes enceintes et les enfants de moins de 5 ans : un kit simple (à base d'ACT), et un kit complication (à base

[121] Jean-Pierre Olivier de Sardan, *op. cit.*, p. 3.
[122] Jean-Pierre Olivier de Sardan, *op. cit.*, p. 6.

de sels de quinine). Dans ce cas de figure, les consultations restent à la charge de l'usager, seuls les produits sont gratuits. »[123]

Dans les années 2000 également, un fort accent a été mis sur les couvertures maladie universelle à savoir l'assurance maladie obligatoire et le RAMED. Ces couvertures maladie universelle existent indépendamment des politiques de gratuité des soins.

4.4. Couvertures maladie universelle

4.4.1. Assurance maladie obligatoire (AMO)

La loi N° 09-015 du 26 juin 2009 institue l'assurance maladie obligatoire (AMO) en République du Mali. Cette assurance vise à permettre la couverture des frais de santé inhérents à la maladie et à la maternité des personnes assujetties et des membres de leur famille. Ce régime d'assurance, qui se fait avec les contributions des bénéficiaires (à hauteur de 3,06 % du salaire pour les travailleurs du secteur formel et 0,75 % pour les retraités) et de leurs employeurs (4,48 % quand il s'agit de l'Etat employeur et 3,50 % quand il s'agit d'un employeur du secteur privé), couvre environ 16 % de la population malienne. Il s'agit des employés du secteur formel, c'est-à-dire les fonctionnaires en activité ou à la retraite et leurs ayants droit, y compris ceux des collectivités territoriales, les travailleurs régis par le Code du travail en activité ou à la retraite et leurs ayants droit, les députés en activité ou à la retraite et leurs ayants droit[124].

L'AMO est estimée pour 317 852 cotisants dont : 229 516 personnes du secteur privé et 88 336 personnes du public, totalisant environ 1 954 753 bénéficiaires. Le panier de soins se présente comme suit :

• risques faibles ou petits risques : les consultations générales ou spécialisées ; les soins médicaux ; l'imagerie médicale ; les médicaments (essentiels de type générique) ; les analyses de laboratoire ; les soins dentaires (sans prothèses) ; la maternité ;

• gros risques : les hospitalisations simples ; l'hospitalisation avec intervention chirurgicale et toutes les prestations offertes dans le cadre de petits risques sont valables pour les hospitalisations ;

Ces risques sont couverts à hauteur de 80 % pour les hospitalisations et 70 % pour les traitements ambulatoires.

• le ticket modérateur (payé par le bénéficiaire) institué à cet effet est constitué du reliquat non pris en charge par l'AMO ; soit 20 % et 30 % respectivement pour l'hospitalisation et l'ambulatoire ;

---

123 Jean-Pierre Olivier de Sardan, *op. cit.*, p. 9.

124 Rapport national sur le développement humain durable, édition 2012, p. 49.

Le système de paiement repose sur le principe du remboursement par l'AMO au prestataire de la part des montants pris en charge par le régime.

• exclusions (a priori) : les maladies/interventions déjà gratuites (césarienne, lèpre, tuberculose, vaccination dans le cadre du PEV, ARV, etc.) ; les évacuations sanitaires sur l'extérieur ; les soins de luxe (cures thermales, chirurgie esthétique...) et lunetterie.[125]

L'AMO a commencé à fonctionner à partir du 1er mai 2011 et sa gestion est assurée par la Caisse nationale d'assurance maladie (CANAM). L'AMO a connu des difficultés de fonctionnement sur le plan de la communication, de l'immatriculation des assujettis, du paiement des cotisations des assujettis et de la qualité des soins.[126]

Par ailleurs, les personnes dépourvues de revenus ne sont pas oubliées, l'Etat a créé le Régime d'assurance médicale (RAMED) pour elles.

4.4.2. Régime d'assistance médicale (RAMED)

La loi n° 09-030 du 27 juillet 2009 a permis la mise en place d'un Régime d'assistance médicale afin d'assurer une couverture médicale aux personnes dépourvues de revenus. Son éligibilité est reconnue à titre temporaire aux personnes qui ne sont pas assujetties au régime d'Assurance maladie obligatoire et à celles qui ne disposent d'aucune couverture maladie. Cette reconnaissance ne peut excéder une année. Le bénéfice de l'assistance médicale est supprimé lorsque le titulaire vient à bénéficier du régime d'Assurance maladie obligatoire, à titre personnel ou en qualité d'ayant droit, ou voit sa situation améliorée. Sont admis de droit au bénéfice de l'assistance médicale : les pensionnaires des établissements de bienfaisance, d'orphelinats, ou des établissements de rééducation et de tout établissement public ou privé à but non lucratif hébergeant des enfants abandonnés ou adultes sans famille. Le RAMED est financé par l'Etat sur budget national (65 %) et des collectivités locales (35 %) et couvre 5% de la population représentant les indigents, soit à peu près 597 835 personnes.

Le panier de soins du RAMED couvre les soins ambulatoires (consultations médicales, soins infirmiers, soins dentaires, imageries médicales, examens de laboratoire, petites chirurgies), les hospitalisations (frais d'hôtellerie hospitalière, actes médicaux et chirurgicaux), les produits pharmaceutiques (inscrits sur une liste des médicaments admis), les prestations de maternité (ensemble des frais médicaux, analyses, examens, hospitalisation liée à la grossesse, accouchement et ses suites).[127] Selon Laurence Touré, ces

[125] *Ibid.*, p. 49.
[126] *Op. cit.*, p. 51.
[127] *Op. cit.*, p. 52.

« politiques de protection sociale (…) ont mal fonctionné et certaines sont toujours en cours de planification »[128].

Somme toute, par rapport à l'histoire de la gratuité, en dépit de la participation des populations à la prise en charge de leurs dépenses de santé, la période coloniale a connu l'existence de la politique de gratuité. Cette gratuité était dite de masse. A l'indépendance, c'était une gratuité de soins de santé conventionnelle pour tous y compris pour les médicaments. La décennie 1977-1989 a porté un coup dur à la gratuité avec la conférence d'Alma-Ata et l'Initiative de Bamako qui ont prôné la politique de recouvrement des coûts conduisant à la création des premiers CScom. L'année 2000 est considérée comme celle de la naissance des nouvelles politiques d'exemptions en série qui sont venues se greffer aux anciennes. Ces nouvelles politiques de gratuité existent indépendamment de la couverture maladie universelle.

Au-delà de cette histoire de la gratuité, il est intéressant de voir comment cette politique a émergé au niveau du Mali.

[128] Laurence Touré in Valéry Ridde et Jean-Pierre Olivier de Sardan (eds), *Les politiques de suppression et de subvention du paiement des soins au Burkina Faso, Mali et Niger,* Montréal : CRCHUM/LASDEL, 2012, *ibid.*, p. 16.

Chapitre IV
Émergence de la politique de gratuité du paludisme au Mali

L'émergence de la politique de gratuité de la prise en charge du paludisme se trouve analysée ici, au double plan international et national. Aussi, le dispositif de gratuité (variant souvent d'un pays à un autre) est décrit ainsi que le protocole de prise en charge de la maladie.

1. Émergence sur fond de pressions internationales

La « mise en forme » de la politique a été caractérisée par des pressions extérieures des organisations internationales. Celles-ci ont joué un rôle décisif dans l'émergence de la politique de gratuité de la prise en charge du paludisme. Ainsi : « en septembre 2000, lors du sommet du Millénaire des Nations Unies, les dirigeants des pays riches et pauvres ont engagé leurs nations respectives dans un ambitieux partenariat mondial visant à réduire l'extrême pauvreté et les inégalités. Cet engagement s'est traduit par huit objectifs de développement, que l'on a appelés les Objectifs du millénaire pour le développement, à atteindre d'ici à 2015. Trois d'entre eux concernent tout particulièrement la santé : réduire la mortalité des enfants de moins de 5 ans, améliorer la santé maternelle, combattre le VIH, le paludisme et la tuberculose ».[129] Les objectifs 4, 5 et 6 des OMD concernent la lutte contre la mortalité maternelle et infantile.

Parallèlement, d'autres mouvements, à l'échelle internationale, ont été engagés à la faveur de cette politique de gratuité, telle l'implication personnelle du secrétaire général des Nations Unies, des Etats de l'Union européenne, de la Banque mondiale, de l'UNICEF : « sans que les dispositifs de financement adéquats soient disponibles ni même qu'il y ait de consensus sur leur nature »[130]. C'est donc dire que les pays du sud subissaient cette pression des organisations internationales avec la main invisible des pays du nord.

---

[129] www.medecinsdumonde.org/.../l'accès-gratuit-aux-soins-une-réponse-à-la-vie-chère, consulté le 24 juin 2016.

[130] www.medecinsdumonde.org/.../l'accès-gratuit-aux-soins-une-réponse-à-la-vie-chère, consulté le 24 juin 2016.

Au niveau du Mali : « la nécessité d'être éligible pour le Fonds mondial, après avoir été recalé précédemment, a joué un rôle important dans le passage à la gratuité ciblée des antipaludéens »[131].

Au-delà, la lutte contre le paludisme devient « une priorité à plusieurs niveaux »[132]. Lors du 33e sommet de l'OUA, tenu à Harare en 1997, les gouvernements des pays africains ont pris l'engagement de faire de la lutte contre le paludisme une priorité. Ce qui a conduit, en 2000 à Abuja, à leur adhésion à l'initiative « *Roll back malaria* ». Cette initiative visait à réduire la morbidité liée au paludisme grâce à un meilleur accès des populations pauvres à une gamme antipaludique efficace.[133]

Un cadre de la pédiatrie de l'hôpital Gabriel Touré pense que :

> La politique de gratuité fut l'une des exigences de l'OMS. (…) Ce n'est pas une décision probablement qui est venue directement de nous mais c'était quand même un souhait à notre niveau et il faut admettre effectivement que c'est une politique qui a une composante sous-régionale et même internationale. (Dr A1, point focal paludisme, HGT).

Une analyse des raisons de cette pression extérieure montre les organisations internationales comme des « développeurs » (pays du nord), qui ont toujours un projet dit de développement (gratuité) à l'endroit des « développés » (pays du sud). Fréquemment, ces développeurs sont initiateurs de nombreuses politiques : la décentralisation, la démocratie, la gratuité. Le hic est que ces projets prennent corps presque de la même façon et sont diffusés pratiquement à la même période. Ils portent sur des aires différentes où existe la pauvreté. Par exemple, l'année 1990 est considérée comme celle de l'ère de la démocratie, les années 2000 comme celle des politiques de gratuité à la fois au Niger, au Burkina et au Mali ; ce scénario est aussi valable pour l'Assurance maladie obligatoire (AMO). Tous ces projets agissent au nom du développement. Pourtant, le développement tant escompté tarde à être une réalité. Aussi, presque tous ces projets sont

---

[131] Jean-Pierre Olivier de Sardan, « La quantité sans la qualité ? Mises en forme et mises en œuvre des politiques d'exemptions de paiement au Sahel », in Jean-Pierre Olivier de Sardan et Valéry Ridde (dir.*), Une politique publique de santé et ses contradictions : la gratuité des soins au Burkina Faso, au Mali et au Niger*, Paris, Karthala, 2014, p. 64.

[132] Yaouaga Félix Koné, « La mise en place des gratuités des années 2000 au Mali : SIDA, césarienne et paludisme », in Jean-Pierre Olivier de Sardan et Valéry Ridde (dir.*), Une politique publique de santé et ses contradictions : la gratuité des soins au Burkina Faso, au Mali et au Niger*, Paris, Karthala, 2014, p. 110.

[133] Yaouaga Félix Koné, *ibid.*, p. 110.

imposés. Nous pouvons alors nous poser ces questionnements : pourquoi faire pression sur les Etats (souverains) afin qu'ils adoptent des projets qui sont censés être là pour leur bien ? Cette façon d'agir des organisations internationales ne cache-t-elle pas une réalité ? Pourquoi mettre en œuvre cette politique de gratuité à une telle allure, au point d'être traitée de politique improvisée ? Est-ce que ces organisations affichent une volonté réelle de lutter contre cette maladie qu'est le paludisme ? La réponse à ces questionnements nous édifiera.

Dans un premier temps, nous dirons que les pays du nord agissent ainsi parce qu'ils trouvent leur compte dans cette relation développeurs-développés. Par exemple, pas un seul médicament de la gratuité du paludisme n'est fabriqué au Mali, ces médicaments sont importés – donc achetés – par l'Etat malien de l'extérieur (des pays développés ou émergents). Cette interaction est également une tribune où les géants exercent leur suprématie sur les petits Etats.

Dans un second temps, ces pays développés, à travers ces organisations internationales, cachent bien des réalités. A cause de leurs intérêts, ces pays sont prêts à tout. A chaque fois que le parasite du paludisme développe des résistances, de nouveaux produits sont fabriqués au grand bonheur des firmes et laboratoires de ces pays.

Certes, les pays pauvres ont pris part à des prises de décision concernant cette gratuité, puisque la stratégie s'organise sous la forme d'aide aux pays pauvres, ces derniers ne peuvent qu'entériner la décision.

Sur un autre plan, l'Afrique n'est-elle pas considérée comme un champ d'expérimentation des pays développés à travers les organisations internationales ? En matière de santé, la politique de gratuité n'est pas une politique nouvelle au Mali, le recouvrement des coûts non plus. Nous assistons au fil du temps à l'amélioration de ces politiques toujours dans un souci, dit-on, de réduction de la mortalité. Ces deux formes de politique cohabitent depuis belle lurette.

Par ailleurs, le contexte national a aussi été déterminant dans l'émergence de la politique de gratuité de la prise en charge du paludisme. Le président de la République a joué un rôle capital dans la mise en œuvre anticipée de cette politique.

2. Présidentialisation de la politique au plan national

La politique de gratuité de la prise en charge du paludisme fait suite à une volonté politique exprimée par les autorités sanitaires. En tout cas, c'est ce qui ressort des discours d'A2 et Dr A1 au niveau de l'hôpital Gabriel Touré :

Selon le premier : « C'est une volonté politique donc nationale et même sous-régionale que les leaders politiques ont décidé de mettre en œuvre (…) » (A2, suppléant au surveillant, HGT). Le second abonde dans le même sens : « La politique de gratuité est un vœu que nous avons émis et un souhait exprimé par les autorités sanitaires, depuis longtemps (…) » (Dr A1, point focal paludisme, HGT).

Au sujet de cette politique de gratuité, même si elle est voulue par certains au regard de nos observations sur le terrain, les avis sont divergents ; certains ne l'approuvent pas. Ceux qui se prononcent pour cette politique le font-ils de gré ou de force ? Il faut quand même signaler que les acteurs chargés de sa mise en œuvre ont subi des pressions tant au niveau international à travers les organisations internationales qu'au niveau national avec l'implication personnelle du président de la République.

La mise en forme de la politique de gratuité a tourné autour de la personne du président de la République qui en a fait un cadeau électoral au peuple avec un discours moral fort, autour de la lutte contre la pauvreté, de la générosité du chef de l'Etat et du caractère national, voire nationaliste des mesures prises[134]. Cette gratuité a fait l'objet de campagnes électorales. Par exemple, l'on pouvait lire en 2007 lors des campagnes présidentielles sur le site du président Amadou Toumani Touré[135] : « Santé : la gratuité des soins n'est plus un rêve ». Parmi ses priorités, la politique de gratuité faisait partie « des vingt et une raisons » de l'élire.

C'est donc pour dire que le président de la République a fait une gestion politique de cette gratuité au lieu d'en faire une gestion technique. Toutes les décisions prises concernant la gratuité se déroulaient dans un contexte de préparation des élections présidentielles qui devaient se tenir au cours de l'année 2007. Ces décisions constituaient un message politique fort pour les élections présidentielles et législatives. Les discours du président allant dans le sens de la gratuité constituaient une sorte de bilan de l'action de ce dernier pour son premier mandat ainsi que ses priorités pour le second mandat[136].

Ainsi, la gratuité des Combinaisons thérapeutiques à base d'Artémisinine (CTA) a été rendue possible grâce à la réflexion d'un groupe au niveau de la direction régionale de la santé du district de Bamako. Leur rapport a été validé au sein du ministère de la Santé par un comité de pilotage. Le président de la République, convaincu par les argumentaires consignés dans ce rapport, a décidé de rendre gratuits les CTA, considérant cela comme le cadeau de fin d'année aux femmes et aux enfants lors des vœux de décembre 2006.

---

[134] Jean-Pierre Olivier de Sardan, *ibid.*, p. 64.

[135] www.Doc.Sante récents\ATT 2007.mht, consulté le 11 décembre 2015 à 9 h 27.

[136] Yaouaga Félix Koné, *op. cit.*, p. 113.

En plus de cette implication du président, le Mali, dans sa volonté nationale de lutter contre le fléau, a créé le Programme national de lutte contre le paludisme (PNLP) par l'ordonnance N° 07-022/PRM du 18 juillet 2007. Jusqu'en 2007, cette structure était logée au sein de la Direction nationale de la santé (DNS). Cette faiblesse statutaire constituait un frein à sa capacité de mobilisation des ressources financières. Une autonomie administrative et financière s'avère donc nécessaire pour plus de visibilité et c'est la même année que la structure a eu le rang de direction nationale dans un souci d'animer et de coordonner les activités de lutte contre le paludisme[137].

L'intervention de Médecins sans frontières dans le district sanitaire de Kangaba fut une source d'inspiration pour la politique de gratuité de la prise en charge du paludisme. A cela, il faut ajouter l'UNICEF et l'USAID qui sont considérés comme des précurseurs dans la mise en place de la gratuité de la prise en charge du paludisme. Ces différentes organisations ont été à la base de la distribution gratuite des moustiquaires et des médicaments[138].

3. Dispositif de gratuité de la prise en charge du paludisme[139]

Au Mali, l'option choisie en 2007 par rapport au dispositif de gratuité est de fournir aux formations des Tests de diagnostic rapide (TDR) et des kits antipaludéens pour les femmes enceintes et les enfants de moins de cinq ans : un kit simple à base de CTA et un kit compliqué à base de sels de quinine. Les consultations restent à la charge de l'usager (500-600F CFA), seuls les produits sont gratuits. Pour les autres patients, les CTA (300 FCFA) et les TDR (200 FCFA) sont subventionnés et la consultation payante.[140]

Par rapport au dispositif institutionnel, il existe une différence notoire entre le dispositif malien et celui du Niger comme nous explique ce cadre du PNLP :

> Au Niger, il y a une cellule qui est chargée de la gratuité, ce qui n'existe pas au Mali. Chaque niveau applique la gratuité en fonction des textes qui ont été mis en place et, en ce moment, nous payons les intrants qu'on met à la disposition des structures centrales, mais ce n'est pas les structures

[137] Yaouaga Félix Koné, *op. cit.,* p. 112.
[138] Yaouaga Félix Koné, *ibid.,* p. 112.
[139] Cette partie est inspirée en partie du travail de Youssouf T. Sanogo, *La mise en œuvre de l'exemption de paiement du traitement du paludisme dans deux CScom du district sanitaire de Sikasso,* Mémoire de DEA anthropologie, ISFRA, 2013, p. 43.
[140] Jean-Pierre Olivier de Sardan, *op. cit.*, p. 57.

> qui font des prestations pour que l'Etat les rembourse comme c'est le cas au Niger. Au Mali, il n'y a pas de facture à rembourser. Au niveau central par exemple, tel fournisseur doit nous fournir 50000 tests, il apporte les tests et l'Etat paie le fournisseur. La distribution de ces médicaments se fait au niveau de la PPM. (Dr A1, directeur du PNLP)

En termes d'évaluation des besoins, le calcul des besoins est fait en fonction de l'incidence de la maladie soit 2 à 4 épisodes de paludisme par an et par enfant et 1 épisode par adulte. Le taux de fréquentation n'a pas été pris en compte, étant donné qu'il reste très faible dans toutes les structures de santé du Mali et que la gratuité de la prise en charge du paludisme pour les enfants de moins de 5 ans et les femmes enceintes doit drainer un nombre important de patients vers les structures (augmentation de la fréquentation). La diminution de l'incidence a également été prise en compte chaque année. C'était au cas où les structures ne feraient pas remonter leurs besoins que ce calcul était opéré. Or, il se trouve que l'évaluation des besoins s'est heurtée à d'énormes difficultés pouvant être source de ruptures de stock. Selon cet enquêté :

> Le grand problème par rapport aux intrants est très compliqué parce que nous devons avoir des besoins qui viennent des formations sanitaires de la base pour monter et c'est ce qui nous permet de les approvisionner mais les structures n'expriment pas les besoins ou même si elles le font, pas de façon sérieuse. Ce sont des produits sensibles, nous ne pouvons pas les mettre d'un coup dans une formation sanitaire, le schéma d'approvisionnement au Mali est même basé sur ça par trimestre, les formations sanitaires doivent envoyer leurs besoins chaque trimestre. (Dr A1, directeur du PNLP)

C'est cette absence de quantification des besoins à la base qui explique la surabondance des intrants dans certaines structures et une rupture de stock dans d'autres.

S'agissant de l'approvisionnement en intrants gratuits, les CTA sont mises à la disposition de la DRS au niveau national à travers le SDAME (Schéma directeur d'approvisionnement en médicaments essentiels) pour leur mise en place au niveau des CSréf. Les CSréf se ravitaillent à la DRS et les CScom aux CSréf pour les CTA gratuites. Selon le point focal suivi des intrants :

> Au Mali, les intrants sont achetés par la PPM, quand il s'agit du budget d'Etat mais on a aussi les partenaires qui nous appuient tels que PMI. Ces partenaires souvent achètent les intrants et les mettent à la disposition de la PPM pour la distribution. Donc il faut savoir qu'il y a deux volets : le volet PMI qui achète ces intrants et les donne à la centrale pour la distribution et le volet fonds d'Etat (...). Donc l'achat est fait sur la base de ces deux-là, pour les cas de paludisme simple. (Dr A2, PNLP)

Par rapport au suivi/évaluation, des points focaux sont désignés dans chaque structure par le responsable de la structure (profils divers). Le suivi de la mise en œuvre de la politique a démarré avec des outils produits à l'initiative des DRS. Devant les demandes pressantes des partenaires et des acteurs pour la mise en place d'un cadre national harmonisé du suivi/évaluation des activités de lutte contre le paludisme, les autorités nationales ont engagé dès le mois de février 2008 le processus d'élaboration du Plan national de suivi/évaluation du PNLP 2007-2011. Un système de suivi a accompagné le déblocage du financement du Fonds mondial en 2008. Les outils de suivi des activités sont :

- les "Rapports d'activités trimestrielles" où les informations sur le paludisme ne sont renseignées que partiellement.
- pour le suivi de la gratuité, trois fiches sont à remplir mensuellement au niveau CSréf, sachant que l'information doit remonter mensuellement de chaque CScom. Ces trois fiches sont :
    - le rapport mensuel du suivi de la gestion des CTA chez les enfants de 0 à 5 ans ;
    - le rapport mensuel du suivi des TDR ;
    - le rapport mensuel du suivi de la gestion des kits pour la PEC des cas de paludisme grave.

Des supervisions régulières doivent être organisées :

- par le niveau central à raison d'une supervision par semestre ;
- par le niveau régional à un rythme semestriel ;
- par le niveau district à un rythme trimestriel.

Les supervisions pourront se faire de manière intégrée aux autres programmes de lutte contre les maladies. Les outils de supervision existants seront révisés pour permettre de prendre en compte tous les indicateurs de suivi et évaluation de la mise en œuvre des interventions de lutte antipaludique. Pour chaque supervision, un rapport sera produit et transmis à l'échelon supérieur.

En plus du monitorage des activités par les différents niveaux du système de santé, 10 sites sentinelles ont été mis en place depuis plus de 5 années et permettent d'assurer la surveillance de la résistance du parasite aux antipaludiques et des vecteurs aux insecticides en collaboration avec le MRTC/DEAP/FMPOS. Il est en outre précisé que les comités de gestion doivent prendre toutes les dispositions utiles en garantissant la disponibilité permanente des CTA et des kits palu grave et en s'impliquant activement dans la résolution des problèmes identifiés pour une gestion transparente et correcte des CTA et des kits de PEC de palu grave dans toutes les structures.

Ces supervisions et ces monitorages sont handicapés par deux facteurs : le manque d'argent et le manque de compétence de ceux chargés de le faire. Selon un cadre :

> Il y a deux problèmes par rapport au suivi dans les centres de santé. Pour être efficace la supervision et le monitorage sont retenus. Or, ceux-ci demandent de l'argent et les gens généralement n'ont pas d'argent (...). La deuxième difficulté, c'est la compétence des gens, si les gens n'ont pas la compétence, qu'est-ce qu'ils pourront suivre surtout avec l'augmentation des bénévoles dans les formations sanitaires. (Dr A1, directeur du PNLP)

L'inefficacité dans le suivi au niveau des structures conduit à accentuer les pratiques. Il ressort de notre observation que ces pratiques, bien qu'elles constituent des dysfonctionnements, ne sont pas suivies de sanctions. Cela, en dépit du fait que les responsabilités sont situées.

4. Protocole de gratuité en matière de prise en charge du paludisme

4.1. Diagnostic biologique[141]

Le paludisme est une maladie dont le diagnostic est complexe. Le diagnostic clinique est source de nombreuses erreurs qui conduisent à surestimer le nombre de cas de paludisme. Il est connu qu'environ 50 % des cas présumés en Afrique ne sont pas des cas de paludisme[142].

Le diagnostic biologique ou diagnostic de certitude vient confirmer le diagnostic clinique. Il existe trois types d'examens biologiques utilisés au Mali :

---

[141] Directives nationales pour la prise en charge des cas de paludisme, février 2011.
[142] Directives nationales pour la prise en charge des cas de paludisme, *ibid.*

- la goutte épaisse, le plus courant, qui permet de mesurer la densité parasitaire ;

- le frottis, complément de la goutte épaisse, qui permet d'identifier l'espèce ;

- le test bandelette, utilisé là où la microscopie n'est pas disponible.

Tout cas de paludisme doit être confirmé. Cette confirmation se fera à tous les niveaux : du site de l'ASC jusqu'au niveau hôpital.

Au niveau Site, l'Agent de santé communautaire (ASC) formé doit faire un test de diagnostic rapide devant tout cas de fièvre chez un enfant de 0 à 5 ans. L'ASC doit être approvisionnée en TDR pour la confirmation biologique des cas de paludisme. Le stock initial sera fourni par le CScom. L'ASC se réapprovisionnera sur la base de la Consommation moyenne mensuelle (CMM). Cela permettra d'éviter les ruptures de stock.

Au niveau CScom et autres établissements de santé de l'aire, les agents de santé doivent faire un test de diagnostic rapide devant tout cas de fièvre. Le CScom doit être approvisionné en TDR pour la confirmation biologique des cas de paludisme. Le stock initial sera fourni par le CSréf. Le CSCcom se réapprovisionnera sur la base de la CMM, cela permettra d'éviter les ruptures de stock. Le CScom approvisionne les autres structures de santé de l'aire sur la base de leur CMM. Au niveau des CScom et autres structures de santé de l'aire où la GE /FM est possible, prioriser celle-là.

Au CSréf, le diagnostic ou la confirmation des cas sera fait par la GE/FM. En cas de non-disponibilité des réactifs pour la GE, les TDR seront utilisés. Les CSréf seront approvisionnés en réactifs et en TDR par les directions régionales de santé (DRS) par rapport au stock initial, le réapprovisionnement est fait au niveau des DRS sur la base de la consommation moyenne mensuelle.

A l'hôpital, la confirmation sera faite à ce niveau par la GE/FM. Les hôpitaux seront approvisionnés en réactifs par la Pharmacie populaire du Mali (PPM) par rapport au stock initial, le réapprovisionnement est fait sur la base de la CMM.

Les autres examens complémentaires à ces 2 niveaux (hôpital et CSréf) ne sont pas gratuits (glycémie, Hémoglobine /Hématocrite…).

4.2. Traitement

4.2.1. Paludisme simple

Le paludisme simple se traite efficacement et avec des moyens relativement modestes, par voie orale. Les traitements les plus efficaces aujourd'hui sont les combinaisons comprenant un dérivé de l'Artémisinine (les CTA). Elles permettent de traiter efficacement le paludisme simple en 3 jours. Les tableaux suivants présentent la posologie des CTA chez l'enfant de moins de cinq ans et chez l'adulte :

Tableau 2 : Présentation et posologie de l'Artéméther 20 mg - Luméfantrine:120mg

Tranches d'âge/Poids	Jour 1		Jour 2		Jour 3	
	Matin	Soir	Matin	Soir	Matin	Soir
05 – 15 kg (6 mois à 3 ans)	1cp	1cp	1cp	1cp	1cp	1cp
15 - 24 kg (4 à 6 ans)	2 cp	2 cp	2 cp	2 cp	2 cp	2 cp
25 – 34 kg (7 à 10 ans)	3 cp	3 cp	3 cp	3 cp	3 cp	3 cp
Plus de 35 kg et adultes	4 cp	4 cp	4 cp	4 cp	4 cp	4 cp

Source : Directives nationales pour la prise en charge des cas de paludisme, février 2011.

Tableau 3 : Présentation et posologie de l'Artéméther 180 mg – Luméfantrine : 180 mg suspension 60 ml

Poids de l'enfant	Nombre de millilitres		
	1er jour	2e jour	3e jour
5 – 9 kg (6 à 11 mois)	10 ml	10 ml	10 ml
10 – 15 kg (1 à 3 ans)	20 ml	20 ml	20 ml

Source : Directives nationales pour la prise en charge des cas de paludisme, février 2011.

4.2.2. Paludisme grave

Le risque de mourir de paludisme grave est très élevé dans les premières 24 h. Dans les pays endémiques, le temps de transfert du malade vers un centre de prise en charge approprié est assez long et engendre un retard dans la mise en route du traitement, temps durant lequel l'état du malade peut se détériorer pouvant entraîner le décès.

Le traitement pré-transfert du paludisme grave consiste à administrer une première dose d'antipaludique efficace par voie parentérale ou rectale avant de transférer le malade dans une structure sanitaire pour une prise en charge.

Les molécules recommandées sont :

- l'Artéméther en IM,
- l'Artésunate suppositoire
- la quinine en IM.

Artéméther : Administrer une injection unique de 3,2 mg/kg en IM sur la face antérieure externe de la cuisse. Aux niveaux CSréf et hôpitaux, la quinine est le médicament de choix pour le traitement du paludisme grave. Elle peut être administrée en perfusion intraveineuse (IV) ou en intramusculaire (IM).

La posologie pour enfants : 15 mg/kg de sels de chlorhydrate de quinine (12,4 mg base) dilués dans 10 ml/kg de sérum glucosé à 10 % (ou dextrose à 4,3 % ou sérum salé à 0,9 % chez les diabétiques), durée de la perfusion : 2 - 4 heures.

L'intervalle entre le début des perfusions est de 12 heures, il faut passer à la voie orale avec les CTA dès que le malade peut avaler. Une autre posologie est possible :

10 mg/kg de sels de chlorhydrate de quinine (8,3 mg base) dilués dans 10 ml/kg de sérum glucosé à 10 % (ou dextrose à 4,3 % ou sérum salé à 0,9 % chez les diabétiques). Durée de la perfusion : 2 - 4 heures. L'intervalle entre le début des perfusions est de 8 heures. Passer à la voie orale avec les CTA dès que le malade peut avaler. Si l'administration en perfusion intraveineuse (IV) est impossible, donner la même dose (10 mg/kg) en intramusculaire (IM) toutes les 8 heures et continuer jusqu'à ce que le malade soit capable de prendre le traitement par voie orale. Diluer la quinine en ajoutant 4 ml d'eau distillée ou de solution physiologique salée à 2 ml (600 mg) de quinine pour obtenir 100 mg/ml. L'injection doit être faite à la face antéro-externe de la cuisse. Donner au malade de l'eau sucrée pour compenser l'hypoglycémie. Les injections IM doivent être faites avec le maximum d'asepsie dans la face antéro-externe de la cuisse chez les enfants et non dans la fesse. Le tableau ci-dessous est relatif au kit paludisme grave chez les enfants de 0 à 5 ans et les adolescents :

Tableau 4 : Kit paludisme grave chez les enfants et les adolescents

Médicaments	**Quantité /cas**
Quinine 200 mg (ampoules)	4
Perfuseur	2
Cathéter 24 ou 22G	1
Epicrâniennes	1
Sérum glucose 10% (flacons)	4
Seringue 5 cc	4
Diazépam injectable	2
Paracétamol 500mg (comprimés)	10

Source : Directives nationales pour la prise en charge des cas de paludisme, février 2011.

Quant à l'Artéméther, sa posologie et son mode d'administration sont les suivants :

Un traitement sur 5 jours par voie intramusculaire : la posologie est de 3.2 mg/kg de poids corporel en une injection à l'admission du malade suivis de 1,6 mg/kg en une injection par jour pendant 4 jours.

En conclusion à ce chapitre, l'émergence de la politique de gratuité de la prise en charge du paludisme a été faite sur fond de pressions internationales et nationales. Cet état de fait n'est pas sans conséquences sur sa mise en œuvre sur le terrain.

Chapitre V
Mise en œuvre de la politique de gratuité du paludisme au Mali

Ce chapitre s'intéresse à la mise en œuvre de la gratuité sur le terrain, son démarrage, le niveau d'implication des différents acteurs ainsi que les stratégies de communication mises en œuvre.

1. Démarrage improvisé

Les pressions externes et la volonté politique affichée du président de la République ont contribué à la mise en œuvre improvisée de la politique de la gratuité de la prise en charge du paludisme chez les enfants de moins de cinq ans. Sur le plan technique, certes des processus de réflexion sur le sujet de gratuité étaient depuis peu en cours au Mali au niveau de petits cercles de réflexion, plutôt informels, mais aussi au niveau de quelques experts nationaux et internationaux. Mais il faut le dire, la décision a été politique avant d'être technique, annoncée soudainement et de façon publique, prenant de court et par surprise non seulement les agents sur le terrain, mais aussi les techniciens des ministères, qui durent tout à coup se mobiliser pour définir en hâte des dispositifs, des procédures et des textes, par petits bouts et de façon en général incomplète et parfois tardive. Malgré cette présence de réflexion sur le sujet, il n'était aucunement question d'une opérationnalisation immédiate.[143]

Le passage à la gratuité a été décidé brutalement, sans qu'il y ait eu d'expériences pilotes nationales préalables. Selon Laurence Touré et Youssouf Tiecoura Sanogo[144] : « En mai 2007, les autorités annoncent dans les médias le lancement de la gratuité du traitement du paludisme pour les enfants de zéro à cinq ans et les femmes enceintes. Usagers, soignants et membres des associations de santé communautaires prennent simultanément connaissance en langues nationales d'un message au contenu flou. Une note de service au contenu également imprécis vient ensuite confirmer la nouvelle. (…) Une lettre d'information enjoint aux directeurs régionaux de

[143] Jean-Pierre Olivier de Sardan, *op. cit.*, p. 66.

[144] Laurence Touré et Youssouf Tiecoura Sanogo, « Les exemptions de paiement du traitement du paludisme pour les enfants et les femmes enceintes : une politique qui dérange », in Jean-Pierre Olivier de Sardan et Valéry Ridde (dir.), *Une politique publique de santé et ses contradictions : la gratuité des soins au Burkina Faso, au Mali et au Niger*, Paris, Karthala, 2014, p. 212.

donner dans l'urgence un contenu technique à cette décision présidentielle. En juillet 2007, soit quelques mois après l'annonce, la première dotation de CTA gratuites est distribuée (...) » Une analyse de ce discours montre bien l'improvisation de la politique de gratuité. Des messages et des notes de service au contenu flou s'expliquent par la précipitation dans la mise en œuvre de cette politique. Aussi, la décision a-t-elle été d'abord politique avant d'être technique.

Seules des ONG extérieures avaient entrepris des tests, mais ceux-ci n'avaient pas fait l'objet d'évaluations, ni quant à leurs effets sur le terrain, ni quant à la capacité de l'Etat à les reproduire. Dans ce cadre, une expérience de gratuité sectorielle totale a été menée par MSF dans le district de Kangaba sur la politique de gratuité de la prise en charge du paludisme, mais force est de constater que l'Etat malien a adopté un tout autre dispositif.[145]

Les personnels de santé ont été mis soudainement devant le fait accompli, sans discussions préalables ni préparation. Les mesures d'information et de communication ont été prises après coup, et ont été considérées en général comme incomplètes et insuffisantes.[146]

Au plan des financements, la politique de gratuité de la prise en charge du paludisme en a eu suffisamment, même s'ils venaient de l'extérieur. Des organismes comme PMI, le Fonds mondial et la Banque mondiale ont été d'un apport utile au fonctionnement de cette politique d'un point de vue financier.

Le Mali connaît une insuffisance des rentrées fiscales qui le rend dépendant de l'aide au développement, 30 à 50 % des budgets nationaux étant tributaires de financements extérieurs.[147] Le dispositif financier était donc fortement dépendant de l'extérieur au regard de ces pourcentages. Cet état de fait pose le problème de la pérennisation de la politique parce que ces financements extérieurs peuvent prendre fin. Comment donc vouloir mettre une politique en œuvre sans avoir l'assurance de l'acquisition de la totalité du budget destiné à son financement ? Pourquoi l'Etat malien ne compte-t-il pas sur ses propres forces financières pour ensuite démarrer cette politique ? Les réponses à ces questionnements montrent bien la précipitation dans laquelle cette politique a été mise en œuvre.

---

[145] Jean-Pierre Olivier de Sardan, *ibid.*, p. 67.

[146] Jean-Pierre Olivier de Sardan, *op. cit.*, p. 65.

[147] Jean-Pierre Olivier de Sardan, *L'abolition du paiement des services de santé en Afrique de l'Ouest : Mali, Burkina Faso, Niger,* rapport de recherche, LASDEL, Niamey.

Au-delà de cette improvisation de la politique due à des pressions externes et internes, nous nous devons aussi de nous interroger sur l'implication des acteurs dans la mise en œuvre de la gratuité.

2. Implication des acteurs dans la mise en œuvre de la gratuité

Pour une réussite de la mise en œuvre de la politique de gratuité de la prise en charge du paludisme, une forte implication des acteurs qui en sont chargés s'avère nécessaire.

Que ce soit au niveau de la structure de gestion de cette gratuité, au niveau des administrateurs des structures de santé et des soignants qui interviennent directement dans la mise en œuvre, le niveau d'implication reste faible.

2.1. Implication des administrateurs du PNLP

Le PNLP fait partie des outils de gestion de la gratuité au Mali. Il en est donc l'une des structures clés. A la question relative à l'implication des agents de cette structure dans l'élaboration et la mise en œuvre de cette gratuité, les avis semblent partagés. Certains acteurs pensent qu'ils ont été impliqués, d'autres par contre non impliqués. Les implications se font aussi à différents niveaux (national et international).

Au niveau international, le directeur du PNLP pense avoir été impliqué dans les activités de la gratuité : « (...) nous avons assisté à toutes les réunions sur le plan international organisées par Roll Back Malaria ».

Au niveau national, il faut signaler que depuis les premières heures de l'avènement de la gratuité en 2007, le directeur du PNLP était là, même s'il occupait à l'époque un poste de directeur régional de la santé : « (...) J'ai été impliqué en 2007 quand j'étais directeur régional de la santé à Gao pour donner l'information aux populations. » (Dr A1, PNLP)

Au-delà de son rôle de technicien dans la mise en œuvre de cette politique, le directeur a joué un rôle politique, celui de s'approprier de la politique comme le souhaite le président de la République. Il a donc une double casquette : politique et technique. Ainsi, note-t-il :

> (...) quand notre chef de l'Etat a annoncé la gratuité de la prise en charge du paludisme pour certains intrants, les CTA, les moustiquaires, le diagnostic biologique pour les enfants de 0 à cinq ans, (...) nous techniciens, nous nous sommes approprié cette politique. Celle-ci a consisté à répondre aux vœux du chef de l'Etat (...). Nous

> avons pu élaborer tous les textes, les décrets et les partenaires internationaux nous ont accompagnés dans cette mise en œuvre. (Dr A1, PNLP)

La gestion technique était relative à l'élaboration des textes de la gratuité. Les discours politiques ont donc précédé les textes de la gratuité. A travers ces discours, nous voyons nettement l'implication du directeur du PNLP dans les activités de la gratuité tant au plan international que national.

Certains agents du PNLP estiment être impliqués sur le plan national mais pas sur un plan international. C'est le cas par exemple du chef de division communication :

> Au niveau international, je ne saurais dire quelque chose parce que je n'ai été impliqué à ce niveau. Au plan national, nous ne pouvons pas dire que nous n'avons pas été impliqués dans la mesure où nous sommes des initiateurs des documents qui doivent être signés en conseil des ministres (...). Par rapport à cette gratuité, (...) nous avons initié des textes et au jour d'aujourd'hui il n'y a pas un médecin chef qui pourra vous dire qu'il n'a pas reçu les décrets de la gratuité chez l'enfant, sauf si la personne est nouvelle ; toutes les directions régionales ont eu aussi l'information. (A3, chargé de communication, PNLP)

L'implication de ce chargé de communication a tourné autour de l'élaboration et de la diffusion des textes de la gratuité pour atteindre le maximum de population cible.

Certains agents estiment ne pas être impliqués. Ils ont pris le train en marche, car ils étaient ailleurs au moment de l'avènement de la gratuité. Pourtant, ils occupent des postes stratégiques du domaine gratuit. Ainsi, la chargée de la gestion épidémiologique, point focal suivi des intrants, affirme :

> J'étais ailleurs au moment de l'élaboration de la politique de gratuité de la prise en charge du paludisme. Je n'étais pas au Mali, donc je ne peux pas dire grand-chose. (Dr A2, PNLP)

Une analyse de l'implication de ces trois enquêtés du PNLP montre clairement que le degré d'implication dépend du poste confié à l'agent, du degré de responsabilité. Ce qui fait que le directeur est impliqué à deux niveaux (national et international), le chef de division communication et la chargée épidémiologique à un niveau (national).

Par ailleurs, le PNLP a la charge d'informer et de former les administrateurs des structures de santé. Ceux-ci à leur tour doivent former les soignants chargés de la prise en charge des enfants. Mais curieusement, nous enregistrons une faiblesse d'implication de la part de ces administrateurs ou du moins une absence d'implication selon leur propre perception.

2.2. Implication des administrateurs des structures sanitaires

Au niveau des administrateurs des structures de santé, il existe une divergence quant à l'implication des uns et des autres. Si les uns sont impliqués depuis le début de l'avènement de la gratuité, les autres sont impliqués plus tard. Ceux qui ne sont pas impliqués prennent la formation comme un indicateur d'implication dans les activités de la gratuité.

Ainsi, pour que la politique puisse bien marcher, des points focaux ont été désignés au niveau des structures sanitaires. C'est ainsi qu'à l'hôpital Gabriel Touré, le point focal désigné était un pédiatre. Lorsque nous l'avons questionné par rapport à son implication dans la mise en œuvre de la gratuité, il nous a répondu en ces termes : « pas directement impliqué ». Cette implication indirecte à laquelle cet enquêté fait allusion est relative au fait qu'il joue un rôle de courroie de transmission entre le PNLP comme outil de gestion et l'hôpital Gabriel Touré.

Selon le point focal paludisme au niveau de l'hôpital Gabriel Touré :

> (…) Au niveau de l'hôpital Gabriel Touré, nous avons été et nous sommes au centre de cette politique, de son application, étant donné que c'est le service de pédiatrie. (…) je me souviens, nous avons fait une étude ici sur le paludisme grave forme anémique et à la fin de cette étude, nous avons pu démontrer que la mortalité élevée pouvait être diminuée s'il y avait la disponibilité des médicaments et du sang. (…) j'ai mis dans les conclusions de cette étude que c'est dommage qu'il y ait la gratuité pour le paludisme simple alors qu'il n'y en a pas pour le paludisme grave qui tue. (Dr A1, HGT)

C'est à la suite de ces études que la prise en charge gratuite du paludisme grave forme anémique a été une réalité. L'implication de ce point focal se trouve à deux niveaux : en tant qu'un des responsables de la pédiatrie, mais aussi en sa qualité de chercheur.

Si le point focal dit être au centre des activités de la gratuité, A2 (suppléant au surveillant coordinateur du Gabriel Touré), par contre, dit au début n'être pas impliqué. C'est pourquoi, dit-il, « personnellement, je n'ai pas été impliqué par rapport à la mise en activité de cette politique » (A2, HGT). Mais après l'installation de la politique, A2 a un rôle clé à jouer dans la politique de gratuité, celui de la formation continue des agents, cela bien qu'il ait toujours émis des réserves par rapport à cette gratuité :

> Mon rôle est relatif à la formation continue des agents de la pédiatrie parce qu'on a fait un constat : après la formation initiale, il y a beaucoup d'entre les agents qui n'ont pas bénéficié de formations continues. Donc, s'il y a des lacunes par rapport à la prise en charge au niveau des infirmiers, c'est l'occasion pour moi maintenant de me documenter et en faire une formation par rapport à cette prise en charge sur la gratuité. (A2, HGT)

Cet enquêté est impliqué. Malgré cette implication, la promesse relative à la formation continue des agents de l'hôpital reste un vain mot. Plusieurs soignants interrogés disent ne jamais bénéficier de formations dans le cadre de la gratuité de la prise en charge des enfants.

Au niveau du CSréf, Dr M1, responsable de l'unité de pédiatrie, assimile l'implication à la formation. Puisqu'elle n'a pas bénéficié de formations, elle estime donc n'être pas impliquée. Selon elle :

> Ceux qui vont à la formation viennent m'informer alors que j'ai la main dedans étant le premier responsable des enfants ici, je n'ai reçu qu'une seule formation et cela vaut trois à quatre ans. (Dr M1, CSréf).

Peut-on parler de réelle implication à ce niveau ? Qui sont ceux qui vont à la formation et qui viennent informer le premier responsable de la pédiatrie ? Si l'on en croit ces dires, la problématique de mise à niveau des soignants par rapport à la gratuité se pose avec acuité. Si le premier responsable n'a bénéficié que d'une seule formation, que vont dire les autres, ses subalternes ?

Parallèlement, que pensent les soignants qui sont la cheville ouvrière dans la prise en charge des enfants à propos de leur implication dans la mise en œuvre de la politique de gratuité de la prise en charge du paludisme ?

2.3. Implication des soignants au niveau des structures enquêtées

A ce niveau, la plupart des soignants qui officient dans les structures de santé pensent qu'ils ne sont pas impliqués dans les activités de mise en œuvre de la gratuité. Comme chez certains administrateurs, ils assimilent l'implication au bénéfice de la formation. Pour montrer leur manque d'implication, l'expression qui revient le plus souvent dans les discours des soignants est « nous sommes des médecins prescripteurs ». Cette expression pour signifier qu'ils sont hors de toute activité sauf la prescription. Le discours de Dr M2 corrobore cette absence d'implication et réduit les soignants à de simples exécutants :

> Nous sommes des exécutants du programme, c'est le niveau supérieur (la direction nationale, plus bas le niveau opérationnel, les techniciens) qui élabore le programme. C'est eux qui sont là pour faire appliquer le protocole. (Dr M2, CSréf)

Parallèlement, à la question de savoir si Dr M1 a été impliqué, il répond : « Bien sûr, nous recevons des instructions comme j'ai eu à le dire parce que, dans les conditions normales, la prise en charge est faite en fonction des critères mais aussi en fonction des moyens » (interne hôpital Gabriel Touré). Ce discours ressemble bien à celui de Dr M2. Il résume l'implication de cet interne comme un simple soignant qui ne fait que suivre l'instruction venant de ses supérieurs hiérarchiques.

Ces discours laissent croire que ces soignants ne décident rien en matière de gratuité, qu'ils n'ont pas de pouvoir. Pourtant, ils ont bel et bien des marges de manœuvre qui leur permettent de développer des stratégies pour contourner les textes de la gratuité. Des soignants se trouvent déconnectés des réalités de la gratuité car ils s'en tiennent à leur formation initiale reçue en faculté et lors des stages effectués dans les formations sanitaires. Ils pensent qu'ils ne sont pas impliqués parce que la formation leur fait défaut :

Dr M6, médecin généraliste, CSréf de Sogoniko, affirme :

> Je n'ai pas bénéficié de formations par rapport à la gratuité. Avant tout, je suis médecin, un médecin doit être capable de faire la prise en charge du paludisme que cela soit gratuit ou pas. Cette prise en charge, je l'ai apprise à l'école ensuite dans d'autres structures sanitaires avant d'arriver ici. (Dr M6, CSréf)

Nous sommes face donc à un soignant qui effectue la prise en charge des enfants sans actualiser ses connaissances. A ce rythme, comment voulez-vous que cette prise en charge des enfants soit faite dans les règles ?

Si le point focal paludisme au niveau de l'hôpital Gabriel Touré était au centre des activités de la politique, celui du CSréf pense le contraire. Dr M3, médecin généraliste, point focal paludisme au CSréf de Sogoniko, insiste surtout sur l'absence de formation malgré l'importance de son poste :

> En commune I, j'étais point focal paludisme en tant qu'interne, en 2013 j'ai été redéployé en

> commune 6. En mai 2014, je suis affecté au CSréf de Sogoniko, en septembre de la même année, celle qui était point focal est partie en Belgique pour une formation, c'est à ce moment qu'on m'a confié cette responsabilité. Je suis actuellement point focal CSréf commune 6. (...) mais je n'ai jamais bénéficié de formations. (Dr M3, CSréf)

Il a été deux fois de suite point focal depuis qu'il est interne jusqu'à l'obtention d'un contrat au niveau du CSréf. Pourquoi n'a-t-il pas été impliqué alors qu'il occupait un poste aussi stratégique ? Ou, plus exactement, qu'est-ce qu'il entend par le terme implication ? Le poste qu'il occupait était-il vide de sens ? A ces questionnements, nous dirons qu'il a été impliqué mais pas de la manière dont il aurait voulu. Ce poste de point focal est certes une responsabilité mais une responsabilité sans prébende. Il est à l'image de la politique de gratuité, une mission sacerdotale. Pourtant, à l'observation, Dr M3 est au four et au moulin dans le cadre des activités de la gratuité. Il est donc impliqué.

Des soignants font la prise en charge des enfants à partir de leurs connaissances reçues dans le cadre de la recherche au niveau du CVD. Dr M3, médecin généraliste, travaillant pour le compte du CVD au CScom de Sabalibougou I :

> J'ai participé à des séances de gratuité mais pas spécifiquement du paludisme. J'ai participé à des sorties d'associations qui vont dans les villages pour faire des consultations gratuites avec des médicaments. Je suis dans le domaine de la recherche également (...) j'ai eu à prendre en charge beaucoup de cas de maladie gratuitement, y compris le paludisme ; même actuellement, c'est ce que je suis en train de faire dans ce centre pour les enfants de 9 mois. A un niveau supérieur, je n'ai pas été impliqué personnellement. (Dr M3, CScom)

L'implication de cet enquêté s'est déroulée à un autre niveau. Il pense être impliqué mais pas à un niveau supérieur. Ses recherches lui permettent de faire une prise en charge correcte du paludisme chez les enfants. De ce discours, il ressort un comportement routinier dans la prise en charge. Ainsi, affirme-t-il :

> En 2007... j'étais au centre de santé de référence de la commune 5 comme interne, comme thésard, en réalité je n'avais pas ma thèse, c'était pour obtenir une thèse donc je peux dire que j'étais

> interne mais j'administrais des soins. (Dr M3, CScom)

Ce qu'il faut retenir des propos de ces enquêtés, c'est que nous dégageons des impliqués, des non-impliqués. Par rapport au terme implication, les soignants font directement allusion à la formation. Celui qui n'a pas reçu de formation semble ne pas être impliqué. Or, cette notion de formation, comme le dit Dr A2 chargé du suivi des intrants, est aussi polysémique. La formation chez les soignants s'apparente à un apprentissage rémunéré, avec des per diem alors qu'il n'en est rien, les briefings peuvent être considérés comme des formations. De façon générale, il ressort de ces discours une faible implication des acteurs chargés de la mise en œuvre de la politique de gratuité de la prise en charge du paludisme. Pourtant, ceux qui ont tenu ces discours sont pour la plupart des acteurs clés de la politique de gratuité.

Un autre goulet d'étranglement de la mise en œuvre de la politique de gratuité de la prise en charge du paludisme chez l'enfant est relatif aux stratégies de communication mais aussi à la gestion faite de l'information reçue par les soignants.

3. Stratégies de communication mises en œuvre

Avant la mise en œuvre sur le terrain de la politique de gratuité de la prise en charge du paludisme, la communication est nécessaire sur le projet. En plus des discours de mobilisation du président de la République, le PNLP avait en charge d'élaborer les stratégies de communication autour de cette gratuité.

Il faut noter que, dans un premier temps, les stratégies de communication étaient d'abord politiques et ont tourné autour de la personne du président de la République. Des discours aux contours imprécis tels que « *aw be furaké fu* » (vous serez soignés gratuitement) étaient le leitmotiv de ceux chargés de relayer l'information, y compris le président de la République. Ces discours ne précisaient ni cette notion de gratuité, encore moins ses contours.

Parmi les stratégies de communication, les sketches occupent une bonne place. Ils ont porté sur les modes de prévention et le traitement du paludisme à la télévision nationale et dans les radios. A entendre le chef de division de la communication au niveau du PNLP : « il y a eu une large diffusion autour de cette politique de gratuité ». Pourtant, Dr A2, chargé de la gestion épidémiologique au niveau du service, fait un diagnostic sans complaisance de cette stratégie de communication :

> Je vous avoue que cette stratégie de communication souvent pose problème. Nous-mêmes, en tant qu'agents du PNLP, on a souvent des

> problèmes par rapport aux sketches qui passent à la télé parce que les gens ne comprennent pas. Ils font la confusion entre traitement et prise en charge de façon globale. (Dr A2, PNLP)

Cette enquêtée interroge donc le contenu des messages des sketches qui passent à la télé et sur les radios. Bien qu'elle soit intellectuelle et parmi les acteurs chargés d'asseoir la politique, elle a de la peine à comprendre les sketches. Quelle va donc être la compréhension d'une population à majorité analphabète des messages véhiculés ? Dr A2 pense que :

> « aw be furaké fu », il faut leur dire les limites de cette gratuité, si cela n'est pas dit, ceux qui ont écouté l'information ont tout à fait raison de se plaindre et souvent ce sont les agents de santé qui sont traités de tous les noms. Je n'accuse pas la population, il faut savoir que dans notre société, nous avons plus d'analphabètes. Ceux qui sont instruits ont souvent des problèmes de compréhension de ces messages, a fortiori les analphabètes. Donc, si tu veux lancer un message d'une telle ampleur, il faut vraiment aller dans les détails pour mieux informer les gens. (Dr A2, PNLP)

Quand nous faisons un petit diagnostic des messages que ces sketches font passer, d'abord, ils se font de façon éclair au regard de la cherté des publicités sur les radios et télévisions surtout nationales. Les individus n'ayant pas les mêmes facultés de compréhension, il n'est donc pas donné à tout le monde de comprendre ces sketches. Ensuite, du point de vue du contenu, ces derniers recourent plus à l'humour qu'ils ne sensibilisent, surtout avec des personnes comiques comme Amadi, Dicorè et bien d'autres. Enfin, le canal de diffusion de ces sketches n'est pas approprié. Dans l'imaginaire populaire malien, les acteurs de ces sketches sont des « *téatriden* » (déformation du mot théâtre qui signifie celui qui fait du théâtre). Donc, loin de passer un message, ils font du théâtre, pour faire rire les gens.

Si les messages ne sont pas bien véhiculés, cela va avoir des répercussions sur les comportements des bénéficiaires. En sa qualité d'agent de terrain, Dr A2 explique les comportements des bénéficiaires face aux messages véhiculés :

> Qu'est-ce que nous avons dans la gratuité ? Nous avons le traitement qui est gratuit, le diagnostic biologique, les médicaments. Si je dis diagnostic biologique, diagnostic du paludisme, pas les autres

> complications et puis les médicaments par rapport aux autres complications ne sont pas gratuits. Or, les gens avaient compris que quand tu pars seulement au niveau de nos formations sanitaires, tout est gratuit. (Dr A2, PNLP)

Ce discours montre que les messages véhiculés ont un contenu flou. Ils devraient préciser le contour de la gratuité, indiquer ses limites (ce qui est gratuit et ce qui ne l'est pas dans la prise en charge de l'enfant).

Les posters occupent également une place de choix dans ces stratégies de communication. Ils sont généralement affichés devant les salles de consultation des structures sanitaires, parfois à l'intérieur de ces salles et même au niveau du PNLP. Ces posters concernent le plus souvent les moustiquaires imprégnées d'insecticide ou le protocole de prise en charge des enfants. Dr A2 note :

> Nous utilisons des posters que nous avons élaborés, les affichages qui sont au niveau des formations sanitaires. Ces posters portent généralement soit sur le protocole de prise en charge, soit sur les moustiquaires imprégnées. Je pense que vous-mêmes, vous avez vu des affiches, des posters en entrant. (Dr A2, PNLP)

Généralement, nous pouvons dire que ces posters intéressent surtout les soignants. Mais est-ce qu'ils se donnent ce courage d'assimiler le contenu des messages que contiennent ces affiches ? Les contenus de ces posters sont-ils accessibles aux soignants ? Nous émettons l'hypothèse que les réponses à ces questionnements sont négatives au regard des pratiques qui ont cours autour de la gratuité dans les structures de santé.

Au cours des supervisions, le travail sur le terrain des superviseurs consiste, non pas à voir si le message passe ou pas, mais à contrôler ceux qui sont chargés de véhiculer les informations dans leur tâche. A3, chef de division communication au PNLP, affirme :

> Nous ne descendons pas sur le terrain pour voir seulement comment les messages véhiculés ont été reçus mais nous faisons des supervisions. Nous sommes généralement munis de questionnaires par rapport à la politique de communication et pour voir si l'animateur a les compétences nécessaires pour faire l'animation. (A3, PNLP)

Parfois, les agents du PNLP ont de belles initiatives relatives à de nouvelles stratégies de communication. Mais souvent, ils butent contre des difficultés de financement par rapport à la mise en œuvre de leur plan. C'est ce qu'indique ce discours de Dr A2, chargé de gestion épidémiologique :

> Nous avons un plan de communication bien rédigé par le PNLP et ses partenaires. Mais nous n'avons pas pour le moment pu avoir de financement pour la réalisation de ce plan. Pourtant, dans ce plan, il y a les différentes stratégies de communication. (Dr A2, PNLP)

Au-delà des stratégies de communication mises en œuvre pour informer les acteurs pour une bonne application de la politique sur le terrain, pouvons-nous parler d'une large diffusion des messages ? Qu'en est-il de leur compréhension par les soignants d'une part et d'autre part par les usagers ?

4. Déficit de communication relevé par les acteurs

Quelques années après le démarrage de cette politique, la maîtrise des contours de la gratuité par le niveau opérationnel reste imparfaite. Des incertitudes demeurent par exemple sur la définition et la quantité des éléments constitutifs du kit de traitement du paludisme grave : des sérums et des injections de quinine dans un traitement gratuit, présence ou non d'antalgiques dans le kit.[148]

Au cours de notre observation, nous constatons que la quantité des éléments qui composent un kit varie sans cesse. La variation des composantes du kit crée une certaine confusion dans la tête des soignants de sorte que presque personne ne peut se situer exactement par rapport à la composition d'un kit selon les textes de la gratuité. Cette variation est occasionnée par les nombreuses ruptures de stock.

A l'hôpital Gabriel Touré, le 02 août 2012, l'enfant NT, 4 ans, souffre de neuropaludisme. Le soignant prescrit le kit suivant :

- sérum 10 % 1 flacon
- un Quinimax 0,40
- un Perfalgan

Ce kit ne contient ni antalgiques, ni perfuseur, encore moins de seringue, mais il contient un adjuvant, le Perfalgan, qui permet d'arrêter la convulsion chez l'enfant.

Deux années plus tard, lors d'une observation le 18 août 2014 au niveau de l'hôpital Gabriel Touré, l'enfant MK, 1 an, souffre de pharyngite, la goutte

[148] Laurence Touré et Youssouf Tiécoura Sanogo, *op. cit.*, p. 215.

épaisse est revenue positive. Il a bénéficié d'un kit paludisme grave forme neurologique composé de :

- sérum 10 % 1 flacon
- perfuseur 1
- seringue 10 cc
- quinine 200 mg 1 amp

Si l'on observe la composition de ce kit, il ne contient pas non plus d'antalgiques, ni d'adjuvant comme le Perfalgan, mais à la différence du kit de l'enfant NT, la seringue figure. Pourtant, ce kit est pour le paludisme grave forme neurologique. Cette incomplétude du kit s'explique par les ruptures de certains intrants. Autour de cette rupture, des pratiques ont cours de la part des infirmiers et infirmières. Par exemple, à partir de leur pharmacie parallèle, ils vendent des seringues aux usagers. Pour les antalgiques, même s'ils ne sont pas en rupture, les usagers n'y ont pas accès car vendus par l'hôpital.

Au niveau du CSréf de Sogoniko, le 30 octobre 2014, l'enfant MT, 1 an, est malade du paludisme grave forme anémique. Le kit que le père de l'enfant a eu à la pharmacie est composé de :

- sérum glucosé 10 %
- perfuseurs 3
- catéther 1
- seringue 5 cc 4
- Quinimax 0,20 3 ampoules

Dr M2 constate que le kit n'est pas au complet. Il manque les intrants suivants :

- Perfalgan
- seringue 10 cc 4
- Artésiane ou Artéméther 6 ampoules

En réalité, au début de notre enquête, le cathéter était en rupture alors qu'il fait partie du kit. Le Perfalgan et la seringue sont les compléments du kit mais l'Artéméther n'en fait pas partie.

Le 31 juillet 2014, l'enfant AS, 29 mois, est malade de paludisme comme l'attestent les analyses biologiques. Dr M2 prescrit un kit paludisme grave. A la pharmacie, la mère de l'enfant a eu les intrants suivants :

- sérum G10 (3 fl)
- Quinimax 0,10 (3 amp)
- seringue 5 cc (3)

- paracétamol (2 plaquettes)
- 1 épicrânien, 1 perfuseur.

Ce kit n'a pas la même composition que celui de l'enfant MT. Du point de vue quantité de produits, la dose à ce niveau est de trois donc complète, alors que chez l'enfant MT, la dose est incomplète. Cette incomplétude de la dose s'explique par le fait que le soignant fait trois kits séparés d'une dose chacun alors que le soignant Dr M2 a fait trois doses en une seule prescription. Cette façon de faire a l'avantage d'éviter à l'usager de multiples va-et-vient entre la salle d'hospitalisation et la pharmacie.

Du côté des administrateurs des différentes structures enquêtées, la communication autour de la gratuité n'a pas été une réussite. Dr M1 pense que :

> La communication n'a pas marché, de la façon dont on a appris, je pensais que la gratuité était pour une période donnée (...). Pendant une bonne période, on n'avait pas les vraies informations. (Dr M1, CSréf)

Selon Dr M2, le fait que les parents amènent leurs enfants en retard dans les structures de santé s'explique par l'échec de la communication autour de la gratuité :

> Je pense que la communication n'a pas été une réussite parce que les parents n'ont pas compris tous les rouages, le message n'est pas bien passé. On sent que, malgré cette gratuité, il y en a certains qui tardent à venir au niveau des structures de soins et c'est à l'état grave qu'on voit ces enfants. Le pronostic vital étant en jeu, c'est à ce moment qu'on voit certains malades. Je pense que s'ils avaient compris, ils auraient été là un peu plus tôt. (Dr M2, CSréf)

A2 trouve que toutes les réalités autour de la gratuité n'ont pas été dites ; il lance un appel à ceux chargés de la communication les exhortant à faire une diffusion large de la politique :

> Ce qui se dit sur la politique, ce n'est pas vrai, on parle de gratuité mais les dessous n'ont pas été dits. Donc il faut que les principaux acteurs arrivent à diffuser largement, à expliquer qu'est-ce que la gratuité, que veut dire la gratuité ? (A2, adjoint au surveillant, HGT)

Si la plupart des administrateurs pensent que la communication n'a pas été une réussite, cela signifie qu'eux-mêmes n'ont pas reçu la bonne information concernant la gratuité ou bien qu'ils ont reçu la bonne information mais en ont fait une rétention auprès des usagers. A ce niveau, la seconde hypothèse semble la plus plausible.

Quant à Dr M2, il pense que les messages ont été relativement relayés, que des efforts ont été faits mais que beaucoup reste à faire :

> Je dirais que les messages ont atteint passablement les cibles. Bien que l'information soit passée à la télé, la population n'est pas informée à 100 %. J'ai pu remarquer cela dans le cadre de l'exercice de ma fonction. (Dr M2, médecin généraliste, CSréf)

Certains usagers ont appris l'existence de la politique de gratuité chez les enfants, pas à travers les médias, mais à travers des proches. La mère de l'enfant BK, 3 ans, est de ceux-là :

> J'ai appris la gratuité à travers une femme dont l'enfant en avait bénéficié au centre de santé de Markala. Sinon, auparavant, je ne l'ai jamais apprise. Cette femme me dit que si tu amènes ton enfant au centre on te donne des médicaments, des sérums gratuitement pour le traitement du paludisme. Mais ici au niveau de ce centre, je n'ai pas bénéficié de produits gratuits. (Mère d'enfant, CSréf)

Cet enquêté dit avoir appris l'existence de la gratuité à travers une femme. Il a été mal renseigné parce qu'il espérait bénéficier de la gratuité pour un enfant qui n'avait pas le paludisme.

Quant au père de l'enfant TH, 18 mois, son canal d'information est également ses proches mais il est limité dans la restitution de l'information : « s'agissant de la gratuité des soins pour le paludisme chez l'enfant, je l'ai apprise à travers les gens mais je ne sais pas autre chose là-dessus. » (Père d'enfant, HGT)

A l'opposé, certains soignants qui sont informés procèdent à une rétention de l'information auprès des usagers parce qu'ils ne sont pas favorables à cette politique de gratuité. Cette rétention d'information a des conséquences négatives sur le niveau d'information des usagers en matière de gratuité.

A la suite de notre observation dans les structures enquêtées, nous avons rencontré des usagers dont les enfants ont bénéficié de la gratuité partielle dans leur prise en charge mais qui ne s'en sont pas rendu compte parce qu'ils n'ont pas été informés. C'est le cas par exemple de la mère de l'enfant MY, 8 mois : « On nous a donné l'ordonnance après la consultation, elle nous a coûté 6000 F, c'était des sérums, on en a fait un hier soir, un maintenant. Ces soins, du début à la fin, nous n'avons rien eu de gratuit. » (Mère d'enfant, CScom)

Après avoir regardé dans le sachet contenant les médicaments de l'enfant, nous nous sommes rendu compte que l'enfant avait eu le Coartem dispersible.

Les observations révèlent aussi que beaucoup d'usagers, malgré les campagnes de communication autour de la gratuité, ne sont pas au courant de l'existence d'une gratuité qui prend en charge le traitement du paludisme chez les enfants de moins de cinq ans. Il suffit de leur en parler pour qu'ils soient étonnés. MS, une mère d'enfant, et le père de l'enfant HS sont des cas édifiants :

La mère de l'enfant YD, 3 ans, interrogée sur l'existence de la gratuité, répond :

> Je ne suis pas du tout informée de la gratuité à laquelle vous faites allusion parce que je n'ai pas de télé chez moi, à la radio je ne suis que du Baroni, quand cette émission finit seulement, j'éteins mon poste. (Mère d'enfant, CScom)

Le père de l'enfant HS abonde dans le même sens :

> Parlant de gratuité, je ne l'ai jamais apprise si ce n'est ce matin. Tu vas nous aider à nous acheter des médicaments ? Ils disent que l'enfant a du paludisme. (Père d'enfant, CSréf)

Ce manque d'information des usagers par rapport à la gratuité s'explique selon Dr A2 par une absence de communication interpersonnelle au niveau des structures sanitaires, en tout cas c'est ce qui ressort de leurs visites sur le terrain :

> Souvent aussi, les soignants qui sont informés, nous avons constaté cela sur le terrain, n'informent pas suffisamment les usagers par rapport à la politique de gratuité. Cela veut dire que quand tu vas au niveau d'une formation sanitaire, nous avons une approche qu'on appelle supervision facilitante où nous écoutons aussi les bénéficiaires ; nous constatons que certains soignants prescrivent le gratuit sans pourtant le dire aux parents. Il n'existe donc pas de communication interpersonnelle au niveau de nos formations sanitaires. Si nous parlons de communication, cela doit être à tous les niveaux y

> compris les formations sanitaires, donc nous avons compris qu'il y a vraiment un sérieux problème à ce niveau-là. (Dr A2, chargée de gestion épidémiologique, PNLP)

Contrairement à Dr A2, le directeur du PNLP pense que ce sont les chefs de service qui sont responsables de ce manque d'information des soignants et des parents. C'est pourquoi, affirme-t-il :

> Chaque chef de service doit faire la communication autour de la gratuité mais s'il ne le fait pas ? Ce n'est pas à nous de le faire, ce sont eux qui ont les dernières connaissances. Ils ne sont pas en dehors du système, c'est eux qui nous aident à élaborer. Ils doivent pouvoir faire la restitution sans un papier sous la main. (Dr A1, PNLP)

Au regard des difficultés constatées sur le terrain, A3 trouve que la mobilisation des acteurs de la gratuité n'est pas satisfaisante :

> Je peux dire que je ne suis pas très satisfait du niveau de mobilisation des acteurs autour de la gratuité, vu l'ensemble de ces problèmes, nous sentons une faible mobilisation des acteurs et une banalisation de la maladie bien que la maladie tue et qu'elle représente 45 % des motifs de consultation. Nous demandons toujours aux gens par exemple de ne pas cultiver dans les concessions, ils continuent toujours à le faire, pareil pour les gîtes. C'est vraiment un problème comportemental. (A3, chef de division communication, PNLP)

Malgré les campagnes de mobilisation, le paludisme est encore banalisé par les acteurs. Ces campagnes n'arrivent pas à décourager certaines pratiques en vue d'un changement de comportement. Le problème est beaucoup plus comportemental.

En définitive, la mise en œuvre de la politique de gratuité a été improvisée. Elle fut caractérisée par une faible implication des acteurs mais aussi par un quasi-échec des stratégies de communication : ce qui impacte sur les comportements des acteurs parce que les contours de la gratuité se trouvent peu maîtrisés. Par ailleurs, qu'en est-il de la mise en œuvre de la gratuité au niveau des structures sanitaires ?

Chapitre VI
Confrontation de logiques : recouvrement des coûts et gratuité au CScom

Le CScom est analysé ici à partir de ses différentes logiques (recouvrement des coûts et gratuité). Les dysfonctionnements d'ordre technique ont été abordés. Aussi, les pratiques des soignants qui occupent une bonne place dans ces dysfonctionnements n'ont-elles pas été occultées.

1. CScom et sa logique de recouvrement des coûts

1.1. Quelques stratégies de renflouement des caisses

1.1.1. Ticket modérateur et achat des gants

Le CScom est caractérisé par une autonomie relative au niveau de son fonctionnement. Cette autonomie de gestion passe par l'autofinancement. Le ticket modérateur est l'un des éléments clés de cet autofinancement. Ainsi, au CScom, comme dans les autres structures que nous avons enquêtées, ce ticket constitue un préalable pour l'accès à un soignant. Au niveau du CScom, le prix de ce ticket est fixé d'un commun accord avec la population comme l'indique le médecin chef du centre : « le tarif des prestations est fixé en assemblée générale de l'ASACO avec la participation de la population. Il existe des cartes d'adhésion pour lesquelles les intéressés payent une cotisation annuelle de 500 FCFA par ménage. Ce qui offre une réduction du tarif de la prestation de 50 % au bénéficiaire. »[149]

Il faut donc payer ici pour bénéficier de la réduction de moitié du tarif de la prestation. Ce discours du médecin chef du centre montre également une certaine organisation du CScom. La survie du centre dépend en partie de la cotisation de ses membres. Cette cotisation bien que relativement minime impacte sur le tarif de la prestation à moitié. Il existe donc une mutualisation des efforts pour l'accès aux soins.

Le ticket modérateur est de 600 FCFA pour les adultes et 300 FCFA pour les enfants. Les notions d'adulte et d'enfant n'étant pas clarifiées, les prix sont donc fonction de la tête du client. Il arrive que certains parents paient le tarif

[149] Daouda Thiero, médecin chef du centre, lors d'un PowerPoint sur : *Présentation des rapports de la vaccination de routine et des journées nationales de vaccination contre la poliomyélite du centre de santé communautaire de sabalibougou I*, SD, SL.

adulte alors que c'est leurs enfants qui sont malades parce qu'ils n'ont pas l'information relative à la différence de prix. Ce cas est illustratif :

La mère de l'enfant YT, 3 ans, a pris le ticket pour adulte à 600 FCFA à la caisse parce qu'elle n'a pas précisé si c'était elle-même qui était souffrante ou son enfant. Or, c'est son enfant qui était malade. C'est après la consultation de l'enfant qu'elle a su qu'elle devait payer 300 FCFA. Elle dit n'être pas au courant. Le ticket n'a pourtant pas été retourné pour rectifier l'erreur. Ces 300 FCFA semblent élevés dans un quartier où les populations sont habituées à l'usage fréquent de la médecine traditionnelle et de la « *pharmacie par terre* ». Il faut noter que cotiser impose une contrainte en termes de régularité et de constance.

Ce n'est pas donner les 500 FCFA par an qui pose problème, mais son caractère contraignant, surtout dans un contexte où le message de la gratuité des soins est déjà véhiculé à travers les médias.

Pour montrer l'attachement des soignants à ce fameux ticket, même en l'absence du caissier, chacun des soignants peut prendre l'argent en attendant le retour de ce dernier. Cet argent est pris sans donner de ticket en contrepartie. Cet argent est-il remis à qui de droit ? Une question qui mérite d'être posée d'autant plus que cette situation est difficile à observer ; mais cette assertion du Dr M3 lors d'une causerie laisse planer le doute :

> Moi-même je vais empocher cette somme, il y a un monsieur ici, quand on envoie les usagers prendre un ticket en l'absence du caissier, il empoche les sous, son jeu est maintenant compris. (Dr M3, CScom)

Ainsi, l'enfant KD, 2 ans, souffre de diarrhée et cela depuis quelque temps d'après sa mère lors de l'interrogatoire. Avant de remettre l'ordonnance à cette femme, l'infirmier F. lui demande si elle a pris le ticket ; elle répond par la négative et précise que le caissier est momentanément absent. F. sort pour constater effectivement l'absence du caissier et demande à la dame de lui remettre les 300 F comme frais de consultation.

Par ailleurs, le 12 novembre 2014, à 10 h 42, est annoncé le second cas de la maladie à virus Ebola. Le chef de centre est venu avec un malade à examiner au niveau de la salle de consultation. Il informe ses subalternes du danger qui guette le Mali et instruit :

> Mes amis, Ebola devient un problème sérieux au Mali. Notre pays vient de connaître un second cas. La victime vient de Guinée, orphelin de père et de mère d'Ebola, il était hospitalisé à la clinique Pasteur. L'infirmier qui a assuré ses soins est décédé. Le médecin qui faisait le suivi est

> gravement malade. Les choses ne sont pas maîtrisées cette fois-ci, car le malade a été envoyé dans un centre de santé de Bamako, ensuite au niveau de la même clinique, cet itinéraire suivi par le malade pose la problématique des suspects potentiels. Un imam de Bamako aurait fait la toilette mortuaire du Guinéen avant d'expatrier le corps sur le pays. La clinique en question est fermée. Donc, je vous instruis à partir de cet instant de ne jamais consulter sans les gants. Dites à chaque malade de donner 100 F pour le prix des gants et n'envoyez pas les usagers les acheter car ils pourraient manipuler les gants en cours de route, allez vous-mêmes les acheter. Si vous avez vos bavettes, il faut même les utiliser. (Dr M1, médecin chef du CScom)

Aussitôt dit, aussitôt fait, les soignants commencent à réclamer les 100 FCFA. Mais ils envoient les usagers eux-mêmes acheter les gants, contrairement à ce que recommande leur chef.

Les usagers achètent ces gants à la pharmacie du CScom. Ce qui augmente les recettes. Une paire de gants coûte 100 FCFA. Cette somme constitue un handicap à l'urgence de la prise en charge parce que l'usager est obligé d'aller chercher les gants lui-même. C'est aussi un manque à gagner pour l'usager. Les 100 FCFA, apparemment insignifiants, causent pourtant du tort aux usagers parce que, quand on les ajoute aux 300 FCFA des frais de consultation, l'usager aura payé 400 FCFA. Pourtant, avant cette instruction du chef de centre, rarement les gants étaient utilisés par les soignants.

L'impact de ces recettes se fait nettement sentir si l'on s'en tient aux dires du médecin chef, directeur du centre, dans sa présentation des rapports de vaccination :

> La pharmacie est fonctionnelle et fait le plus de rentabilité avec à peu près 5 % de rupture de certains médicaments essentiels par an. La permanence est assurée vingt-quatre heures sur vingt-quatre. L'équipe de la permanence est constituée par un interne en médecine, une sage-femme, une infirmière obstétricienne, un agent de dépôt de vente de médicaments et un infirmier pour les soins. (Dr M1, médecin chef du CScom)

Ce discours fait état du fonctionnement du centre avec seulement 5 % de rupture de médicaments essentiels et la constitution de l'équipe de garde qui assure la permanence. Cette équipe est dirigée par un interne. N'est-ce pas là une stratégie par le CScom d'utiliser ces internes qui constituent une main-d'œuvre bon marché ? Car même s'ils sont payés, c'est de façon dérisoire. Un autre problème est relatif au fait que ce sont les internes qui assurent la garde alors qu'ils n'ont pas les compétences requises. Puisque c'est dans le cadre de leur formation, ces internes apprendront sur le tas. Le CScom suit donc une logique de responsabilisation d'un apprenant en vue de trouver une solution palliative à la question de personnel et de la gestion des ressources.

Par ailleurs, il existe une utilisation systématique de la goutte épaisse et une multiplication des partenaires financiers au niveau du CScom. Cela, en vue de renflouer la caisse du centre.

1.1.2. Recours systématique à la goutte épaisse

Au niveau du CScom, il existe une utilisation systématique de la goutte épaisse malgré la gratuité et l'existence du TDR. Une certaine priorité est donnée à la goutte épaisse qui s'élève à 1000 FCFA par rapport au TDR qui n'apporte rien au centre. C'est certainement pour des questions de renflouement des caisses du centre, parce que si l'on se réfère à ce discours du Dr M3 (chercheur au CScom pour le compte du CVD), l'efficacité tant commentée de la goutte épaisse est à relativiser. Selon lui :

> J'ai remarqué que chaque laboratoire a sa manière de faire sa goutte épaisse. Par exemple ici au CScom, la majorité des gouttes épaisses c'est 75 trophozoïdes, 80 trophozoïdes, 100 trophozoïdes. (…) Quand j'étais au centre de référence, le minimum de la parasitémie c'était à 200 trophozoïdes, la moyenne c'était les 600 et il y avait les 1000, vous voyez la différence. Au niveau de notre centre national d'appui, il y a beaucoup de gouttes épaisses négatives, j'ai fait cette remarque, la goutte positive y est rare comme à l'image du TDR positif de ce centre. J'ai demandé à notre chef de laboratoire par rapport à cette variation, il dit que beaucoup ne peuvent pas bien interpréter et que c'est surtout au niveau de l'étalage que beaucoup font l'erreur. Il y a des gens qui confondent autre chose avec les parasites. Ce qui fait qu'ils ont trop de gouttes épaisses positives. Moi, personnellement, je privilégie les résultats d'un TDR à une goutte épaisse. (Dr M3, CVD, CScom)

Cet enquêté constate un décalage entre les différents résultats. La manière de faire la goutte épaisse varie d'un laboratoire à un autre. Il convient donc d'interroger la manipulation des appareils ainsi que l'interprétation des résultats. Contrairement à ce que pensent les autres soignants, Dr M3 trouve le TDR plus efficace que la goutte épaisse. Par conséquent, il a plus confiance dans le premier que dans le dernier.

En analysant le prix de la goutte épaisse, nous l'estimons plus élevé car dépassant de loin le prix d'une goutte épaisse au niveau de l'hôpital Gabriel Touré qui est de 600 FCFA soit 400 FCFA de différence. Le diagnostic a toujours été payant et la goutte épaisse se donne de façon systématique. Cette pratique s'explique par la confiance que les soignants placent dans la goutte épaisse, mais aussi par une logique d'apporter beaucoup d'argent au centre pour son fonctionnement. Deux questions taraudent notre esprit à ce niveau : pourquoi privilégier le test payant par rapport au test gratuit ? Les soignants veulent-ils le bien-être des populations ? La culture peut être interrogée à ce niveau. Le TDR est donné gratuitement aux structures de santé. L'existence de ces TDR dans ces structures n'est pas ressentie au regard des pratiques qui y ont cours autour de ces tests. Il semble y avoir, de la part des soignants, des représentations par rapport à cette gratuité ; le gratuit est donc considéré comme sans valeur, moins efficace.

Au-delà de la confiance et de l'aspect culturel, l'ASACO influence et contrôle les prestataires par rapport à la prescription de la goutte épaisse. Il y va du fonctionnement normal du CScom. Ce propos en dit long : « Souvent nous relevons des plaintes de l'ASACO parce que nous n'avons pas fait de goutte épaisse qui serve à alimenter la caisse. » (Dr M2, médecin généraliste, CScom)

L'ASACO, qui est donc un organe de gestion du CScom, veille à la bonne gestion parce que la vie de la structure en dépend. L'Etat veut donc une chose et son contraire, il souffle le chaud et le froid à la fois. D'une part, il demande au CScom l'autogestion (ce qui nécessite la mobilisation de ressources) et d'autre part il défend la politique de gratuité des soins. Nous voyons nettement que la responsabilité du CScom est limitée par rapport à celle de l'Etat quant à la prise de décision relative aux politiques publiques de santé. Ces politiques publiques de santé (recouvrement des coûts et gratuité) sont pour l'Etat mais ce dernier ne veut pas assumer ses responsabilités face aux multiples problèmes que rencontrent les CScom. Cette situation s'apparente donc à cet adage du milieu bambara qui dit : « *moussa ta yé komo yé, ni komo bora moussa ba dogo* »[150]. Comment

[150] Expression qui veut dire littéralement « le fétiche appartient à Moussa, quand le fétiche apparaît, Moussa fuit ».

concilier l'autonomie des CScom avec la politique de gratuité ? Voilà aujourd'hui l'un des problèmes auxquels les CScom sont confrontés.

1.1.3. Multiplication des partenaires

Pour renflouer les caisses du CScom, il existe une stratégie de multiplication des partenaires financiers. Au niveau du Mali, de bonnes relations existent entre l'ASACO et la mairie de la commune V, la COFESFA, l'ONG Jigi. A l'extérieur du Mali, un protocole d'accord a été signé entre Horizon 54, la Fondation Thiam en partenariat avec le docteur Daffa Djénèba Keita, Médecins du monde belge, pour rendre facile l'accès des enfants en situation difficile aux soins médicaux. Cette multiplication des partenaires financiers répond à la logique de recherche d'argent pour maintenir l'équilibre du CScom. Pourquoi l'ASACO cherche-t-elle autant de partenaires ? La politique de gratuité ne consiste-t-elle pas à décapiter le CScom ? A la première question, la réponse est à rechercher dans l'autonomie de gestion tant prônée par l'Etat au niveau des CScom. Par rapport à la seconde question, l'Etat achète les médicaments, les met à la disposition des CScom, ceux-ci à leur tour les donnent aux enfants de moins de cinq ans malades du paludisme. La gratuité est un abus de langage parce que c'est l'Etat qui paie à la place des populations. Dans un pays où le paludisme constitue 42 % des motifs de consultation, que gagneront donc les CScom si le diagnostic et le traitement de cette maladie restent gratuits ? A cette question, Dr M2, après une interview qu'elle nous a accordée, affirme tout bas en l'absence de tout dictaphone et en catimini ce qui suit :

> D. (s'adressant à nous), la gratuité ne peut pas marcher dans les CScom, nous ne vivons que du paludisme. Ouvre ce registre, tu ne verras que des cas de paludisme (…). Donc ça va être un manque à gagner pour nous. (Dr M2, médecin généraliste, CScom)

Ce discours défend donc la politique de recouvrement des coûts au profit de la politique de gratuité. La gratuité est donc perçue comme un manque à gagner. En pratique, nous sommes ici face à deux logiques différentes : celle de l'Etat qui est la gratuité des soins et la logique du CScom qui est de recouvrer les prestations auprès des populations. Certes, l'Etat a initié cette gratuité mais le CScom fait semblant de l'accompagner dans sa politique.

Malgré cette course effrénée à la recherche d'argent, le CScom rencontre des difficultés financières pour couvrir ses dépenses et maintenir son équilibre, ce qui nuit au fonctionnement de la gratuité.

5. Insuffisance des ressources financières

En dépit donc de l'existence de partenaires financiers, de stratégies développées pour renflouer les caisses, le CScom, selon son médecin chef, « connaît une insuffisance de ressources financières ». Deux facteurs fondamentaux sont à l'origine de cette insuffisance :

> La non-obtention des subventions que la municipalité doit allouer. Mais l'accent doit être mis sur la non-satisfaction des demandes faites au niveau des institutions de l'Etat, des Organisations non gouvernementales (ONG) grâce à la mauvaise qualité des documents soumis aux bailleurs et aussi des outils de négociation. (Dr M1, médecin chef du CScom)

Ce discours montre dans un premier temps que la mairie doit des subventions au CScom qui restent impayées. Dans un second temps, les documents du CSCOM soumis aux bailleurs de fonds sont de qualité mauvaise due à l'incompétence technique des agents chargés de les faire.

Outre ces difficultés relatives au manque à gagner au niveau de la mairie et des bailleurs de fonds, le centre en rencontre d'autres, parce qu'il a la charge du paiement des salaires de l'essentiel de ses agents, selon le médecin chef :

> (…) le personnel est constitué essentiellement de contractuels. Le centre de santé de l'ASACOSAB I compte 40 travailleurs dont 27 permanents et treize (13) temporaires. Tous les conventionnaires sont à la charge de l'ASACO et sont reclassés dans la Convention collective des centres de santé communautaires avec alignement des salaires sur la grille. (Dr M1, médecin chef du CScom)

L'essentiel du personnel du centre est à la charge de l'ASACO. L'Etat envoie parfois des fonctionnaires qui émargent sur le fonds PPTE. Même si le paiement du personnel est effectif, les salaires semblent dérisoires. Si les uns ont des salaires insignifiants, comme l'attestent nos causeries avec les soignants, les internes eux ne perçoivent rien. Pourtant, ils constituent la cheville ouvrière de la prise en charge des enfants. Ainsi, selon l'interne In.1 : « pratiquement nous n'avons pas de salaire, puisque c'est dans le cadre de l'apprentissage donc nous travaillons vraiment sans salaire ». Ici, la notion d'apprentissage a presque perdu son sens. En voyant les internes et les stagiaires à la tâche, l'on croirait qu'ils ont déjà tout appris, car leurs pratiques se caractérisent, autant que celles de leurs encadreurs, par une certaine routinisation dans le travail.

Il faut noter que le caractère dérisoire du salaire des soignants « pose un problème majeur d'instabilité du personnel technique », selon le chef du centre.

Chaque travailleur semble être de passage, chacun opère dans le centre en attendant d'avoir un autre emploi plus intéressant. Cette instabilité est consécutive à la recherche et au déplacement des agents vers de nouveaux postes.

6. Dysfonctionnements observables

Au niveau du CScom, des dysfonctionnements sont observés. Ils dépendent en grande partie de l'absence de système informatique. Avec le développement croissant des technologies de l'information et de la communication, l'informatique est nécessaire dans une structure de santé. Cet outil permet de traiter les données, de planifier et de suivre les activités. L'informatique joue également un rôle capital en matière de gestion des stocks de médicaments et d'expression des besoins relatifs à la politique de gratuité.

L'autre dysfonctionnement est en rapport avec l'absence de présentation de plan stratégique par les différents bureaux de l'ASACO. Au niveau du CScom, c'est donc un pilotage à vue, parce que l'ASACO, qui est l'organe de gestion, n'a pas de plan stratégique de développement. Cette absence de plan se perpétue depuis la création de l'ASACO.

Le CScom dans ses activités doit pouvoir faire des références et évacuations au niveau des CSréf mais malheureusement le centre ne dispose pas d'ambulances, encore moins de véhicules de liaison. Un arrangement a été trouvé avec le CSréf qui met de temps à autre son ambulance à la disposition du CScom. La bi-appartenance d'ambulances constitue-t-elle un blocage à la gestion de l'urgence, fonction première de l'ambulance ? L'autonomie du CScom à laquelle nous faisons allusion ainsi que la pyramide sanitaire ne sont-elles pas menacées ? A ces questions, nous répondons par l'affirmative si nous savons que : « *kononi kele tè demisini fila yènadjè* »[151]. Donc, une ambulance ne peut servir deux structures de santé. Il est donc évident que cela engendre du retard dans la prise en charge des enfants devant être évacués.

Quant à l'autonomie du centre, elle est menacée et il existe un dysfonctionnement de la pyramide sanitaire. En guise de solution palliative à cette difficulté motrice, le CScom utilise le véhicule personnel du médecin

[151] La traduction littérale de ce proverbe bambara est « un oiseau ne saurait servir de jouet pour deux enfants ».

chef afin d'acheminer les vaccins du CSréf vers le CScom. Cette alternative dépend de la disponibilité et de l'humeur du médecin chef.

Nous constatons des dysfonctionnements notoires au niveau du CScom. Le rapport de la vaccination de routine présenté par le médecin chef atteste des dysfonctionnements du centre sur le plan financier. Or, n'a-t-on pas coutume de dire que « l'argent est le nerf de la guerre » ? Dans ces conditions, comment les agents du centre peuvent-ils accorder du crédit à la politique de gratuité de la prise en charge du paludisme chez les enfants de moins de cinq ans ? La politique de gratuité a donc hérité d'une situation de dysfonctionnement. Celui-ci semble davantage prendre de l'ampleur.

7. Politique de gratuité et pratiques des acteurs au CScom

7.1. Double diagnostic du paludisme

Pour diagnostiquer au CScom le paludisme, deux voies sont possibles : la goutte épaisse (GE) payante et le test de diagnostic rapide (TDR) gratuit. Le prix de la goutte épaisse s'élève à 1000 FCFA. L'un ou l'autre test doit être utilisé selon que l'enfant répond aux critères de la gratuité ou pas. Dans la pratique, les soignants mettent les deux formes de test sur le bulletin d'analyse alors qu'en réalité un seul test suffit pour diagnostiquer le paludisme chez l'enfant. Les observations sur le terrain nous révèlent des cas de double diagnostic. A titre d'illustration :

Le 24 juin 2014, vers 10 h 49, SK, 4 ans, arrive en consultation. L'ordonnance a été donnée à la mère en plus de la GE et du TDR. Selon Dr M2 « on ne peut pas attendre les résultats de la GE car trop lents, (...) » Ce discours met l'accent sur la GE dont les résultats sont lents. Il ne fait pas cas du TDR qui ne prend qu'une quinzaine de minutes.

Parfois, même en cas d'oubli du TDR sur le bulletin d'analyse par les soignants, les laborantins font systématiquement cette analyse. C'est ce qui ressort de l'observation du 25 juin 2014 qui a porté sur l'enfant FS, 7 mois, qui souffrait de diarrhée et de vomissements.

La réponse à cette pratique est à rechercher dans un premier temps au niveau de la gratuité comme simple accomplissement de formalité de la part des soignants. Puisque le TDR est disponible suffisamment, il faut les évacuer sachant bien qu'en pratique, il ne joue pas de rôle vu la rareté des résultats positifs. Le 2 juillet 2014 par exemple, le jumeau AT, 1 an, était en consultation accompagné de sa mère. Le TDR lui a été donné. Les résultats s'avèrent négatifs. Ce qui pousse l'infirmier F. à dire que « (...) nous savions pertinemment qu'il allait être négatif ». Ce discours exprime le formalisme en matière de gratuité.

Dans un second temps, c'est une façon maligne pour les soignants de satisfaire leur logique de renflouement des caisses du CScom parce que s'ils donnaient uniquement le TDR comme analyse, cela serait un manque à gagner pour le centre. Par ailleurs, Dr M2 confesse :

> Chacun trouve son compte, l'ASACO se plaint parce que nous n'avons pas fait de GE qui alimente la caisse alors que, de l'autre côté, on dit que le TDR doit être systématique pour le diagnostic du paludisme, donc nous faisons les deux à la fois. (Dr M2, médecin généraliste, CScom)

Dans un troisième temps, il existe chez ces soignants un manque de confiance dans la façon de manipuler le TDR mais aussi dans sa qualité. Dr M2 pense que :

> La GE et le TDR sont donnés en même temps aux parents car souvent, ils ne donnent pas les mêmes résultats et on se demande si les laborantins font correctement leur travail. (Dr M2, médecin généraliste, CScom)

Parlant des différences dans les résultats du TDR et de la GE, il donne l'explication suivante :

> En matière de TDR, quand le paludisme n'a pas atteint un certain seuil de gravité, les résultats seront toujours négatifs. Au départ, je pensais qu'ils (les laborantins) ne faisaient pas le test mais quand je suis passé, ils m'ont montré les différents tests, tout est pratiquement négatif. Le TDR ne quantifie pas le nombre de trophozoïdes dans le sang mais détermine simplement la positivité ou la négativité. C'est la GE qui donne ces détails. (Dr M2, médecin généraliste, CScom)

Il ressort que presque tous les TDR reviennent négatifs. La quasi-négativité du TDR est aussi observée par les soignants eux-mêmes. Le 1er juillet 2014, nous sommes arrivé au CScom de Sabalibougou I à 10 h 30. Nous voulions avoir des réponses auprès des soignants et des laborantins sur la technique appropriée par rapport à l'utilisation du TDR. Tous les soignants ont été unanimes : il n'existe pas de technique absolue. L'infirmière I.2 donne une explication banale : « on prélève du sang, on le met dans le TDR, on ajoute du solvant, en 5 mn, on a le résultat, c'est trop rapide ». Ayant senti notre engouement pour le sujet, Dr M2 nous conduit au laboratoire, nous présente aux différents laborantins et laborantines. Là, le personnel est composé d'une doyenne, chef du laboratoire, assistée de deux stagiaires.

Théoriquement, si la première s'occupe de la GE « parce que plus méticuleuse », dit-elle, les autres utilisent le TDR. Dans la pratique, en l'absence de Mme I.4, ses stagiaires sont maîtres des lieux. A la question relative à la négativité de presque tous les tests chez les enfants, la doyenne Mme I.4 affirme :

> Depuis que nous avons commencé à utiliser les TDR, nous n'avons eu qu'un seul cas qui est revenu positif sinon tous les autres sont négatifs. Nous ne comprenons rien par rapport à cette histoire, certainement ce ne sont pas de bons produits. (I.4, laborantine, CScom)

Nous avons bien observé ce seul TDR positif que les laborantins ont gardé jalousement par-devers eux. Nous leur avons demandé s'ils avaient fait des formations en ce qui concerne son utilisation, seule Mme I.4 répond par l'affirmative et pour elle « c'est trop facile, ça ne vaut même pas le coup d'être formé ».

Pour mieux observer la technique d'utilisation du TDR, nous avons accepté de subir l'expérience comme cela se passe chez un enfant malade. Le stagiaire de l'APEJ commence par nettoyer avec du coton imbibé d'alcool le bout de notre doigt. Ensuite, il le pique avec l'enceinte et à l'aide d'un récolteur, il prélève une goutte de sang, la dépose sur la partie rectangulaire du réactif, ajoute deux gouttes de solvant. Environ 9 mn plus tard, il lit, le résultat est négatif. Le fond est teinté de sang. Les stagiaires pensent qu'il n'y a pas de temps à observer avant la lecture mais Mme I.4 parle de 15 à 30 mn.

Nous avons passé les mêmes expériences en guise de comparaison avec le Dr A.4, formateur au niveau du PNLP, quelques jours après. Il a bien nettoyé le bout de notre doigt avec de l'alcool de sorte à lutter contre les microbes, ensuite il a piqué le doigt et obtenu une goutte de sang de quantité moindre que celle de la première expérience. Il a déposé cette goutte sur le réactif et mis quatre gouttes de solvant. Il a chronométré, à partir de 15 mn, il a lu. Pour Dr A4 :

> Le bon TDR est celui qui a le fond blanc au moment de la lecture, l'intérieur ne doit pas être teinté de sang. La quantité de goutte prélevée joue sur le résultat. Cette quantité de sang ne doit pas déborder et ne doit pas être insuffisante. Il faut également tenir compte du temps pour la lecture, il est de 15 mn au moins. (Dr A.4, formateur, PNLP)

Une analyse de la première expérience montre un sérieux problème de manipulation du TDR si on la compare à celle du formateur. Le bout du doigt n'est pas sérieusement nettoyé a fortiori séché. Le stagiaire n'ayant jamais fait de formation en la matière, il ne sait pas doser la quantité de sang à déposer sur le réactif. Il en a récolté à l'excès contrairement à la seconde expérience. Il a ajouté deux gouttes de solvant au lieu de quatre. Cette quantité peut paraître insuffisante au regard de l'expérience 2. Quant à la lecture, il l'a anticipée, 9 mn au lieu de 15.

A partir de ces expériences, nous pouvons déduire que la fréquence de la négativité est liée en partie à la mauvaise manipulation du TDR. Les connaissances des stagiaires n'ont jamais été mises à jour en la matière et tout se passe comme si de rien n'était.

A la suite de l'observation du 9 juillet 2014, nous avons coïncidé au CScom avec le second cas de TDR positif de l'enfant D.D, 4 ans. Dr M2, les infirmiers I.5 et I.2 disent ne pas avoir vu de TDR positif depuis qu'ils sont arrivés dans cette structure il y a environ 3 mois. Nous nous sommes rendu au labo pour voir ce second TDR positif. Les travailleurs du laboratoire nous l'ont montré et l'analyse a été faite par I.6, un ancien du laboratoire. Pourquoi un ancien a-t-il réussi à bien le faire ? L'expérience joue pour beaucoup dans la manipulation du TDR si l'on en croit les propos du Dr M3 :

> La manipulation du TDR dépend de l'expérience du laborantin. Si l'on est face à un laborantin qui a vraiment de l'expérience, qui a bien appris son métier, il n'y a pas de problème, il confirme bien le diagnostic du paludisme. Mais si on est face à un laborantin qui n'a pas beaucoup d'expérience ou qui n'a pas le niveau requis, on va vers un égarement dans le diagnostic. (Dr M3, CScom)

Ce discours est à prendre avec réserve, l'expérience ne peut déterminer ici la connaissance. Une absence de formation peut expliquer les tâtonnements dans la manipulation du TDR, surtout que cette manipulation demande une technique.

Ce deuxième réactif, à l'observation, présente les mêmes caractéristiques que le premier TDR positif. Il est tellement rare de voir un TDR positif qu'il fait l'objet d'étonnement de la part des soignants et même des laborantins.

De façon implicite, le fait de donner les deux tests à la fois aux usagers n'explique-t-il pas le manque de confiance dans la qualité du TDR ? Certains soignants estiment avoir plus confiance dans le TDR que dans la GE. Car Dr M3 soutient :

> Je suis plus en faveur (rire) du TDR que les autres analyses hein ! Je crois plus aux résultats du TDR parce que c'est (...) comme le test de grossesse, il peut avoir une marge d'erreur mais tout est lié au test même, si les produits ne sont pas périmés (...), je pense qu'on ne doit pas douter des résultats. (Dr M3, CScom)

Pourtant, ce ton rieur cache quelque chose. Dans la pratique, cet enquêté se comporte de la même façon que ses pairs. Son discours est donc en déphasage avec ses pratiques.

Il faut noter ici qu'autour de ce double diagnostic, il n'y a pas de communication entre soignants et bénéficiaires de la gratuité. Il en résulte que les soignés ne se rendent pas compte de l'existence de cette gratuité en matière de diagnostic. Tout se passe comme si les soignants étaient en train de suivre la logique, renflouer les caisses en donnant la priorité à la GE qui est payante par rapport au TDR gratuit. Si la GE profite au centre, le TDR semble être négligé parce qu'il constitue un manque à gagner pour le CScom. Aussi, devant la fréquence de la négativité du TDR, l'utilisation de la GE ne devient-elle pas une solution palliative ?

Parallèlement, d'autres pratiques existent de la part des soignants en matière de prescription d'ordonnance.

7.2. Prescription d'ordonnance

Au-delà des pratiques relatives au diagnostic, les soignants développent d'autres pratiques en ce qui concerne la prescription d'ordonnance. Contrairement à ce que le protocole de gratuité dit, les ordonnances sont généralement prescrites avant d'avoir les résultats du TDR et de la goutte épaisse. Cette pratique a l'avantage selon Dr M2 :

> de traiter l'enfant avant d'avoir les résultats des tests. Ces tests, qu'ils reviennent négatifs ou positifs, le traitement aura été déjà fait. Cela nous permet de gagner du temps dans la prise en charge ». (Dr M2, CScom)

En réalité, quand nous analysons cette situation, les soignants procèdent ici à la prise en charge des enfants sur la base du diagnostic clinique. La prescription d'ordonnance, au lieu d'être postérieure au diagnostic clinique et biologique, est antérieure. Le paludisme dans ce cas est suspecté.

Une observation du 25 juin 2014 portant sur l'enfant BD, 3 ans, confirme cette pratique. L'enfant est reçu dans la salle de consultation avec sa mère. Des échanges commencent entre la mère et Dr M2 :

Dr : Que se passe-t-il chez l'enfant ?

Mère : Avant-hier, il a été terrassé par la maladie.

Dr : A-t-il le corps chaud ? Mange-t-il bien ? A-t-il la diarrhée ou vomit-il ? Vous avez traité antérieurement ?

Mère : Oui, le corps est chaud, pas de diarrhée mais il vomit. Je lui ai donné des médicaments avant de venir.

Sur la table de consultation, le thermomètre donne une forte fièvre : 40 °C. Dr M2 demande à la mère de faire rapidement un enveloppement humide pour casser un peu cette fièvre, le temps juste de faire sa prise en charge. Ce qui est fait. Ensuite, elle donne une GE et un TDR à faire et, parallèlement, l'infirmière FG prescrit du sérum. Dr M2 s'adresse à la mère de l'enfant en ces termes : « Avec une telle température, les comprimés ne servent à rien, vous faites du sérum et tout de suite ». Avant d'avoir les résultats de ces tests, le traitement commence.

Des fois les soignants prescrivent après les résultats du TDR, après confirmation ou non du paludisme chez l'enfant. Dr M2 donne des analyses à faire : le TDR et la GE. Bien que les tests soient négatifs, elle prescrit la CTA payante accompagnée d'une seconde ordonnance. Certes l'analyse est faite au laboratoire mais un TDR négatif ne donne pas droit à une CTA gratuite si l'on se réfère au protocole de gratuité. Son accès demande une confirmation du paludisme par le TDR. Cette pratique répond à son intuition : « une goutte épaisse ou un TDR négatif n'exclut pas le traitement du paludisme ».

Ainsi, ce même 25 juin 2014, l'enfant MT, fillette de 4 ans, est accompagnée de sa mère dans la salle de consultation. Voici les échanges entre elle et le médecin traitant par rapport au diagnostic.

Dr : Qu'est-ce que l'enfant a comme maladie ?

Mère : Elle se plaint de son ventre.

Dr : Est-ce qu'elle tousse ? Est-elle enrhumée ?

Mère : Oui, elle tousse un peu mais elle n'est pas enrhumée.

Dr : L'enfant a-t-elle le corps chaud ?

Mère : Oui, elle a la tête chaude.

Dr : Ok, déshabille-la.

Dr M2 consulte à l'aide de stéthoscope, tâte le corps, prend la température, informe la mère : « L'enfant n'a pas grand-chose, elle n'a pourtant pas le corps chaud comme vous le dites (…) »

Dans ces échanges ci-dessus, la gravité de la maladie est déterminée par l'hyperthermie de l'enfant aussi bien chez le soignant que chez les mères. Si le premier le sait à partir de son thermomètre, les secondes touchent l'enfant pour le savoir. Or, cette dernière façon relève du toucher, donc d'une construction de la maladie. Ce qui est recherché dans cet échange, c'est beaucoup plus la température. « L'enfant a-t-il le corps chaud ? » revient fréquemment dans les questionnements. Ce que nous constatons, c'est que les enfants sont accompagnés par leurs mères et non leurs pères. Absorbés par le quotidien, ces derniers s'occupent généralement de l'aspect financier. Les pères sont présents quand il s'agit de cas plus graves.

Aussi, l'enfant SD, 9 mois, a fait les mêmes analyses de sang mais la goutte est revenue positive et le TDR négatif. Une ordonnance antipaludéenne est aussitôt prescrite, Dr M2 signifie à la mère de l'enfant : « Vous ferez le sérum tout de suite, le soir et demain matin et après vous ramenez l'enfant. » La mère prend l'ordonnance et se dirige vers les infirmières chargées de faire les soins. Dans ce cas de figure, la GE est positive. Elle ne relève pas de la gratuité mais le sérum a été fait en fonction de la confirmation par ce test. Aussi, ce sérum est censé faire partie du kit paludisme grave, malheureusement cette forme de gratuité n'existe pas au niveau du CScom.

Souvent, en plus de la prescription de la CTA payante, la CTA gratuite est aussi prescrite. Après avoir consulté l'enfant BD, 2 ans, Dr M2 estime : « L'enfant n'a pas de fièvre, la voie orale convient même sans faire de test. » Il prescrit la CTA gratuite à l'enfant à la suite de cet interrogatoire :

Dr : L'enfant se plaint de quoi ?

Mère : La diarrhée.

Dr : Il défèque combien de fois dans la journée ? Son corps est-il chaud ?

Mère : Oui, il a des maux de ventre.

Dr : Tu lui as donné des médicaments à la maison ?

Mère : Oui.

Dr : Où tu as acheté ces médicaments ?

Elle hésite puis finit par dire :

Mère : A la pharmacie de la rue.

Cette pratique est contraire au discours du Dr M2 relatif à la prescription de la CTA, discours tenu lors d'un échange informel avec elle :

> (…) la CTA est gratuite au cas où l'analyse est faite au laboratoire mais si le palu est suspecté, le parent paie. L'analyse est la preuve que l'enfant a du paludisme ou pas. (Dr M2, CScom)

Ici, le paludisme est suspecté chez l'enfant, qu'à cela ne tienne, Dr M2 prescrit une CTA gratuite. Nous pouvons remarquer dans ce discours une erreur. Faire l'analyse au laboratoire ne suffit pas. Il faut la confirmation du paludisme à la suite de cette analyse pour bénéficier de la gratuité de la CTA. Dans certains cas, l'analyse peut être faite au laboratoire. Le TDR peut revenir négatif et cela ne donne pas le droit à l'enfant d'avoir une CTA gratuite comme ce fut le cas de l'enfant MT cité plus haut.

La CTA gratuite est aussi prescrite, même si l'enfant souffre d'une autre maladie. Le 16 juillet, l'enfant MT, 3 ans, a été consulté. Sa consultation par l'infirmière I.2. révèle une pyodermie. L'infirmière prescrit des antibiotiques et la CTA parce qu'elle suspecte le paludisme. Dr M2 justifie la pratique :

> Pour presque tous les motifs de consultation, nous associons un antipaludéen au traitement. Mais dans le registre, nous prenons le soin de mettre le paludisme simple comme motif de consultation et nous donnons le kit paludisme. (Dr M2, CScom)

A l'observation, dans le registre, la colonne réservée au motif de consultation porte fréquemment la mention « paludisme », même si l'enfant n'est pas malade du paludisme. La justification de cette pratique est de permettre à l'usager d'avoir la CTA gratuite sans faire de test. Le fait de ne pas faire le test constitue aussi une autre pratique à ce niveau.

La situation économique de certains usagers oblige les soignants à prescrire la CTA gratuite comme alternative. Par exemple, l'enfant AD, 2 mois, accompagné de sa mère, souffre de douleurs à la poitrine. Elle a le corps chaud, s'essouffle et a également la diarrhée. La mère de l'enfant est sans argent, son mari est injoignable au téléphone. L'enfant souffre sérieusement. Après le diagnostic de la maladie, Dr M2 trouve une solution provisoire à ce manque d'argent de la mère. Dr M2 établit deux ordonnances : l'une gratuite (CTA) et l'autre à acheter.

La rupture de stock de la CTA a aussi un impact sur la prescription d'ordonnance. La fréquence de cette rupture fait que les soignants ne se donnent pas la peine de vérifier la disponibilité du stock au niveau de la pharmacie. Cette situation donne lieu souvent à des pratiques mensongères de la part de certains soignants. Le 03 juillet 2014, MS, enfant de 7 mois, a la GE positive, le TDR négatif. Dr M2 prescrit l'Artefan, un antipaludéen, et justifie ce fait :

> Il y a rupture du Coartem. Ce sont les CSréf qui nous servent, ils nous en envoient un peu en début d'année et après c'est fini. Il y a trop de monde pour ce produit (...). Les autorités nous mettent dos à dos avec les patients avec leurs publicités. (Dr M2, CScom)

Mais à la question de savoir si la rupture date de longtemps, elle parle de deux mois, ce qui semble ne pas être vérifié car la dernière prescription du Coartem gratuit en notre présence remonte à 12 jours. Pourquoi cache-t-elle la vérité ? Que se cache-t-il derrière cette pratique de changement de molécule antipaludéenne ? Selon notre observation, elle semble être influencée par le marketing des délégués médicaux. Cet Artefan a longuement fait l'objet de campagnes de forte sensibilisation au niveau du CScom.

La prescription d'ordonnance concerne aussi le paludisme grave. Les médicaments destinés à cet effet ne sont pas gratuits parce qu'au niveau du CScom, il n'existe pas de kit paludisme grave. La prise en charge de cette forme de paludisme est entièrement à la charge des usagers. Cette affirmation est corroborée par cette observation du 12 août 2014.

L'enfant TC, 9 mois, a été vu en consultation aux environs de 9 h 15 par l'infirmière I.2. Voici l'interrogatoire pour diagnostiquer le mal :

Infirmière : Qu'avez-vous constaté comme mal chez votre enfant ?

Mère : L'enfant vomit et est enrhumé.

Infirmière : Il a le corps chaud, la diarrhée ?

Mère : Oui, il a le corps chaud mais n'a plus de diarrhée.

Infirmière : Vous lui avez donné des médicaments ? Si oui, lesquels ?

Mère : Oui. Du sirop acheté par mon mari.

Puisque l'enfant vomit et a de la fièvre, la GE et le TDR ont été donnés par l'infirmier I.5 qui remet le papier d'analyse à la mère en l'informant pour la première fois de la gratuité de la seconde analyse (le TDR) à voix basse : « Tiens, une est faite gratuitement ». Et Dr M2 d'ajouter : « Va là où tu as pris le ticket, tu paies là-bas et tu vas faire la prise de sang. Tu nous amènes les résultats après. »

Après une longue attente (de 10 h 03 à 11 h 17, soit une heure et 14 mn), la mère est informée des résultats de l'analyse :

- le TDR est négatif ;
- la GE positive avec 120 trophozoïdes.

Il a donc été conclu que l'enfant a du paludisme forme grave. L'infirmier K. prescrit : Artéméther 0,20 1 ampoule faisable en IM 3 fois/jour. Ces médicaments sont à acheter.

La manière de prescrire les ordonnances dérange souvent certains usagers. Malgré la situation de gratuité, ils expriment une crainte par rapport à leur capacité de payer les ordonnances prescrites. A l'observation, ils ont de bonnes raisons pour cela. Quand les soignants commencent à prescrire, dans la plupart des cas, ils remplissent la première page de l'ordonnancier. Il va donc de soi que les usagers, étant des néophytes, comparent ce qui est prescrit à leur portefeuille. Cette façon de faire des soignants rend anxieux les usagers ; prescrire l'ordonnance mais à quel coût ? Pourquoi cette anxiété dans un contexte de gratuité ?

YT, 3 ans, est vu en consultation. Des antibiotiques et le Coartem ont été prescrits par l'infirmier I.5. Cela, sans la supervision du Dr M2. Ayant pris connaissance du contenu de l'ordonnance, Dr M2 conseille à son infirmier de prescrire une combinaison de produits au lieu de faire trois ordonnances. L'ordonnance étant déjà remise à la mère, l'infirmier la lui retire pour la reprendre. La mère ne comprenant pas cette situation crie : « N'ajoutez plus rien, tous ces produits suffissent déjà. » L'infirmier lui répond : « Grande sœur, ce n'est pas à toi de nous dire cela, quand l'enfant est malade, nous lui prescrivons les médicaments conformes à sa maladie, tu as compris ? »

Cette différence de position pose le problème de la compétence du prescripteur. Pourquoi trois ordonnances au lieu d'une seule ? Par ailleurs, la fréquence des délégués médicaux au niveau du centre a une influence sur la prescription des ordonnances. Ces délégués sont caractérisés par une ténacité indescriptible à faire écouler leurs produits.

Le 12 août 2014 à 10 h 23, une déléguée médicale entre dans la salle de consultation. Après les salutations d'usage, puisqu'elle fait la publicité de deux produits : Colart (un antipaludéen) et Augmentin (un antibiotique), un dialogue s'instaure entre elles, Dr M2 et l'infirmière I.2 :

Dr M2 : Et Colart ?

Déléguée : il souffre beaucoup.

Dr M2 : Ah bon !

Délégué : C'est ce que les pharmaciens m'ont dit.

Dr M2 : Et Augmentin ?

Déléguée : Il souffre aussi. C'était donc un petit rappel par rapport à ces deux produits.

L'infirmière I.2 de son côté lui adresse ces propos : Vous êtes nombreux à faire le marketing de Colart, il faut en déposer chez nous au centre.

Déléguée : Comment peut-on faire cela ?

Infirmière I.2. : Le chef est souffrant, tu peux passer après, il t'expliquera le procédé.

Un autre sujet est entamé relatif aux difficultés d'accès de la déléguée en question à eux soignants lorsqu'elle en était à ses débuts. Les soignants ont remarqué depuis longtemps le courage, l'amour de cette dame pour son travail. Dr M2 remarque :

> Elle pouvait passer des heures devant la porte sans être reçue par le chef, elle ne se décourageait pas. Cette situation a finalement forgé l'admiration du chef. (Dr M2, CScom)

D'après la déléguée : « Je sais que mon marché est là, je ne ferai jamais le gros cœur, je suis même l'amie du chef maintenant. »

A 10 h 33, la déléguée quitte la salle, soit 10 mn d'échange. La déléguée, comme ses autres collègues, dépose ses produits au niveau de certaines pharmacies et incite les soignants à les prescrire beaucoup plus aux malades pour vite épuiser le stock. Les deux produits de cette déléguée souffrent, donc elle développe des stratégies pour les faire écouler. Elle fait comme un commerçant qui veut vendre ses marchandises. Cet état de fait n'est pas favorable à la bonne marche de la politique de gratuité au sein du CScom. Ce marketing autour des médicaments ne fait que dérouter souvent le prescripteur. Si c'est accompagné de cadeaux, la non-prescription de ces produits exerce une pression morale sur le soignant. L'absence de cadeaux de la part des délégués entraîne des frustrations. L'écoulement de leurs produits est fonction des cadeaux. Celui qui donne le plus de cadeaux verra ses produits vite écoulés.

Deux soignantes se taquinent :

Le 16 septembre 2014 vers 11 h 52, deux délégués font leur entrée dans la salle de consultation. L'un ancien dans la délégation, l'autre nouveau. Le premier introduisait le second et a fait le rappel de « Magacef » et « Trifed », des produits qui luttent contre les syndromes grippaux. L'infirmière I.2. ne leur parle pas mais après leur départ commence le dénigrement : « Les gens avec de gros sacs, ils n'ont rien à nous apporter. » Dr M2 lui répond : « Tu n'as pas parlé, je sais que tu allais sourire un peu s'ils t'avaient donné des produits gratuitement. » Ils sont partis à 12 h 04 soit 12 mn effectuées avec les soignants.

Ce n'est pas seulement à l'avantage des délégués médicaux cette vente de produits, les soignants aussi y trouvent leur compte. Les cadeaux en médicaments leur servent à soigner la famille, les proches. Parfois, ils sont destinés à la vente. Dans cette situation où chacun veut tirer profit, quelle est la place de la gratuité au CScom?

La prescription d'ordonnance est donc caractérisée par une quasi-absence du respect du protocole de gratuité. Elle donne lieu à différentes pratiques de la part des soignants. Ces pratiques se résument à une négligence de la CTA qui est gratuite au profit de médicaments payants. D'autre part, il faut signaler qu'un des aspects de la politique de gratuité est le traitement. Mais au niveau du CScom, cette gratuité dans le traitement ne concerne que le paludisme simple.

7.3. Gratuité partielle

L'un des facteurs de la gratuité au niveau du CScom qui favorise sa négligence, c'est l'absence de prise en charge du paludisme grave sous toutes ses formes. La prise en charge concerne les cas simples à base de CTA. A la question de savoir pourquoi le paludisme grave n'est pas pris en charge gratuitement, Dr M2 gesticule les mains comme pour dire qu'elle ne sait pas ; quelques secondes après, elle trouve comme cause :

> (…) les médicaments quittent au niveau CSréf pour venir à notre niveau, donc si à leur niveau, ils ne sont pas satisfaits, ils ne peuvent pas nous envoyer les médicaments (…). (Dr M2, CScom)

L'une des caractéristiques du CScom est l'absence d'hospitalisation. Selon Dr M2 :

> Nous ne faisons pas d'hospitalisation ici, à notre niveau c'est l'observation seulement, on observe les malades trois heures après la perfusion, on les libère (…) ». (Dr M2, CScom)

Certains soignants pensent que :

> Ici les soins ne sont pas gratuits par rapport au paludisme, parce que les enfants qu'on reçoit, on leur prescrit les ordonnances et ces ordonnances sont à payer donc ce n'est pas gratuit (I.1, infirmier en formation, CScom)

Nous avons pu confronter ce discours avec la réalité du terrain. Ainsi, nous avons fait le circuit de quelques enfants malades du paludisme pour voir l'effectivité de la gratuité de la prise en charge du paludisme au niveau du CScom.

L'enfant MD, 4 ans, accompagné de sa mère, arrive au centre de santé à 11 h 32 le 18 novembre 2014. La mère n'avait pas pris de ticket modérateur à la caisse, les soignants lui demandent d'aller le faire. Le prix du ticket modérateur est de 300 F pour les enfants et 600 F pour les adultes, puisque la maman n'est pas au courant de cette différence de prix, le caissier lui a remis un ticket pour adulte. A la consultation, voici l'interrogatoire entre Dr M2 et la mère :

Dr : De quoi souffre l'enfant ?

Mère : Il a mal au ventre, enrhumé et il tousse

Dr : L'enfant a-t-il le corps chaud ?

Mère : Oui

Dr : Tousse-t-il ? A-t-il la diarrhée ? Qu'est-ce que tu lui as donné ?

Mère : Du paracétamol, nous étions là il y a deux mois pour des soins, nous avons fait du sérum

Dr : Bon, ça a duré, cela semble être une nouvelle maladie

A la fin de cet interrogatoire, l'interne I.1. prescrit l'ordonnance composée comme suit :

- Artefan sp 1 fl
- Amoxi 250sp 1 fl
- paracétamol 3 p 1fl

La mère part à la pharmacie à 11 h 47, mais avant, l'interne I.1. lui dit : « Prends ces médicaments, ce sont des sirops, l'enfant est un peu fatigué par le paludisme ainsi que le rhume. » Le prix de cette ordonnance est estimé à 5 750 FCFA. A 11 h 53, ils sont rentrés soit 21 minutes, l'estimation du temps de la prise en charge. Aux 5 750 FCFA, il faut ajouter les 600 FCFA de frais de ticket, ce qui revient à 6 350 FCFA.

En analysant ce circuit, les parents sont victimes du paiement à un double tarif du prix du ticket modérateur. Au lieu de payer 300 FCFA comme prix du ticket pour les enfants, le plus généralement, ils n'ont pas l'information, ils paient le double (tarif adulte). Le caissier ne leur donne pas non plus l'information. La question qui reste posée est : à qui profite cette pratique au niveau du CScom ? N'est-ce pas là une façon de se faire de l'argent de la part du caissier ? Assurément oui, si nous savons que même si les victimes sont informées plus tard, le surplus n'est pas restitué. Plus tard, après consultation, le paludisme et le rhume ont été diagnostiqués à l'aide de la méthode de l'interrogatoire, du stéthoscope, du thermomètre, sans passer ni par le TDR, ni par la GE. Le paludisme est donc suspecté chez l'enfant. De quelle forme de paludisme s'agit-il ? Aucune information. L'ordonnance est établie sur cette base. L'Artefan, l'antipaludéen prescrit, est un médicament qui a fait l'objet d'un marketing intense de la part des délégués médicaux. Une influence des délégués ? De l'Amoxicilline, un antibiotique, et du paracétamol, un antipyrétique. Le prix de ces médicaments a coûté à la mère 5 750 FCFA plus les 600 FCFA du ticket, ce qui lui revient à 6 350 FCFA. Pouvons-nous parler de gratuité dans ce cas de figure ? Tout a été payant, pourtant, l'enfant MD a moins de cinq ans, il doit bénéficier de la gratuité. Dans le même temps, nous avons pu vérifier à la pharmacie s'il y avait rupture de la CTA, le stock était bien disponible. Cette pratique peut s'expliquer par une certaine négligence de la gratuité.

S'agissant du temps de prise en charge, il est estimé à 21 minutes environ. Ce temps est à notre avis relativement moins prolongé.

Le second circuit du malade a porté sur l'enfant NS, une fillette de 16 mois. Sa mère entre avec elle dans la salle de consultation à 12 h 01. Aussitôt assise, l'enfant commence à vomir et Dr M2 dit : bébé est malade ? Comment elle s'appelle ? La mère répond : NS. L'interne I.1 continue avec l'interrogatoire.

Interne : De quoi souffre-t-elle ?

Mère : Elle est enrhumée et elle vomit depuis ce matin

Interne : Elle a vomi combien de fois ?

Mère : Plusieurs fois depuis ce matin

Interne : Qu'est-ce que tu lui as donné comme médicament ?

Mère : Du paracétamol.

Interne : Souffre-t-elle de diarrhée, de toux ?

Mère : Non.

Dr M2 s'adresse à ses collègues : L'enfant vomit, il semble dépérir.

Interne : Le motif est le vomissement et la fièvre.

Dr M2 suspecte la fièvre Ebola et poursuit l'interrogatoire :

Dr M2 : Y a-t-il un malade chez vous qui vient d'ailleurs ?

Mère : Non.

Dr M2 : Avez-vous séjourné quelque part ?

Mère : Non Dr M2 : La vomissure de l'enfant a du sang ? Mère : Non mais elle est jaunâtre

Après la consultation, Dr M2 établit une ordonnance et un bulletin d'analyse composé de TDR et de GE, puis elle s'adresse à la mère : « On va faire du sérum, tu vois, l'enfant a dépéri, le sérum sera fait et parallèlement vous faites cette analyse de sang ici (...) ».

Voici ci-dessous l'ordonnance :

- sérum glucosé 5 %, 3 fl
  200 cc toutes les 8 heures
- quinine 0.20 3 amp
  1 amp/perf
- dexa 2 amp
  1 fl en IV/j
- Ceftriaxone 0,5 g 3 fl
- Novalgin 3 amp
  ½ amp/perf
- Vogalène 3 amp
  ½ amp/perf 2 fois /j
- perfuseur et seringue
- KTG 24 (2) sparadrap 1

A 12 h 14 mn, la mère quitte la salle de consultation avec l'enfant pour le laboratoire. Par deux fois, elle fait des va-et-vient entre la caisse et le laboratoire, voulant payer les frais liés à la GE qui sont de 1 000 F. A 12 h 23, le laborantin C. commence à prélever la goutte de sang de l'enfant qui est déposée sur le réactif du TDR à 12 h 25. En attendant les résultats des tests, il enregistre les paramètres de l'enfant dans deux registres différents. Ensuite, il lit le TDR à 12 h 32, soit 7 minutes d'attente. La GE, quant à elle, est revenue positive avec 150 trophozoïdes à 12 h 57, soit 32 minutes d'attente. Le prix de l'ordonnance est 10 575 FCFA sans la Vogalène qui est en rupture d'après l'infirmier soignant. Le prix pour les soins du sérum est 250 F. L'enfant a bénéficié de son premier soin à 13 h 19. Avant les soins, le père, agent des sapeurs-pompiers, est venu s'occuper de son enfant. Il est présenté par le médecin-chef comme son ami. Puisque l'enfant vomit beaucoup, le père est allé chercher la Vogalène en ville, une pharmacie lui a été indiquée à cet effet. Dans un lit très poussiéreux, sans draps, d'une salle de 10 lits, l'enfant reçoit ses soins. Si l'on analyse le cas de l'enfant NS, dont le père est l'ami du médecin chef du centre, malgré cette amitié, l'enfant a fait du TDR mais est-ce que celui-ci est gratuit au regard du double test TDR-GE ? Ce TDR est vu comme une formalité à accomplir. La GE étant donc positive avec 150 trophozoïdes, le paludisme est grave et se traite. L'interrogatoire varie selon la réalité épidémique de l'époque. Dr M2 suspectait Ebola parce que cette maladie venait de faire des ravages dans certains pays voisins et deux personnes venaient d'en être victimes au Mali.

A observer l'ordonnance également, il n'y a rien de gratuit puisque le centre ne dispose pas de kit paludisme grave. Les médicaments ainsi prescrits sont destinés au traitement du paludisme grave. A 10 575 FCFA est estimé le coût de l'ordonnance sans la Vogalène, en rupture au niveau du centre. Si l'on ajoute les frais du placement du sérum, cela revient à 10 825 FCFA. Ce prix qui est provisoire est beaucoup plus élevé dans un contexte où la prise en charge du paludisme doit être gratuite. Il est aussi plus élevé si on le compare aux dépenses de la mère de l'enfant MD. Des questions taraudent notre esprit cependant. Pourquoi cet enfant n'a bénéficié d'aucune forme de gratuité malgré ses 16 mois ? Pourquoi la prise en charge de l'enfant n'a-t-elle pas été faite sur la base du protocole de gratuité de la prise en charge du paludisme ? Puisque le père de l'enfant est l'ami du chef de centre, préfèrent-ils le payant au gratuit ? Sont-ils animés par la logique de l'efficacité des produits payants ?

Quant au troisième et dernier circuit qui a été effectué le 24 décembre 2014, il concerne l'enfant MSD, 2 ans, accompagné de sa mère et de sa tante. La consultation a commencé à 12 h 58. La tante, munie d'un ticket de 300 FCFA, est soumise à l'interrogatoire par l'infirmier I.5.

Infirmier : L'enfant souffre de quoi ?

Tante : Hum ! Elle vomit quand même.

Infirmier : Tu n'es donc pas la mère de l'enfant ?

Tante : C'est celle qui est sortie, je suis sa tante

Infirmier : Elle est partie où, sa maman ?

Tante : La voilà là-bas en train de laver les habits d'une de nos sœurs qui vient d'accoucher.

Infirmier : Si je savais qu'elle était sa maman, elle n'allait pas sortir, tu ne pourras pas nous renseigner sur la maladie de l'enfant.

Tante : Si je peux, nous n'avons pas dormi hier soir, elle vomit, elle a la diarrhée et elle est enrhumée

Infirmier : Depuis quand elle est malade ?

Tante : Hier seulement, nous sommes de la même famille, sa maman et moi. Infirmier : Couche-la sur le lit de consultation là-bas.

Déjà à 13 h 04, soit 6 minutes plus tard, la consultation était terminée. La tante dit au soignant en sortant après la remise de l'ordonnance que « la maman de l'enfant travaille, après c'est elle qui va acheter les médicaments ». La prescription n'a duré que 4 minutes. L'enfant a bénéficié d'une perfusion, de Novalgin, de Vogalène, de Smecta, de Ringer, de Ceftriaxone ainsi que d'accessoires (seringues, KT G24, gants), le tout est revenu à 8 925 FCFA, auxquels il faut ajouter le ticket pour la prestation du sérum qui est 250 F. C'est finalement à 14 h 28 que l'enfant a reçu les premiers soins financés par le père de l'enfant.

La prise en charge d'un enfant dans notre société donne lieu à la mobilisation de ses parents. Malgré cette mobilisation de sa mère et de sa tante qui ont un rôle social, l'enfant n'a pas bénéficié de soins. C'est avec l'arrivée de son père que les médicaments ont pu être achetés.

Que ce soit la consultation, la prescription, nous notons une certaine rapidité. Nous remarquons que l'enfant n'a pas bénéficié de la gratuité, ni dans le diagnostic, encore moins dans le traitement. Le père de l'enfant a payé en tout 9 175 FCFA, à cela s'ajoutent les 300 FCFA du ticket, ce qui leur revient à 9 475 FCFA. L'enfant a pourtant la diarrhée, des vomissements et le rhume si l'on se réfère à l'interrogatoire, pourquoi le prescripteur n'a donc pas pensé au paludisme dans ce cas de figure ? A la question de savoir si le prescripteur, l'infirmier F., a connaissance du contenu du protocole de gratuité, il répond : « Je n'ai pas personnellement une très grande connaissance mais je pense que mes chefs ont une connaissance et ils peuvent à chaque fois me guider ». Or, chez l'enfant NS, le second circuit, avec la notion de vomissement seulement, Dr M2 a jugé nécessaire de faire une GE et un TDR. Il existe donc une certaine incohérence dans la prise en charge des enfants.

En conclusion partielle, nous assistons à la confrontation de deux sortes de logique au niveau du CScom : la politique de recouvrement des coûts et la politique de gratuité. L'existence de la gratuité n'a pas pu mettre un frein à la course effrénée du CScom pour renflouer ses caisses. Ce renflouement des caisses passe par l'achat des tickets modérateurs et des gants par les usagers, le recours systématique à la goutte épaisse, la multiplication des partenaires. Il faut noter que, malgré ces efforts, le CScom est caractérisé par un dysfonctionnement notoire, relatif à l'absence d'informatique, de plan stratégique et au manque d'ambulance pour les évacuations. Quant aux pratiques, elles concernent le diagnostic, la prescription d'ordonnance et le traitement. Le diagnostic se fait doublement. Souvent, l'enfant est traité avant de connaître les résultats des tests. Il peut aussi bénéficier d'une CTA gratuite même si le TDR est négatif, ce qui peut expliquer les ruptures de stock. Des fois, même si l'enfant souffre d'une autre maladie que du paludisme, il a le bénéfice de la gratuité. De façon générale, les observations montrent que la gratuité dont bénéficient les usagers est de type partiel. Partant de ces difficultés liées au fonctionnement au niveau du CScom, que pouvons-nous dire du cas du CSréf ?

Chapitre VII
Mise en œuvre de la gratuité de la prise en charge des enfants et pratiques du personnel soignant au CSréf de Sogoniko

Ce chapitre vise à décrire et analyser les obstacles liés à la mise en œuvre de la gratuité au CSréf. Ces obstacles sont relatifs à la négative perception que les acteurs ont de la gratuité, à une absence d'accompagnement de la politique au plan salarial, plateau technique et recrutement du personnel.

1. Mise en œuvre de la gratuité de la prise en charge des enfants

1.1. Soignants nostalgiques de la politique de recouvrement des coûts

Au CSréf de Sogoniko, malgré la multiplication des caisses pour l'achat de tickets, une longue file d'attente des usagers est observable. Contrairement à l'hôpital Gabriel Touré, ce ticket est de 1 000 FCFA si l'usager n'est pas inscrit à l'AMO. Le prix de ce ticket modérateur est non seulement élevé, mais il constitue aussi un préalable pour l'accès aux soignants. Son existence est un obstacle à la gratuité, parce que le problème est que l'usager paie avant ce ticket pour accéder aux soins gratuits.

De l'avis de la plupart des soignants, le ticket modérateur, constitue une tare de la politique de recouvrement des coûts. Aussi, Dr M2 établit-il un lien entre les agissements des usagers et le prix du ticket modérateur. Il est de ceux-là qui défendent mordicus la politique de recouvrement des coûts sans le dire explicitement. Dr M2 pense que si les usagers ne respectent pas les soignants, c'est : « parce qu'avec seulement 1 000 F, ils ont accès aux médecins. Dans les structures plus chères, ils ne réagiront pas ainsi. »

Il fait une comparaison entre les agissements d'un usager dans une structure publique et ceux d'un autre dans une structure privée. Il pense que le fait de payer de petites sommes pour accéder aux médecins explique les débordements. Le paiement de sommes « colossales » pour les soins forcerait les usagers au respect, au sérieux. Or, cette conception des relations soignés et soignants exprime la désapprobation de cet enquêté sur la gratuité. La bousculade dans les structures de santé publiques est plus remarquable que dans les structures de santé privées. Si les premières sont populaires, les secondes regorgent moins d'usagers. Aussi, la politique de gratuité de la prise en charge du paludisme concerne les structures de santé publiques. Ce qui explique la grande affluence des usagers devant les centres de santé. Il faut aussi interroger l'éducation de chaque usager et sa réaction devant ce qu'il considère comme urgent en matière de soins.

Par ailleurs, Dr M2, indigné, explique le comportement des parents : « (...) c'est parce que nous sommes pauvres ici et nous ne recevons que leurs 1 000 F qu'ils agissent ainsi ». Cet enquêté poursuit et fait une analyse sur la gratuité. Les consultations et les soins constituent un manque à gagner pour les structures si nous savons que le paludisme chez les enfants vient en tête des pathologies. Dans cette situation :

> Si l'on prend la consultation, 75 % concernent les enfants. Le paludisme occupe le premier rang selon les statistiques. Si on dit qu'on rend gratuits les consultations et les soins, alors je pense qu'il y aura un manque à gagner (...). (Dr M2, médecin généraliste, CSréf)

Il considère la gratuité comme un manque à gagner pour les soignants et les structures de santé. Ce proverbe bambara : « *kami nyénkè bè kènèma, mogonifing nyénkè ba a kono* »[152] analyse bien le comportement ambigu de cet enquêté par rapport à la gratuité. Il est tantôt pour cette politique de gratuité, tantôt contre. Cette manière de voir la gratuité de la part de Dr M2 s'apparente à ce point de vue d'un personnel de CScom sur la gratuité, relevé par Laurence Touré et Youssouf Tiécoura Sanogo[153] : « un pas en avant, deux pas en arrière ». Dr M2 semble largement acquis au modèle de recouvrement des coûts, bien que ce dernier ait atteint ses limites.

Par ailleurs, le volume de travail constitue un autre goulet d'étranglement dans le fonctionnement de la politique de gratuité.

1.2. Volume de travail des soignants dans un contexte de gratuité

L'insuffisance numérique des soignants chargés de la prise en charge des enfants atteints de paludisme pose de sérieux problèmes. Au niveau de la pédiatrie, il existe un seul spécialiste qui est responsable du service, cinq médecins généralistes et trois paramédicaux. La responsable de la pédiatrie confirme cette insuffisance de personnel surtout en période de pic du paludisme :

> Le personnel est insuffisant, il y a des périodes où il n'y a pas d'affluence, ça peut aller ; lors des périodes d'affluence vraiment le personnel est insuffisant. Le personnel médical était au nombre

[152] Littéralement, expression bambara qui signifie : la pintade a ses couleurs visibles de l'extérieur tandis que l'homme a les siennes à l'intérieur donc invisibles.
[153] Laurence Touré et Youssouf Tiécoura Sanogo, *op. cit.*, p. 225.

> de six médecins, avec le paramédical, récemment on est neuf. (Dr M1, responsable de la pédiatrie)

Comment expliquer donc la présence d'un seul spécialiste dans un centre de santé aussi vaste et aussi fréquenté que le CSréf de Sogoniko ? L'insuffisance numérique des pédiatres est observable d'abord au niveau national en général et particulièrement au niveau régional. Au CSréf de Sogoniko, la seule pédiatre du centre reçoit beaucoup d'enfants malades par jour. Elle est la pièce maîtresse de la pédiatrie dans la prise en charge des enfants. Elle assure le rôle de chef de service, elle exerce des fonctions administratives, participe fréquemment aux symposiums, aux colloques et enseigne dans certaines structures de santé. Toutes ces occupations font qu'elle est absente souvent du service. Cette absence peut causer du tort au bon fonctionnement du service pédiatrique dans la mesure où c'est elle qui est chargée de la supervision des activités. Celui qui doit la suppléer en cas d'absence ou d'empêchement est un médecin généraliste, un ancien praticien de la pédiatrie. Débordant d'activités, il dit : « Je suis très occupé depuis ce matin. J'ai amené ma belle-mère au centre pour le prélèvement de sang, je n'ai plus de temps pour elle, je n'ai même pas quelqu'un pour aller la déposer à la maison. » (Dr M2, médecin généraliste, CSréf)

Le médecin est avant tout une personne qui peut avoir des cas sociaux à gérer comme les autres. Les usagers ne comprennent pas cet état de fait. Ce qui suscite leur incompréhension, leur révolte, etc.

La politique de gratuité, en accroissant la fréquentation des structures de santé par les populations, souffre d'un manque de recrutement de personnel pour faire face aux besoins des usagers. Le volume horaire de travail est pénible à cause du déficit de personnel. Selon Dr M2 : « A partir de 15 malades, sincèrement, je suis personnellement épuisé. Mais… que faire ! Nous travaillons sans limite, jusqu'à prendre tous les malades qui attendent. Il n'y a pas de garde comme à l'hôpital pour se reposer un peu. »

Le repos devient comme un luxe à la pédiatrie et Dr M2 d'ajouter : « En moyenne un médecin consulte 35 malades par jour hormis les gardes. » Ce chiffre est carrément deux fois au-dessus de la norme donnée par l'OMS qui est de 15 malades par médecin et par jour selon Dr M2. Cette façon de faire nous pousse à interroger la qualité des soins. Si à partir de 15 malades, la fatigue se fait sentir et qu'en moyenne un médecin consulte 35 malades, ce qui veut dire qu'au moins 20 malades sont soignés sans la moindre qualité.

L'absence de repos fait que les soignants développent des stratégies pour échapper momentanément à la charge du travail. La prière du vendredi est le moment le mieux indiqué. Elle permet de se reposer. Généralement à leur retour de cette prière, il ne reste qu'une trentaine de minutes de travail avant l'heure de garde qui est fixée à 14 h.

Au niveau de la pédiatrie II, à 12 h 40, nous sommes rentrés dans la salle. Là, 4 soignants officiaient, 3 patients étaient présents. A 12 h 50, Dr M2, essoufflé, s'adresse à la dame chargée de faire l'appel des usagers : « N'appelle plus personne, nous allons à la mosquée, envoie-les dans l'autre salle. Dis-moi, combien attendent dehors. » La dame répond : « Onze personnes. » A 12 h 57, tous les médecins, excepté l'infirmière stagiaire chargée de remplir le registre, sont partis à la mosquée. Vu l'incapacité de l'infirmière à ausculter, elle quitte la salle jusqu'à l'arrivée des autres.

Nous sommes restés seuls dans la salle. Pendant ce temps, les parents et les enfants prenaient leur mal en patience. Les médecins qui sont restés dans la pédiatrie I, composée de femmes, ont cessé de consulter. Ils sont revenus de la mosquée à 13 h 27 mn soit une trentaine de minutes d'absence. A leur retour, ils prennent 2 enfants. Ils mangent puis s'apprêtent à rentrer à la maison. Les autres malades restants sont envoyés chez le médecin de garde visiblement très fatigué.

Pour alléger les tâches des soignants, la responsable de la pédiatrie a développé une stratégie. D'ordinaire, tous les soignants consultaient et faisaient la visite des hospitalisés en même temps. La responsable du service de pédiatrie a procédé à un changement au niveau de l'emploi du temps des travailleurs. Ce changement est intervenu au mois d'août de l'année 2014. Désormais, la visite et la consultation sont séparées. Le tableau suivant, dont nous avons pris le soin de modifier le contenu pour garder l'anonymat des enquêtés, est plus édifiant.

Tableau 5: emploi du temps du personnel de la pédiatrie

Activités	Lundi	Mardi	Mercredi	Jeudi	Vendredi
consultations	Dr M1 Dr M2 Dr M12	Dr M6 Dr M3 Dr M4 Dr M12	Dr M1 Dr M2 Dr M3	Dr M6 Dr M12 Dr M4	Dr M2 Dr M3 Dr M12
visites	Dr M3 Dr M6	Dr M.1 Dr M2 Dr M4	Dr M4 Dr M6 Dr M12	Dr M3 Dr M2	Dr M1 Dr M4

Source : Observation, CSréf, 2014.

Les week-ends, la visite des hospitalisés se fera comme suit :

- samedi par Dr M2 ;
- dimanche par Dr M3

A la lecture de ce tableau, à part Dr M1, tous sont des médecins généralistes. Notons que l'essentiel du travail repose sur Dr M2, et Dr M3, malgré cette rationalisation du travail. Si le premier responsable de la pédiatrie II, Dr M2, travaille tous les jours sauf le dimanche, le second est absent du service les lundis et les samedis. Ils sont chacun seul face à la visite, le samedi ou le dimanche. Aussi, la responsable du service (Dr M1) ne consulte ni ne fait la visite le jeudi, le samedi et le dimanche, soit 3 jours. L'autre remarque est que celui qui monte le matin sera libre le soir. Les mardis, la pédiatrie dispose de plus de soignants que les autres jours pour la consultation. Il y a une personne de moins pour les visiteurs du lundi, jeudi et vendredi. Malgré l'existence de cet emploi du temps, les soignants restent très chargés. L'emploi du temps a tout de même permis de réduire un peu le temps de travail.

1.3. Situation du plateau technique

L'un des facteurs de démotivation du personnel soignant concerne le plateau technique. Ce problème se pose avec acuité. Il commence par les infrastructures de la pédiatrie qui sont caractérisées par leur étroitesse. A cela, il faut ajouter l'absence de petits matériels que la gratuité devait prévoir pour les soignants. Ces matériels sont relatifs aux gants, au thermomètre, au stéthoscope, à la torche, etc.

Le chef de l'unité de pédiatrie explique :

> Du point de vue plateau technique, on n'est pas dans les conditions, surtout en commençant par les infrastructures. Tu vois trois médecins pour un seul bureau. On ne peut pas travailler convenablement, même l'interrogatoire, on a des problèmes. Chacun parle de son côté. On est dans le besoin d'avoir des bureaux supplémentaires. On a des problèmes de petits matériels. Les moyens manquent, on travaille dans les conditions difficiles. (Dr M1, responsable de l'unité pédiatrique, CSréf)

Dr M2, médecin d'appui au pédiatre, est du même avis :

> Il y a beaucoup à dire à ce niveau, parce que nos structures ne répondent pas du tout aux besoins. Les besoins sont beaucoup plus grands par rapport aux services que nous offrons. Les infrastructures

> ne sont pas trop adaptées avec la démographie galopante. (…). Les petits consommables tels que les gants manquent. Nous travaillons dans ces conditions pénibles.

Dr M6, médecin généraliste, autant que Dr M2, souligne le problème d'infrastructures et remarque aussi la rupture de stock de gants : « le bureau dans lequel on consulte n'est pas confortable, on consulte sans gants ». Dans le cadre de la prise en charge des enfants, le gant est un objet précieux qui protège le soignant contre les maladies, à cause du contact avec le sang. En l'absence de ce matériel de travail, les soignants officient souvent au risque de leur vie. Par exemple, pour consulter un enfant, les gants sont obligatoires mais curieusement, il n'est pas concerné par le kit de la gratuité. En termes de prix, il vaut 100 FCFA l'unité à la pharmacie. Pour pallier cette rupture, les gants sont souvent à la charge des usagers.

Dr M2 analyse les conditions de travail des soignants dans le cadre de la politique de gratuité :

> Les politiques ressemblent à un paysan chef de famille qui a des bras valides, un champ, un grenier. S'il ne met pas les travailleurs dans les conditions, cela aura des influences sur la productivité, le problème est que nous ne sommes pas dans les conditions. Nous n'avons même pas un simple gant, alors que nous sommes en contact permanent avec le sang des malades. (Dr M2, médecin généraliste, CSréf)

Il compare l'utilité du médecin à celle de l'âne conformément à ce que l'un des comédiens réputés du Mali, Ténéma Sanogo « adjudant », disait dans un sketch : « *fali na fa ka bo minè ko jukouya ma* »[154]. Donc, une mise en garde de l'Etat, au risque de perdre ses meilleurs soignants.

En résumé, le travail des soignants, en raison du volume horaire, devient long et pénible. Ainsi, le responsable de la pédiatrie estime :

> (…) On n'est pas du tout motivé alors que lors des pics palu on reste ici jusqu'à 17 h - 18 h, même pas une boisson, à plus forte raison donner à manger aux gens. S'il faut rester dans ces conditions, (…) il n'y a pas de temps pour nous faire prendre une collation. Donc, on n'est vraiment pas motivé. (Dr M1, responsable de la pédiatrie, CSréf)

---

[154] Littéralement expression bambara qui veut dire : l'âne est utile pour être mal entretenu.

Ce discours montre un travail pénible avec une ou deux heures de surplus de travail, car l'heure normale de descente est 16 h. Ce qui constitue une sorte d'exploitation de l'homme par l'homme, car les heures supplémentaires de ces périodes de pic du paludisme ne sont pas payées. L'absence de collation est aussi un facteur démotivant au travail. L'atmosphère des salles de consultation sur le plan alimentaire n'est pas intéressante. Fatigués, les soignants ont besoin d'être encouragés. Puisqu'il y a un surplus de travail, l'épuisement est à son comble. Peut-on espérer de meilleures prises en charge dans ces conditions ? Assurément non. Selon Didier Fassin, « la souffrance devient un enjeu dans les pratiques ».[155] Le soignant se sert donc de la souffrance, du travail pénible, comme une échappatoire.

Dr M1 voit les choses en termes de devoir à accomplir pour la nation. Il ne peut rien contre son sort : la pauvreté. Il se soumet à la volonté de ceux qui ont les moyens, les autorités et Dieu. Ainsi, affirme-t-il :

> Nous travaillons dans des conditions pénibles. Le technicien n'a pas le droit de refuser de travailler, parce qu'il a peu de moyens. Notre sort est défini par quelqu'un d'autre, nous sommes obligés de supporter cela. En plus de cela, il y a la charge du travail (…). En plus, les motivations ne sont pas à la hauteur. (Dr M1, responsable de la pédiatrie, CSréf)

Ce qu'il faut constater et noter, c'est que la politique de gratuité en ce qui concerne le paludisme a permis l'augmentation des charges de travail. Les soignants sont face à deux types de prise en charge des enfants : une prise en charge gratuite et une prise en charge payante. Vu l'affluence que la gratuité peut provoquer, il va de soi que les soignants sont les lésés.

Par ailleurs, les soignants estiment ne pas être dans les conditions d'un point de vue salarial.

1.4. Salaire démotivant

Un jour de l'année 2014 au CSréf, la causerie entre soignants battait son plein. Elle tournait autour du concours de la fonction publique qui était lancé. Dr M2 s'adresse à ses collègues (émargeant sur le budget du PPTE) qui souhaitent faire ce concours pour devenir fonctionnaires :

> Si vous tenez à faire le concours de la fonction publique, il faut le faire. Mais vous voyez que nous

---

[155] Didier Fassin, « Souffrir par le social, gouverner par l'écoute. Une configuration sémantique de l'action publique », *Politix* 2006/1, n° 73, p. 74, in www.cairn.info/revue-politix-2006, consulté le 16 juillet 2017 à 00 h 10.

> autres, on a les chaussures déchirées. Dans certaines cliniques, nos collègues sont payés à 300 000 FCFA, 350 000 voire même 400 000 / mois alors qu'un débutant de la fonction publique de notre grade a un peu moins de 140 000 FCFA. (Dr M2, médecin généraliste, CSréf)

Il fait un parallèle entre le gain d'un médecin des cliniques privées et celui d'un fonctionnaire de l'Etat. Bien que cette comparaison ne soit pas synonyme de raison, la différence est grande. A longueur de journée, il ne cesse d'exprimer son regret d'avoir intégré la fonction publique vu l'aspect dérisoire du salaire qu'il perçoit. Les 140 000 FCFA comme salaire sont jugés dérisoires par rapport à la charge de travail effectuée. Il faut noter que Dr M2 n'a pas parlé des autres avantages liés à ce salaire. Plus tard, dans une interview, il nous livre ceci :

> Nous avons un ticket d'essence de 30 litres par mois et nous avons 30 000 F par trimestre que nous pensons très dérisoires. Les frais de garde c'est 2 500 par garde plus le plat offert, on parle de 1 000 F avec des qualités dérisoires aussi. Dans ce cas, on ne peut pas parler de performance. La qualité ne peut pas être au rendez-vous dans ces conditions. (Dr M2, médecin généraliste, CSréf)

Dr M2 évoque les conditions de travail et leur influence sur la qualité des soins. Face à cette situation insatisfaisante, il manifeste son mécontentement devant les usagers lorsque des enfants lui sont confiés pour consultation. Ainsi note-t-il lors de notre observation :

> Ça urge de partout, on dirait que je suis le seul, si on était payé au prix de l'effort, cela serait acceptable. Vraiment maintenant, on a trop couru, il nous faut un temps de marche, surtout je suis de garde encore aujourd'hui ». (Dr M2, médecin généraliste, CSréf)

Dr M6, médecin généraliste, de son côté, pense que c'est son devoir de fonctionnaire de travailler même si les salaires ne sont pas satisfaisants. Aussi, vu la sensibilité de la pédiatrie, ce médecin joue un rôle d'assistant à l'égard des enfants en danger. C'est pourquoi, il affirme :

> Economiquement ça ne va pas mais on est obligé de travailler car on est fonctionnaire et recruté pour ça. La pédiatrie est un domaine très sensible, nous-mêmes on est mères on ne peut pas voir une mère

avec son enfant malade et ne pas leur venir en aide.
(Dr M6, médecin généraliste, CSréf)

Des mesures d'accompagnement en matière d'intéressement n'ont pas été effectuées. Au nom de la gratuité, personne d'entre ces soignants ne bénéficie d'avantages y afférents. Ce qui constitue un facteur de démotivation du personnel soignant.

1.5. Service de pédiatrie « fatigant et appauvrissant »

De tous les services du CSréf, la pédiatrie apparaît comme la structure qui cumule le plus de problèmes. Dr M3, après une nuit de garde, visiblement très fatigué et découragé, s'insurge : « ici, le boulot ne finit jamais ». Le travail au niveau de la pédiatrie est un éternel recommencement, il y est compliqué, méticuleux. Le problème est que les soignants ont à faire avec un objet d'étude qui ne parle pas, les enfants.

Une autre difficulté est le fait que les soignants ont à faire également avec des intermédiaires, c'est-à-dire les accompagnateurs des enfants, qui parlent à leur place. Ces accompagnateurs ou parents sont de différentes familles de personnalités différentes. A la pédiatrie, le taux de décès semble plus élevé par rapport aux autres services, ce qui constitue un facteur démotivant. Le taux de décès est tellement élevé que chaque année des sacrifices sont faits par le centre pour réduire cette mortalité infantile (nous y reviendrons). Aussi, il n'est pas rare d'entendre des expressions « les choses se passent ici ainsi », « la mort est notre quotidien », lorsqu'un enfant décède au cours des soins. Avant d'aller dans cette salle de consultation réservée à la garde, Dr M2 a reçu un papier de la hiérarchie sur lequel figurent les noms des soignants retenus pour consulter les rapatriés maliens de la Centrafrique en guerre. Cette consultation devait se dérouler dans l'enceinte du service des sapeurs-pompiers. Informés, Dr M3, Dr M7 et Dr M2 étaient tous mécontents. Selon Dr M2, « on nous prévoit toujours pour des conneries de ce genre ». A la question de savoir s'ils vont être remplacés pendant cette période d'absence, il ajoute « non, personne n'aime la pédiatrie ».

Notons également qu'avec la mise en œuvre de la politique de gratuité, la pédiatrie est devenue « un lieu où l'on travaille comme un âne », comme le dit l'enquêté Dr M2, très remonté. Dans la société malienne, si l'on compare un travailleur à l'âne, cela signifie qu'il travaille sans relâche. Aussi, à la pédiatrie, les soignants travaillent plus mais ne gagnent pas assez comparativement aux autres services du centre. Dr M2 ajoute : « Nous sommes les parents pauvres de la santé. »

Lors d'une observation le 17 juin 2014, vers 13 h 15, une causerie s'est installée entre un homme et les autres soignants de la pédiatrie I. Cette causerie portait sur l'actualité au Mali, l'évasion des détenus de la prison centrale de Bamako. La responsable de la pédiatrie racontait dans le même temps l'histoire de quelqu'un qu'elle considérait comme suspect, qui serait passé à leur structure pour ses soins. Pendant que la causerie battait son plein, une soignante auscultait un enfant et lui a prescrit un produit antipaludique et d'autres produits à acheter car elle suspectait le paludisme du fait que l'enfant vomissait. La mère de l'enfant, très pressée, en sortant de la salle se fit appeler par la responsable, qui contrôla l'ordonnance prescrite, entama une discussion avec celle qui l'avait prescrite et l'accusa de prescrire l'antipaludéen sans faire le test. Elle reprit intégralement l'ordonnance et la remit à la femme. Sa collègue n'était pas ravie de son comportement. Après le départ de son chef à la maison, elle s'adressa à un collègue : « Si Dr M1 me fait cela, c'est parce qu'elle sait que je n'ai pas une formation en pédiatrie. » Face donc à la chef, cette soignante s'est sentie diminuée parce qu'elle a été corrigée par cette dernière. Elle était frustrée parce qu'elle était généraliste et la responsable spécialiste.

Le 7 août 2014, le service de pédiatrie venait juste d'avoir une nouvelle soignante, elle était médecin et travaillait au niveau de pédiatrie I. Puisqu'elle était femme, son arrivée a animé les débats dans la salle de la pédiatrie. Deux soignants manifestaient leur mécontentement parce que le service avait reçu une femme au lieu d'un homme. Un soignant a remarqué : « Les femmes ne travaillent pas dans les services, un homme était préférable. Elles n'aiment que les fêtes. » Bien que ce soit un préjugé, ce propos est fréquemment utilisé dans les services de santé maliens.

Les relations entre la responsable et ses collaborateurs peuvent être parfois de type méfiant lorsque Dr M7 nous fait savoir que : « Quand tu plaisantes avec elles, à un certain moment, elles serrent la mine. C'est pourquoi je me méfie beaucoup d'elles. J'ai une expérience en la matière pour avoir travaillé parmi les femmes dans un CScom. »

2. Pratiques du personnel soignant en matière de prise en charge des enfants

2.1. Gestion de l'urgence et des incidents

Quand les usagers se procurent le ticket modérateur ils procèdent auprès de certaines soignantes à l'enregistrement des paramètres de l'enfant, à savoir :

- périmètre brachial (PB) qui permet de savoir l'état nutritionnel de l'enfant ;
- poids sur taille P/T ;
- poids ;
- taille ;

- température t° ;
- âge ;
- zone de provenance.

A ce niveau, l'on assiste parfois à une banalisation de cette prise de paramètres, surtout s'il s'agit des périodes de garde. Lors de ces dernières, les soignants sont très occupés. Ce qui conduit à des pratiques relatives à la prise de poids. Au cas où l'enfant n'est pas pesé à la porte, dans la salle, les soignants procèdent à sa pesée. Le soignant le plus proche de la balance s'occupe de sa lecture pour gagner du temps. Par exemple, quand un enfant s'est arrêté sur la balance, de façon précipitée, Dr M11 lit « 15 kg » alors que c'était 13. Notre propre lecture a permis de déceler cette erreur. Celle-ci a une influence sur la prescription d'ordonnance qui est fonction du poids de l'enfant.

Après la prise de ces paramètres, l'usager attend d'être appelé par une infirmière, le plus généralement une stagiaire. L'organisation de cet appel pose de sérieuses difficultés entre soignés et soignants. Dr M1 décrit cette difficile relation :

> Les parents pensent que pour leur enfant, c'est urgent. En faisant le tri tel que cela nous a été enseigné, nous avons toujours des problèmes avec eux. Nous donnons la priorité aux urgents, mais certains disent qu'ils sont là il y a longtemps. Nous avons toujours des problèmes avec eux concernant cette urgence. Et là, nous n'en finissons pas malgré que nous communiquions avant de le faire. Urgent, il s'agit des malades très fébriles, qui convulsent, les malades léthargiques qui ont une pâleur extrême, déshydratés. (Dr M1, responsable de la pédiatrie, CSréf)

Ce discours laisse apparaître clairement les difficiles relations entre soignants et soignés en matière de tri. Si les soignants ont des connaissances biomédicales en matière de l'urgence, les usagers agissent en fonction de leur savoir local.

Le 26 juin 2014, une dispute avait éclaté entre Dr M2 et une mère au sujet de l'urgence en pédiatrie. Dr M2 explique :

> La femme qui vient de sortir pense qu'on a fait rentrer des enfants avant son enfant alors qu'elle était là il y a longtemps, or est en situation d'urgence un enfant issu de la césarienne qui vient en consultation pour la première fois, un cas de déshydratation sévère, de diarrhée. Mais les

> parents pensent que l'on est en train de privilégier d'autres enfants par rapport à d'autres.

Il poursuit :

> L'éthique médicale voudrait que la communication soit établie entre nous et les patients mais cela n'existe presque pas, tant il y a la précipitation. A la longue, nous serons des assassins, je n'aime pas du tout soigner dans la rapidité.

Cette dispute fait suite à une absence de communication entre Dr M2 et cette dame. Celle-ci pense que l'urgence est fonction du temps d'attente. Sa façon de voir l'urgence est différente de celle de Dr M2. Nous sommes face donc à deux logiques différentes.

Une autre dispute a éclaté entre l'infirmière I.1, chargée de faire l'appel des parents, et un autre personnel du centre au motif qu'I.1 a pris assez de temps sans s'occuper de sa protégée. Un incident s'est produit entre eux. Selon I.1 qui est sur les nerfs : « si le personnel continue comme cela, on va revoir la façon de le gérer, j'en ai marre. Des gens qui pensent que c'est une obligation de les arranger ». I.2, une autre infirmière, accuse I.1 d'accorder trop de facilités aux personnes. I.1 s'explique : « Moi, je les mets en rang et je tiens compte de l'ordre d'arrivée à partir de l'heure qui est sur le ticket d'entrée. Ce qui fait que je rencontre moins de problèmes pourtant. » A ce niveau, la gestion du personnel du centre ne semble pas facile. Entre soignants eux-mêmes, des incompréhensions subsistent.

A plusieurs reprises, des agents outrepassent l'ordre pour faire bénéficier des soins à leurs enfants pendant que les usagers attendent. Là, ils font fi de la notion d'urgence mais profitent de leurs relations professionnelles au point que ceux à qui ce service est plusieurs fois demandé se fâchent. Ceux qui demandent le service ne sont pas contents s'ils ne sont pas servis de la manière la plus convenable.

En plus de la prise en charge de la gratuité, les soignants font face à la prise en charge des adultes. Dr M2 s'est mis en boule contre un vieux d'une soixantaine d'années, qui était venu reporter son ordonnance AMO sur une autre fiche : « Vous ne devez pas vous asseoir ici pour écouter ce que disent les gens de la salle, c'est contre l'éthique. Ici, nous ne traitons que les urgences. » Le vieux lui répond : « J'ai été mal orienté, on me dit de rentrer dans cette salle, qu'il y a des gens disponibles pour faire ce report. Je ne sais rien ! » Dr M2 : « Laisse-moi voir, si tu viens pour de pareilles choses encore, je ne le ferai pas. C'est juste une question de principe, rien n'est urgent chez toi. »

Des usagers quittent donc d'autres centres pour faire reporter leurs ordonnances AMO par eux. Puisque ce travail n'est pas rémunéré, ils manifestent leur mécontentement. Parfois, ils sont obligés de laisser les cas urgents pour le faire, surtout dans ce cas-là où ils avaient affaire à une personne âgée.

Les usagers ayant des rendez-vous avec les soignants sont hostiles au rang, ce qui pose des problèmes de malentendus entre soignants et usagers.

Le 28 août 2014, Dr M2, lors d'une garde, a donné rendez-vous à un père de jumeaux. La mère de ces jumeaux a perdu la vie quelques jours après l'accouchement. Lorsque le père est venu au rendez-vous, pour lui, il ne devait plus suivre l'ordre d'arrivée, il est passé sans saluer celles qui font les appels. Accompagné d'une femme et d'un garçon, les médecins lui ont intimé l'ordre de suivre le rang. Il s'est énervé et a dit : « Voilà ! Ce sont les enfants qui ont vu leur mère tuée par vous ici il y a quelques jours. » Ces propos choquants ont irrité davantage les médecins et ils ont voulu le faire sortir par la force. Les deux accompagnateurs ont permis un heureux dénouement à la situation. Ils ont supplié Dr M2 et les enfants ont été consultés.

Cette observation montre combien de fois la relation entre soignés et soignants est difficile. Le père des jumeaux a parlé dans un langage cru. Comment ose-t-il attribuer aux soignants la mort de la mère des enfants lors de l'accouchement ? Nous ne connaissons pas les circonstances de cette mort, mais toujours est-il qu'il y a des représentations clichés vis-à-vis de la façon de faire de ces soignants. Pourquoi, en dépit de cette mort qu'il qualifie d'assassinat, a-t-il amené ses jumeaux chez ces mêmes soignants pour des prestations ?

Suite à la négligence de celles qui font l'appel de procéder au tri des enfants en urgence, il arrive que des enfants meurent parce qu'ils n'ont pas été rapidement pris en charge. Dr M3 demande à une des infirmières d'être vigilante : « Madame, vérifiez bien, prenez les enfants qui sont des cas urgents, il y en a qui sont à 39 °C. Hier, un enfant nous a quittés suite au non-respect de cet ordre. » « Ok docteur, j'ai compris », dit l'infirmière.

Parfois, les soignants procèdent à un arrangement entre eux pour bouleverser l'ordre par rapport à l'urgence. Le cas de cet interne, ancienne camarade de promotion de Dr M3, est édifiant :

Le 4 septembre 2014, vers 11 h, dans la salle de la pédiatrie II, une femme entre, salue Dr M3. Très surprise de le voir, elle dit :

Dame : Hé, c'est mon grand frère ?

Dr M3, surpris également, n'arrive pas à la situer, la dame ajoute :

Dame : Tu ne m'as plus reconnue, n'est-ce pas ?

Dr M3 : Ah ! Laisse-moi réfléchir un peu.

Dame : Tu te rappelles la fac ? Lorsque tu faisais ta thèse, je faisais la 4e année, on se rencontrait lors des stages.

Dr M3 : Ah oui ! Je vois, c'est B. ?

Dame : Oui, bien sûr !

Dr M3 : Je t'avais dit de me donner un peu de temps non ?

Dame : Je suis en thèse maintenant, j'ai ma maman qui a amené un frère ici, elle n'arrive pas du tout à accéder au rang.

Dr M3 : Ok, patiente un peu, je finis avec ce patient et tu me l'amènes.

Dix minutes après, la dame amène l'enfant au vu et au su de tous les usagers qui attendent. Son enfant a été consulté.

Au-delà des difficiles relations entre soignants et usagers dans la gestion de l'urgence, nous verrons comment cette urgence est perçue par les seconds.

2.2. Perception des usagers des pratiques relatives à l'urgence

A la devanture de la pédiatrie, un grand hangar est érigé en tôle servant de salle d'attente pour les usagers du service. Cette devanture de la pédiatrie ne désemplit pas, les usagers s'y entassent, assis sur des bancs en attente de soins. Nous nous sommes intéressé à eux dans le cadre d'une observation afin de mieux comprendre les logiques qui sous-tendent les bousculades.

Une femme, assise à notre gauche, explique son calvaire pour l'accès à la salle de consultation :

« Quand tu viens ici, en plus de celui ou celle que tu amènes pour les soins, tu tombes malade toi-même. Je suis là depuis 7 h. » Il était 11 h 08 quand elle tenait ce propos, soit environ quatre heures de temps d'attente. Une autre femme, assise à côté d'elle, en colère, murmure : « *Walaye*, si elles ne m'appellent pas, je ferai la fête tout de suite, je vais semer la pagaille. »

A droite, une autre discussion est engagée. Elle tourne autour des pratiques des soignants. Cette discussion a duré environ 23 mn. Un jeune homme répond : « J'ai été là-bas. Elle m'a menti. Elle n'a pas la liste. Je me suis arrêté et peu de temps après, elle fait l'appel devant moi à partir de la même liste. » Une autre femme remarque : « La femme qui est venue tout de suite nous a demandé où se font les soins, elle a finalement réussi à entrer et est même sortie. » Une femme incite à la violence « Soyons des femmes nous aussi, nous ne sommes pas des maudits, entrons, il n'y aura rien. » Un jeune homme impatient fait la moue : « Tant qu'on ne crie pas sur ces gens-là, ils ne travaillent point. »

Un jeune, la vingtaine d'années environ, revient en salle très en colère :

> Les soignants ne valent rien, ils ne sont pas sérieux. Nous quittons notre travail pour ici, ces clochards ne font que causer. Nous sommes ici parce que nous sommes impuissants, si ce n'est pas parce que mon enfant est malade, rien ne nous lie, qu'ils meurent tous, cela ne me dit rien.

Tout cela dénote le climat délétère qui règne à la pédiatrie. Un véritable désordre s'est installé. Chacun est pressé d'accéder à la salle de consultation et de quitter le plus tôt possible. C'est surtout l'absence de tolérance des uns vis-à-vis des autres qui est bien observable. Les agissements peuvent s'expliquer en partie par les pratiques des soignants.

Ces pratiques consistent à gérer inégalement les usagers. Chaque soignant, de son côté, développe des stratégies. La gestion de l'urgence est faite selon la tête du client parfois. Selon que l'on est un proche d'un soignant ou non, on peut être trié devant les cas urgents.

2.3. Pratiques liées au diagnostic du paludisme

Au Gabriel Touré comme au CSréf de Sogoniko, le diagnostic du paludisme repose sur le diagnostic clinique et biologique. Si, dans la première structure, le laboratoire a en charge de faire le TDR, les soignants de la seconde structure le font dans les salles de consultation. Ils sont médecins et laborantins à la fois. Dans un premier temps, nous parlerons du diagnostic clinique du paludisme chez l'enfant, ensuite du diagnostic biologique.

Avant de procéder au diagnostic clinique, la détermination de l'âge de l'enfant pose parfois des difficultés. Or, la population cible de la gratuité concerne les enfants de moins de cinq ans (59 mois). Des discussions visant à déterminer l'âge de l'enfant en l'absence de tout papier ont lieu entre les soignants et les parents des enfants.

Le 18 juin 2014, lors d'une observation, une vieille femme est venue avec son petit-fils qui était au village ; la goutte épaisse est positive avec un début d'anémie. La vieille femme n'arrive pas à déterminer l'âge de l'enfant, mais en le regardant, elle suppose qu'il a 9 ans. Dr M2 l'observe : « Non, il n'a pas 9 ans, je lui donne 6 ou 7 ans. » La vieille femme réplique : « Je ne sais pas son âge réel car il a grandi au village, j'ai dit 9 ans au hasard. » A la question de savoir pourquoi cet enfant n'a pas bénéficié de TDR, Dr M2 note :

> La goutte épaisse est prescrite pour les plus de 5 ans et le TDR est réservé aux moins de 5 ans. Mais si on est bousculé par la masse, on peut donner la goutte épaisse aux moins de 5 ans. Normalement, ils disent que la politique concerne les 59 mois mais je prends les 5 ans, mais pas plus.

La présence de la masse fait que souvent les soignants adoptent d'autres pratiques, comme de donner la goutte épaisse à des enfants de moins de cinq ans pour aller plus vite, au lieu du TDR qui est gratuit. Autres pratiques, si la gratuité concerne les 59 mois, pourquoi a-t-il arrondi à 60 mois soit 5 ans ?

Dr M4, après avoir consulté un enfant qui n'avait pas 5 ans, estime que l'enfant a du paludisme et lui prescrit des médicaments antipaludéens sans passer par le TDR. Lorsque nous avons approché Dr M2 pour comprendre cette situation alors que l'enfant répond au critère d'âge, ce dernier nous répond :

> Dr M4 a agi par suspicion, cela est dû à son niveau d'information sur la prise en charge, il a reçu peu de formation en la matière puisqu'il vient d'être recruté sur fonds PPTE, il n'a pas fait beaucoup de briefings.

L'enfant SD, 16 mois, est venu en consultation, son TDR est revenu négatif. Dr M2 pense ainsi :

> Le diagnostic clinique c'est le paludisme. Tous les signes sont en faveur du paludisme mais la biologie est négative donc chez nous la clinique prime sur la biologie. Dans ce cas, le médecin doit trancher.

Ce discours est différent de celui prôné par la gratuité. En la matière, la clinique doit être confirmée par le biologique. Cliniquement, les signes peuvent être en faveur du paludisme mais il peut s'agir d'une autre maladie. Seul le biologique fait foi. Dr M1 confirme cette thèse :

> (…) souvent on ferme les yeux pour donner le traitement malgré que le programme dise que si c'est négatif, ce n'est pas le paludisme mais on se réfère à la clinique et on traite (…).

Qu'est-ce qui explique donc cet état de fait ? Les signes sont en faveur du paludisme mais le TDR revient négatif ? Est-ce dû au traitement antérieur dont l'enfant a bénéficié ? Est-ce un problème de manipulation du TDR ?

Il faut noter que les antipyrétiques (paracétamol) ont une influence sur la positivité du TDR. Le plus généralement, les enfants font des itinéraires de soins avant de passer au CSréf. Il faut également interroger la façon dont le TDR est manipulé. Notre observation nous permet de mieux comprendre différentes manipulations que les soignants font de ce test ; même la responsable du service pense autrement :

Dr M1 dit :

> Ce n'est pas la manipulation qui pose problème mais c'est le test même qui est comme ça. On sait tous le manipuler. On a toujours contesté la qualité de ces tests. Certains nous disent que c'est parce que la parasitémie n'est pas trop élevée. On l'utilise, qu'à cela ne tienne, mais on les invite à voir d'autres tests plus sensibles. (Dr M1, responsable de la pédiatrie, CSréf)

Un premier cas : l'enfant OC, 9 mois, 6,900 kg, a la diarrhée, le TDR a été utilisé mais revenu négatif, même résultat pour l'enfant BS, également 6 mois, atteint de malnutrition, 3,600 kg, température 37,8 °C. L'infirmière stagiaire chargée de faire le TDR le réalise en ignorant carrément de chronométrer la durée du dépôt du sang sur le réactif.

Un second cas : l'infirmière I.3, en stage, fait le TDR de l'enfant SS, 1 an. A observer le réactif, le fond était à moitié teinté de sang, le TDR était revenu négatif et Dr M3 lui demande de le reprendre car, selon lui, « tout le fond du réactif n'a pas été teinté ».

Une analyse de ces deux cas montre que la manipulation du TDR est donnée à un stagiaire qui n'a nullement fait de formation en la matière. Il va donc de soi qu'il y a des difficultés par rapport à la quantité de goutte de sang prélevée chez l'enfant mais aussi à la durée de lecture du réactif. A en croire Dr A4 du PNLP, le fond du réactif doit être teinté par la goutte de sang. Une erreur de manipulation à ce niveau influencerait les résultats.

D'autre part, nous avons observé la durée de lecture du réactif. Elle est loin de respecter les normes édictées. Voici ci-dessous quelques observations en ce qui concerne la durée de lecture du réactif :

BM, 7 mois, accompagné de son père et de sa mère, a la diarrhée et vomit. Le médecin Dr M3 a fait un TDR qui est négatif. Durée de la lecture : 8 mn.

MM, 71 mois, le motif de la consultation est le vomissement, des maux de ventre. Dr M3 dépose la goutte de sang de l'enfant sur le réactif à 12 h 50, il en fait la lecture à 12 h 54, soit 4 minutes plus tard, et le TDR est revenu négatif.

I.2, une infirmière stagiaire, celle chargée de l'appel, était pendant un bon moment dans la salle. Elle fait le TDR de l'enfant YC, 17 mois, qui souffre de toux. Elle dépose la goutte de sang sur le réactif à 13 h 06 et le lit à 13 h 16 soit 10 minutes d'attente.

Pour RC, 13 mois, l'infirmière a pris deux fois la goutte et l'a déposée sur le réactif. Le médecin M3 lui conseille de s'arrêter à une seule goutte, que cela est suffisant. Au bout de 5 minutes, Dr M3 demande à l'infirmière de lui communiquer le résultat de l'analyse qui s'est avéré négatif.

En analysant ces différentes façons de manipuler le TDR, on constate que la durée moyenne de lecture du réactif est d'environ 7 minutes. Or, cette durée est normalement de 15 à 20 minutes. Ce qui fait que tous les TDR, en tout cas chez ces enfants, sont revenus négatifs. Ici aussi, ce sont les stagiaires qui s'en occupent. Dr M1 se défend pourtant :

> Comme certains ont quitté les CScom, les CSréf peut-être ont eu des formations là-bas. Je transmets à tous ceux qui arrivent ici le peu de connaissances que j'ai eu. On reçoit des informations par-ci par-là mais il faut quand même songer à la formation, au recyclage pour une mise à jour du niveau du personnel, ne serait-ce qu'une fois par an.

Bien que Dr M1 considère que les anciens ont bénéficié de certaines formations, le second responsable du service de pédiatrie, une fois, a prélevé le sang de l'enfant SC, 1 an. En déposant la goutte de sang sur le réactif, un de ses doigts s'est ensanglanté. Sur les nerfs, il décrit :

> Voilà ! L'Etat nous engage dans des choses pas possibles, est-ce qu'on peut dire aux parents que nous n'avons pas de gants pour de pareils prélèvements ? Nous risquons notre vie comme ça !

Pour lui, l'Etat les engage dans une gratuité difficile à mettre en œuvre car même le simple gant n'existe pas pour le prélèvement.

Les conditions de conservation du TDR mais aussi sa sensibilité peuvent influencer les résultats. C'est ce que constate Dr M2 :

> Souvent les tests rapides étant des tests sensibles, alors nous ne maîtrisons pas trop les conditions de conservation ; si ces conditions ne sont pas respectées on peut accuser à tort que c'est négatif

> alors que c'est positif. Mais le test aussi, sa sensibilité est là : il faut avoir 400 trophozoïdes pour que ça soit positif.

Pourtant, un entretien informel avec Dr A4 du PNLP prouve le contraire. Des TDR qui ont quitté Bamako pour Gao sous la chaleur n'ont pourtant pas été affectés, ils se sont avérés efficaces. Quant à la sensibilité, elle est de 200 trophozoïdes/m^3 selon toujours Dr A4. Les soignants, face à la négativité des TDR, envoient les usagers faire la goutte épaisse au laboratoire. Si le TDR est non payant, la goutte se paie. Le manque de confiance au TDR explique cette double analyse selon Dr M1 :

> Si on doute fort de ce résultat, on fait la goutte épaisse. Souvent, on n'a pas les moyens ou la disponibilité du laboratoire pour faire cette GE, on donne un traitement et ça marche.

Les analyses effectuées, reste à faire la prescription de l'ordonnance. Celle-ci porte sur les médicaments gratuits et non gratuits et donne lieu également à des pratiques.

2.4. Pratiques dans la prescription d'ordonnance

2.4.1. L'influence des délégués médicaux

Les délégués médicaux, dans le but d'écouler leurs médicaments, s'adonnent à du marketing. Ce marketing influence la façon d'écrire de l'ordonnance des soignants mais constitue aussi un facteur de découragement.

Le 11 septembre 2014 à 12 h 05, arrive une déléguée médicale dans la salle de la pédiatrie II. Elle fait le rappel du produit Euromox après les salutations d'usage. Voici les échanges entre la déléguée et Dr M3 :

DM : Dr M3, c'est un rappel d'Euromox, tu connais ce produit ?

Dr M3 : si, je le connais.

DM : c'est juste un rappel.

Elle remet 3 boîtes de ce produit aux 3 soignants qui sont dans la salle et appose trois cachets dans son registre. Le même jour, peu après le départ du premier délégué, un second fait son entrée à 12 h 25, il attend pendant 10 mn. Dr M4 lui adresse la parole : *Oui Dr, c'est toujours le rappel ?* Il répond : *Oui, c'est cela. C'est à propos d'Albendazole.* Il remet 2 ordonnanciers portant mention du produit en question et il quitte la salle à 12 h 38.

A 12 h 44 arrive un troisième délégué qui quitte à 12 h 47. A sa suite, une quatrième fait son entrée et fait des rappels sur Accuzon, un autre produit. Cette dernière part à 13 h 06 avant de dire à Dr M4 :

> Mon chef pense que je néglige ses produits alors que ce n'est pas cela. Les produits ne coulent pas ces temps-ci. Il veut que j'atteigne de bons résultats ce mois-ci. Vous voyez un peu Dr ? Donc je compte sur vous.

Les soignants sont surtout encouragés par les présents qu'ils reçoivent des mains de ces délégués. Plusieurs fois par semaine, ces derniers viennent superviser si les produits concernés par leur marketing ont été beaucoup prescrits aux patients. Ils sont évalués par leurs laboratoires et leur performance en dépend. En termes de temps perdu, entre 12 h et 13 h, quatre délégués sont passés. Presque tous font de petits cadeaux dans le but de faire écouler leurs produits. Dr M7 semble bien comprendre le complot de ces délégués contre eux lorsqu'il dit :

> Vraiment ça suffit ! Ces délégués viennent toujours avec de nouveaux noms de produits alors qu'en réalité ces produits jouent le même rôle. Ils changent juste d'appellation. Pensent-ils que nous pouvons prescrire tous ces produits ?

Un autre facteur sous-tend la prescription des ordonnances au-delà de l'influence des délégués médicaux. Malgré l'existence de la politique de gratuité, la situation économique des parents compte beaucoup avant que le soignant ne prescrive quoi que ce soit. C'est pourquoi des questions telles que : « Le père de l'enfant aime-t-il acheter les ordonnances ? » reviennent le plus souvent dans les échanges entre soignés et soignants. Il faut s'assurer de cela, la prescription de produits chers ou moins chers est donc fonction de la situation économique des parents mais aussi de leur volonté d'adhérer à la médecine moderne.

2.4.2. Prescription du kit paludisme simple

Si le TDR est revenu positif, les textes de la gratuité recommandent la prescription du CTA à l'enfant en cas de paludisme simple. Dr M2 fait la distinction entre un paludisme simple et un paludisme grave et préconise le traitement approprié pour chaque cas :

> Est palu simple s'il n'y a pas complication, c'est-à-dire sans fièvre, sans maux de tête : on donne dans ce cas la CTA. Le palu grave, c'est la situation d'un enfant qui convulse, dont la fièvre est élevée à 40 °C, avec le vomissement à répétition. Dans de

> pareils cas, on utilise l'Artéméther pour l'anémie, s'il n'y a pas d'anémie, la perfusion de quinine. (Dr M2, médecin généraliste, CSréf)

Le manque de temps pour réfléchir sur les ordonnances dû aux épisodes de maladie constitue des pratiques qui maximisent le risque d'erreur en matière de prescription d'ordonnance. Ainsi, Dr M2 nous a confié cette réalité qui rend perplexe :

> Ici, nous ne sommes pas maîtres de notre prescription tellement qu'on est pressé, nous n'avons pas le temps maximum de réfléchir autour de l'ordonnance, le risque d'erreur est donc élevé. Nous nous basons sur le vécu en la matière, les gens travaillent conformément aux épisodes de maladies.

Des pratiques des soignants ont lieu autour de ce médicament de la gratuité, la CTA :

A titre d'illustrations : le 31 juillet 2014, un infirmier du centre est venu s'adresser à Dr M2 au sujet de la CTA. Il dit avoir été à la pharmacie et que le pharmacien lui aurait dit qu'il y avait rupture en ce qui concernait la CTA non gratuite et que seule la CTA gratuite était disponible. Il voulait donc que Dr M2 lui prescrive une ordonnance, un kit paludisme simple, car dit-il « ça coûte trop cher dans les pharmacies de l'extérieur ». Dr M2 lui demande : « où est l'enfant ? ». Il répond : « Réferez-vous au registre, prenez un nom quelconque et faites-le Dr ! » Puisqu'il l'a fait de façon publique, Dr M2 nous regarde longuement et lui dit : « Tu vois ce monsieur (il s'agit de nous), il est là pour faire des enquêtes sur la gratuité, donc difficile pour moi de le faire, tu peux amener l'enfant, on l'ausculte et on l'établit. » Le personnel, visiblement mécontent, est parti.

Dans ce second cas d'observation, les soignants n'ont pas pu résister à la tentation. Celle-ci tourne aussi autour de la CTA. Dr M7, du service de chirurgie du centre, a amené l'enfant AT, 3 ans, à la pédiatrie après l'avoir consulté lui-même, dit-il. Il est venu pour que ses collègues lui prescrivent une CTA gratuite. Il a pu s'en procurer. Dr M3 justifie la pratique : « On nous interdit de pareilles pratiques mais entre collègues, quand tu refuses de le faire, on te traite de méchant. Que faire ? ».

Une troisième observation montre les manœuvres auxquelles se livrent les soignants à propos de l'acquisition d'une CTA.

Le 18 juin 2014, aux environs de 14 h, un homme en blouse blanche fait son entrée dans la salle de la pédiatrie II. Il s'adresse à Dr M2 tout en murmurant : « Bonjour Dr ! Coulibaly m'envoie chercher une ordonnance CTA pour son enfant malade. » Dr M2 répond d'une voix très basse car visiblement gêné par notre présence : « Ok. J'ai compris. » Il demande à une infirmière d'enregistrer le nom dudit enfant dans le registre et demande ensuite de l'envoyer. « Quel est le nom de l'enfant ? ». Ce dernier dit ne pas connaître son prénom mais que l'enfant est Dembélé. Ensemble, ils ont inventé un prénom à l'enfant, Aminata. Et c'est ce nom qui figure sur l'ordonnance. Contrairement aux autres ordonnances de la gratuité, cette ordonnance « ne sera pas double, le pharmacien gardera la seule copie et Dr M3, étant un personnel, se chargera de la posologie. » Tout cela s'est fait en l'absence de l'enfant et de son père.

L'analyse de ces trois situations montre les différentes stratégies que les soignants développent autour de la CTA pour s'en procurer sans passer par un quelconque diagnostic. Si au niveau de la première observation, les stratégies n'ont pas fonctionné, les deuxième et troisième observations ont permis l'accès à certains soignants du centre à la CTA. A la limite, les comportements s'apparentent à une acquisition frauduleuse du produit.

Parfois, il arrive que la CTA soit donnée aux plus de cinq ans au nom des relations professionnelles également. L'enfant LC, 11 ans, a été confié à l'infirmière I.1 par un de ses proches parents. L'enfant est amené dans la salle pour la consultation par l'infirmière. Celle-ci s'adresse à Dr M3 en plaisantant :

> Dr, gère-moi ce cas, c'est un enfant qui m'a été confié, son père est parti quelque part, il est le futur grand joueur du Mali, il aime beaucoup le foot. Il doit avoir du palu.

Après la consultation, une ordonnance payante a été prescrite et en même temps une CTA gratuite. L'infirmière est partie récupérer elle-même les médicaments à la pharmacie.

Ces différentes pratiques ont pour conséquences, de fausser les données de planification par rapport aux médicaments dans la mesure où la CTA est destinée aux enfants ; cela est une réalité, mais pas pour les enfants chez qui le paludisme n'est pas confirmé. Cela pose l'épineux problème de rupture de ce médicament.

En parallèle à la prise en charge du paludisme simple, celle du paludisme grave ne se fait pas sans difficultés. Des pratiques existent en ce qui concerne la prescription des ordonnances.

2.4.3. Prescription du kit paludisme grave

Il faut noter que la prise en charge du paludisme grave (notamment en matière de prescription d'ordonnance) donne lieu à des pratiques. Ces pratiques sont de nature également à saper le bon fonctionnement de la politique de gratuité de la prise en charge du paludisme. Ainsi, pour l'enfant MT, 1 an, son TDR est revenu négatif, sa goutte épaisse positive. Il fait état de paludisme grave, forme anémique. Dr M2 demande au père de l'enfant d'aller prendre les médicaments à la pharmacie gratuitement. Sur le kit paludisme, il était mentionné le numéro d'enregistrement dans le registre, le quartier, le poids et l'âge de l'enfant. Le père de l'enfant ramène un kit composé de :

- sérum glucosé 10 %
- perfuseurs 3
- cathéter 1
- seringue 5 cc 4
- Quinimax 0,20 (3 ampoules)

Ce kit s'est avéré incomplet du constat de Dr M2. Voici son complément qui doit être acheté par le père :

- Perfalgan
- seringue 10 cc 4
- Artésiane ou Artéméther 6 ampoules

Pour le paludisme forme anémique, c'est l'Artéméther qui convient le mieux mais, à en croire Dr M1, responsable du service :

> L'Artéméther injectable a été disponible durant une seule saison, à part ça, il y a trois ans je n'ai pas eu d'Artéméther injectable. En cas de palu grave forme anémique c'est les parents qui paient.

En termes donc de besoin, le kit donné ne fait pas l'affaire du père, le gratuit qu'il a obtenu est plus adapté au paludisme grave forme neurologique qu'à la forme anémique. A quoi bon prendre un kit qui ne peut pas servir aux parents ? Cette pratique s'apparente à cet adage du milieu bambara qui dit : « *kan goman tè noro donkili la ganssan* » (littéralement, quelqu'un qui n'a pas une voix mélodieuse et qui ne cesse de chanter, c'est qu'il en tire profit). Si les soignants ne cessent de prescrire le gratuit alors qu'il ne profite pas aux parents, certainement qu'eux-mêmes en tirent profit.

Concernant MT, enfant de 3 ans, sa goutte épaisse est revenue positive. L'enfant vomit. Dr BC avait demandé à l'infirmière D. de prescrire le Coartem pour l'enfant et que son cas n'était pas grave. Après avoir échangé avec Dr M2 quelques minutes après, celui-ci lui dit que c'était un cas de paludisme grave parce qu'il y avait la notion de vomissement. Dr M3 fut obligé de prescrire le kit paludisme grave. Lorsque l'ordonnance a été remise à la mère de l'enfant, cette dernière était venue sans sous. D'une voix tremblante, elle dit : « Hé ! Je n'ai pas amené d'argent. » Une infirmière lui répond : « Est-ce que tu as été à la pharmacie et qu'on t'a dit de payer ? Allez-y voir tu verras si tu paieras ou pas. » En 10 mn, la mère ramène de la pharmacie un kit composé de :

- sérum 3 flacons
- Diazépam 2 ampoules
- Quinine 0,20 3 ampoules
- Perfuseur 3
- Cathéter 1
- Seringue 3

C'est donc un kit de trois doses. L'enfant n'ayant pas besoin de Diazépam car il ne convulse pas, ce médicament fut simplement retiré et mis dans l'armoire. A chaque fois que le Diazépam est dans un kit et que l'enfant ne convulse pas, il est purement retiré du kit pour servir à d'autres fins.

Comment comprendre qu'il y ait la notion de vomissement chez l'enfant et que certains soignants s'entêtent à dire que l'enfant a du paludisme simple, surtout en présence d'une goutte positive ? Comme si cela ne suffisait pas, Dr M3 ajoute : « Ce n'est pas typiquement du paludisme grave. On a eu pitié de l'enfant, (…), nous nous sommes focalisés sur la notion de vomissement. L'enfant sera en ambulatoire. »

Une analyse de ce comportement laisse penser à une certaine banalisation de la gravité du paludisme chez l'enfant et, par ricochet, de la gratuité. Cet enfant a-t-il droit au gratuit ? Ou doit-il l'avoir par indulgence des soignants ? C'est assurément la seconde interrogation. Dès la présence d'une goutte positive, de la notion de vomissement, l'enfant doit bel et bien bénéficier d'un kit de la gratuité.

Devant le cas de paludisme récidivé chez l'enfant, certains soignants n'hésitent pas à mettre en cause la qualité des médicaments gratuits, au-delà d'autres pronostics qu'ils se posent. SD, enfant de 4 ans, hospitalisé au niveau du centre, y a passé une semaine avec sa mère. En état de convalescence, la mère constate la fièvre chez l'enfant de temps en temps. Elle vient au rendez-vous du médecin. Le TDR est positif malgré les soins. Durant son hospitalisation, l'enfant a bénéficié de kits palu grave et de Coartem. Dr M2 s'est donc posé de nombreuses questions : « Son cas nécessite plusieurs interrogations, est-ce qu'il dort sous moustiquaire ? Si oui, est-ce que cette moustiquaire est en bon état, bien accrochée ? Voilà ! ». Le Coartesiane, une CTA spécialisée, a été prescrite et achetée car le médecin traitant estime que : « Si nous ne faisons pas comme cela, l'enfant risque de prendre le coup, son TDR est toujours positif. Le gratuit là n'est pas toujours efficace même si les gens l'aiment. »

Comment expliquer le fait que le TDR reste toujours positif malgré les soins ? Cette situation contredit la thèse selon laquelle un traitement antérieur médical ou traditionnel influencerait les résultats du test. Elle pose également l'épineuse question de la sensibilité dudit test.

Il arrive que des soignants, au nom d'un soi-disant oubli, ne fassent pas la prise en charge de certains enfants dans le cadre du gratuit malgré la positivité du TDR. C'est le cas de l'enfant DS, 3 ans. Dr M3 a prescrit l'ordonnance sans kit paludisme. Lorsque nous avons voulu savoir l'âge de l'enfant, il a dit : « Hé ! C'est vrai, il doit bénéficier du kit ! » C'est ainsi qu'il établit un kit palu grave et le remet à la mère de l'enfant. A l'arrivée des médicaments du kit, le Diazépam, comme à l'accoutumée, a été déposé dans la salle.

Ce comportement dénote le manque d'intérêt que ce soignant porte à la gratuité. Si nous n'avions pas demandé l'âge de l'enfant, il allait faire la prise en charge de l'enfant hors de toute gratuité. Dans les discours des soignants, nous entendons le plus souvent : « On ne se fatigue pas. Les médicaments sont plus souvent en rupture. » C'est certainement cet esprit qui a guidé le comportement de cet enquêté.

A l'arrivage, si le kit est en quantité suffisante, les soignants du service de pédiatrie en sont informés. La fréquence de leur prescription du kit est donc fonction de cette information reçue. NK, 3 ans, qui a son TDR positif, souffre du paludisme simple selon Dr M3, malgré la notion de vomissement. Son collègue Dr M3 le lui rappelle et le conseille : « Puisqu'il y a le vomissement, tu peux donner un kit paludisme grave, parce que ce kit est en quantité suffisante. » Dr M3 prescrit des médicaments à acheter entièrement à la pharmacie.

Dr M3, qui joue le conseiller, n'est pas logique avec lui-même. Il souffle le chaud et le froid. Il classe le vomissement, tantôt comme le signe de la gravité du paludisme, tantôt comme le signe du paludisme simple. C'est donc une véritable psychose qui s'installe en matière de prescription d'ordonnance. Dr M3, lors d'une causerie, nous a signifié : « Je préfère la spécialité en matière de prescription que les médicaments gratuits. Si la première est efficace, les seconds laissent peu de place à l'efficacité. »

2.5. Pratiques en matière de traitement du paludisme chez l'enfant

L'enfant doit être traité gratuitement si son paludisme est confirmé par le biologique et s'il a moins de cinq ans. Très souvent, certains enfants ont suivi un traitement non adapté dans un cadre gratuit. Cette situation pousse les soignants à opter pour un traitement non gratuit devant un paludisme qui persiste.

Cet exemple de l'enfant AM, 4 ans, est plus édifiant. Cet enfant est un ancien malade du centre, hospitalisé pour anémie palustre avec un TDR positif. Au cours de l'hospitalisation, l'enfant a bénéficié d'une transfusion sanguine, ce qui ne semble pas adapté au paludisme grave forme anémique. Dr M9 s'adresse à la mère de l'enfant après consultation : « L'enfant a été mal traité, son pancréas est enflé. Débrouille-toi à acheter ces produits et progressivement il se remettra. » Avant de prescrire l'ordonnance, Dr M9 pose la question suivante : « Est-ce que tu as acheté tous les produits pendant son hospitalisation ? » La mère répond par l'affirmative. Dr M9 prescrit l'Artéméther injectable qui ne relève pas de la gratuité.

Une femme, assise à côté, visiblement une accompagnatrice de la mère de cet enfant, mécontente de leur présence à nouveau au centre, affirme : « Ils font leurs malins alors qu'ils ne sont que des étudiants de la 4e année de l'école de médecine. Ce qui fait que nos enfants ne guérissent pas. » Ce propos pose la problématique de la compétence intellectuelle de ceux chargés de la prise en charge des enfants. Or, ceux qui s'occupent des enfants sont pourtant des médecins généralistes mis à part la responsable du service.

Le doute est à son comble chez les usagers en ce qui concerne cette compétence des infirmières s'agissant de l'administration des soins chez l'enfant. La recherche de la veine de l'enfant donne lieu à des différences de position entre soignés et soignants.

Notre observation du 1er août 2014 confirme ces propos. Un père a amené son enfant. Après consultation, l'enfant devait bénéficier des soins piqûres chez les infirmières. L'enfant, à plusieurs reprises, a été piqué au bras pour rechercher sa veine. Dr M3 explique que : « Dès qu'elles ont la veine, ça se perfore. » Mécontent de cet état de fait, le père s'énerve et rentre à la maison avec son enfant. Dr M2 analyse ce comportement :

> Cette situation est due au manque de communication entre les usagers et les infirmières parce que, dans certains cas, la difficulté d'avoir la veine de l'enfant s'explique par une déshydratation sévère. Le manque de mise à niveau de ces infirmières explique aussi cette difficulté d'accès à la veine.

Parallèlement, la prise en charge de l'enfant PK, 3 ans, originaire de Sénou, température 40 °C, a donné lieu à des pratiques différentes. Le père de l'enfant, un soldat de l'armée malienne, entre dans la salle avec son enfant qui convulse le 19 décembre 2014 à 12 h 05. Il fait coucher l'enfant sur le lit, d'un ton qui tremble, il s'adresse aux soignants : « Docteur ! Viens voir cet enfant. » Dr M4 lui répond : « Laisse l'enfant et tu nous attends dehors ! » A 12 h 10, Dr M7 administre du Diazépam, retiré d'un kit paludisme grave. Au fur et à mesure qu'il l'administre, l'enfant cesse de convulser et commence à dormir. Face au retard d'amener l'enfant au centre, Dr M4 note : « Si cet enfant guérit, nous devons corriger ce soldat. » Dr M7 prédit : « Certainement ce soldat est du quartier de Sénou. C'est avec eux que l'on voit de pareils retards. » Son hypothèse s'est confirmée. Le TDR a été immédiatement fait mais est revenu négatif à la surprise de tout le monde. Après la négativité du TDR, la soignante dit : « Le TDR est négatif mais on va traiter le palu. » A 12 h 18, le kit paludisme grave a été rapidement donné au père. L'enfant répondait au numéro 6815 dans le registre. A 12 h 22, le père est revenu de la pharmacie avec un kit composé de :

- sérum G 10 %
- Quinemax
- Diazépam
- perfuseur
- catéther

Le complément du kit a été prescrit et devra être acheté à la pharmacie à l'extérieur. Aux environs de 12 h 38, le père revient avec les compléments, l'enfant est placé dans une salle, grande, aérée. Ce complément a coûté 12 465 FCFA moins le prix de 4 seringues à 10 cc. A 12 h 43, le premier soin a commencé avec du sérum, une dose de 300 ml a été administrée à l'enfant au lieu de 500. En plus du dossier bleu, un protocole de traitement s'étalant sur 3 jours a été donné à l'infirmier traitant.

A l'analyse, la zone de Sénou semble être celle de l'épidémie palustre. Les cas de retards engendrés dans la prise en charge des enfants y sont enregistrés. Avant de savoir de quoi souffre l'enfant, le Diazépam retiré d'un des kits paludisme grave a servi à calmer la convulsion. Déjà 38 mn après la présence de l'enfant au centre, il a pu bénéficier du premier soin au-delà des soins préliminaires, ce qui est assez encourageant au regard de la charge de travail des soignants. Ce kit est caractérisé par une incomplétude, même si l'enfant ne devait pas bénéficier du gratuit. Puisqu'il en a déjà bénéficié, soit plus de 12 465 FCFA de somme déboursée par le parent, pouvons-nous parler de gratuité totale ? Malgré la négativité du TDR, le paludisme a été traité en administrant à l'enfant un kit paludisme grave. Pourquoi donc les soignants font-ils bénéficier un enfant d'un kit paludisme alors que le paludisme n'est pas confirmé chez lui ? Voici ce qui sous-tend cette pratique selon Dr M1 : « Malgré la négativité du TDR, si les signes cliniques sont là, nous traitons le paludisme. » Dr M10 fait le traitement sur la base de la clinique parce que ceux chargés du contrôle ne sont pas exigeants. C'est pourquoi note-t-elle :

> Si le TDR est négatif et que tous les signes sont en faveur du paludisme, personnellement j'utilise le produit gratuit (…) parce que sur l'ordonnance ils n'exigent pas les résultats du test, il suffit seulement d'écrire le nom de l'enfant, sa résidence, l'âge avec le numéro pédiatrique, signée avec le nom du médecin, on te délivre le produit. Je n'ai pas eu de problème par rapport à la livraison du médicament. (Dr M10, médecin généraliste, CSréf)

Dr M2 abonde en ce sens :

> Si les données du labo disent que c'est négatif, mais si nous-mêmes nous suspectons que c'est le palu, nous donnons une ordonnance visant à traiter le paludisme gratuitement. Est-ce que vraiment on avait raison ou pas ? Souvent, il y en a certains qui se sentent bien, le malade est soulagé. A priori (rire), le médecin vise seulement le soulagement du malade. Tort ou raison, c'est autre chose.

Dr M2 a une autre logique, celle de la guérison du malade par tous les moyens même si les pratiques sont contraires à la logique de la gratuité. C'est avec un sourire aux lèvres qu'il a répondu à notre question : « Par expérience personnelle, nous associons l'Artéméther et la quinine pour les cas de paludisme grave alors que l'Artéméther est destiné à l'anémie palustre. Les malades nous viennent dans un état tellement grave, qu'il faut les chauffer. »

Pourquoi rit-il ? De la moquerie ? C'est un rire moqueur si nous savons qu'il a conscience qu'il est en train de faire des pratiques en déphasage avec la politique de gratuité.

Il existe une autre façon de faire le traitement chez lui. L'Artéméther est destiné au paludisme grave forme anémique. La quinine est pour les cas où l'enfant n'est pas anémié mais toujours dans le cadre du paludisme grave. Mais Dr M2 agit par expérience en administrant les deux molécules en même temps pour, dit-il, « chauffer » le malade. Il est donc difficile ici de parler de traitement adapté et c'est ce qui peut expliquer en partie des cas de récidives palustres. Cette façon de faire n'a-t-elle pas d'impact sur la santé de l'enfant dans le futur ? Assurément oui si nous savons que la façon de faire ne répond pas à la logique de la médecine biomédicale.

Après l'analyse des pratiques, intéressons-nous à la gratuité et à l'itinéraire thérapeutique suivi par les usagers. Par rapport à cette gratuité, combien dépensent-ils ? Qu'en est-il de ces dépenses par rapport au gratuit dont ils bénéficient ?

2.6. Analyse de l'itinéraire thérapeutique de quelques enfants

Dans le cadre de la prise en charge des enfants, nous nous sommes intéressés à l'itinéraire de certains d'entre eux. Cela depuis le premier recours dans les villages jusqu'à leur hospitalisation dans le centre de santé de référence de Sogoniko. Ceci afin de faire une comparaison entre ce que ces usagers ont payé et ce dont ils ont bénéficié de gratuit. Ces enfants n'ont pas été choisis au hasard. Le choix est fonction de leur zone de provenance, selon qu'ils sont en ville ou dans les villages.

Premier cas :

P1, accompagné de sa femme et de son enfant, est paysan à Mofan dans la commune de Baguinéda, situé à 65 km de Bamako. Son enfant HS, 4 ans, est malade, hospitalisé le 3 décembre 2014. Le résultat du TDR chez l'enfant s'est avéré positif. Le père parle de l'histoire de la maladie et de l'itinéraire thérapeutique suivi ainsi qu'il suit :

« Depuis quelques jours, l'enfant n'a pas retrouvé sa santé. Sa maladie a commencé avec des maux de tête atroces. Souvent, il dit avoir mal à la poitrine. Nous l'avons amené à Tiyimè, un village à côté du nôtre. Les soins qu'il a reçus là-bas n'ont servi à rien car quelques jours après notre retour chez nous, la maladie a récidivé. Nous sommes partis à Baguinéda au niveau du camp. Là, pendant qu'on lui administrait des soins, la maladie s'est aggravée car l'enfant faisait des choses qu'il n'avait jamais faites auparavant, il convulsait. A ce moment, le centre de santé du camp nous a référés ici à Bamako notamment dans ce centre. On nous a remis un papier, puisque j'ai une moto, j'ai acheté de l'essence pour 15 00 FCFA et je dois acheter la même quantité d'essence au retour, ce qui me revient à 3 000 F. Cette somme est largement au-delà de mon avoir car je ne suis qu'un paysan. Il faut également noter que nous avons fait quelques dépenses dans les différents centres de santé visités auparavant mais je ne me rappelle plus de ces sommes déboursées.

A notre arrivée ici à Bamako, ah ! La plus grande difficulté a été relative au manque d'orientation, nous ne connaissons personne ici, cela nous a beaucoup fatigués, ce fut dur et même très dur. Nous avons passé plus de temps à chercher là où la consultation se faisait. Si l'on doit estimer ce temps, je donne 40 mn environ. C'est grâce à la bonne volonté d'un passant au niveau du centre que nous avons vu les docteurs. Ainsi, on a été admis dans la salle et pris en rezansi (déformation du mot urgence), je ne connais pas français, c'est ce qu'ils ont dit. C'est après que nous avons pris le ticket à

1 000 FCFA. On a fait la prise de sang à 6 000 F. Cette somme n'est pas trop si l'enfant guérit mais trop s'il ne guérit pas (que Dieu nous préserve). J'ai pu payer les 6 000 F, les frais des médicaments étaient 16 000 F alors que je n'avais que 5 500 FCFA. Les docteurs m'ont même donné un produit gratuit qui devait me coûter 1 500 FCFA. Ils m'ont dit de mettre ces soins d'abord. Après je dois me débrouiller pour trouver le reste alors que je suis venu très pauvre, je n'ai pas quelqu'un ici ni au village pour m'aider.

Toutes ces dépenses, je les ai faites dans la plus grande douleur. Ce que je propose, s'ils pouvaient vraiment accepter à ce que je rembourse leur argent après mon retour au village après les soins donnés (...). Dans tout ça, le problème est que nous venons de très loin, si l'Etat pouvait faire en sorte que nous ayons un centre de santé chez nous, c'est mieux sinon, cette affaire est trop fatigante. »

De Tayimè à Baguinéda, l'enfant a visité deux centres sans être guéri. A Baguinéda où a eu lieu l'évacuation, le père l'a fait à sa charge (au lieu d'être transporté par ambulance) bien que l'enfant fût un cas urgent. Le manque d'orientation au niveau du centre est venu s'ajouter au lot des difficultés, ce qui fut un frein à la rapidité de la prise en charge de l'enfant.

En termes de dépenses, sans compter celles effectuées avant le centre de santé de référence de Sogoniko, elles s'élèvent à plus de 26 000 FCFA. Or, le père de l'enfant n'a bénéficié que d'un produit gratuit qui devait lui coûter 1 500 FCFA. Le TDR de l'enfant a aussi été fait gratuitement. Nous remarquons aisément la différence entre ce qu'il a eu gratuitement et ce qu'il a payé. Le premier est très insignifiant par rapport au second. Aussi, en plus des efforts économiques exorbitants, le père a géré le stress car il n'avait que 5 500 FCFA sur lui. Il a fallu qu'il fasse des acrobaties (ce qu'il nous a confié à notre second passage) pour compléter cette somme. Il affirme avoir appelé un parent au village pour avoir le complément de l'argent.

Le paludisme est confirmé chez l'enfant par le TDR mais son paludisme est de type anémique. Or, selon Dr M3, « on doit mettre l'Artéméther en cas d'anémie mais ce produit ne fait pas partie du kit malheureusement. On va un peu observer l'enfant, voir s'il sera transfusé. » Heureusement, à l'observation, l'enfant n'a plus été transfusé.

Deuxième cas :

L'enfant MS, 1 an, son père est commerçant, sa mère est coiffeuse. Le couple P2 réside à Magnambougou, Bamako. L'enfant a été hospitalisé le jeudi 4 décembre vers 13 h. Sa mère nous livre son récit :

« Tout a commencé par une diarrhée et des vomissements il y a de cela 3 jours. Nous n'avons pas dormi avant hier soir. Hier matin, le père de l'enfant étant au marché, je l'ai appelé au téléphone pour lui dire que la maladie s'aggravait. Il est immédiatement venu du marché et nous sommes venus à Sogoniko à moto parce que ce centre est le plus proche et le plus grand. (...). Lorsque nous sommes venus, nous avons commencé par prendre le ticket à la porte à 500 et quelques, je ne me rappelle pas tellement le reste, à ce niveau nous n'avons pas eu de problèmes. Nous avons inscrit le nom de l'enfant sur une liste, environ 30 mn après nous avons été appelés. (...).

Nous avons fait le prélèvement de sang qui nous a coûté 8 000 FCFA. Ils ont prescrit deux ordonnances et nous ont dit que l'enfant n'a pas de sang. Nous avons fait deux sérums sur trois prescrits, deux piqûres sur trois. L'enfant a bénéficié d'une poche de sang hier, c'est l'ami de mon mari qui a donné son sang en remplacement de celle que nous avons reçue. Aujourd'hui, c'est le tour de mon mari lui-même, pour avoir une deuxième poche. Il est sorti depuis ce matin à la recherche du sang, il n'est pas venu. On lui a dit que le sang du centre est fini. Pour la première ordonnance, nous l'avons eue à 4 000 et quelques, même si on m'a donné gratuitement des médicaments, je ne les ai pas vus car ils viennent me dire d'acheter même la colle (sparadrap). C'est pourquoi, lorsqu'on nous a dit que l'enfant va rester, j'étais inquiet, je voulais l'amener à la maison mais bon... le fait qu'il reste ne m'a pas aussi surpris car c'était grave, il ne pouvait même pas se tenir debout. J'ai fait des dépenses en dehors des soins, elles avoisinent 3 000 d'hier à maintenant déjà, vous voyez c'est élevé à mon avis et puis ce n'est pas fini, ils sont en train d'écrire encore. »

Nous avons pu observer ce cas également. Globalement, les dépenses s'élèvent à plus de 15 500 FCFA. Effectivement, pour la mère, au regard de ces dépenses, la gratuité n'existe pas car même le sparadrap s'achète. Les dépenses n'étaient pas finies car la prescription d'ordonnances se poursuivait. Sans faire le TDR ni de goutte épaisse, un kit paludisme a été prescrit. Ce qui relève d'une autre pratique. A en croire Dr M3 qui faisait le suivi :

> C'est Dr M2 qui a donné le kit. Il était destiné à corriger l'hypoglycémie chez l'enfant, nous avons pu trouver une solution à cela finalement, ce kit n'a plus été utilisé.

Ce kit, selon ce que nous avons pu observer, a été gardé dans la salle de consultation. Cette prescription du kit était-elle nécessaire ? Pourquoi prescrire un kit pour corriger une hypoglycémie ? Les textes de la gratuité ne sont-ils pas contraires à cette façon de faire ? Cette prescription a été certainement faite à d'autres fins. Sur l'une des ordonnances, le prescripteur s'est trompé sur le nom de l'enfant, M. Sacko au lieu de M. Tall. Ce dernier correspond à un autre enfant, l'inconvénient est que les paramètres de ce Tall peuvent être portés en lieu et place de ceux de Sacko, ce qui influence la qualité du traitement car les poids et l'âge sont différents.

Troisième cas :

L'enfant BK, 3 ans, accompagné de son père (arabisant niveau 7e année), conducteur de gros engins, de sa mère, vendeuse de fruits et légumes mais également de la grande sœur de sa mère (tante). Le couple P3 habite à Yirimadio (Kadobougouni). La tante de l'enfant s'est prêtée à l'interview qui s'est déroulée le 12 décembre 2014.

« D'après sa mère, B.K a commencé par avoir le corps chaud, il vomit. (...). Ils sont allés au centre de Yirimadio dans un premier temps. C'est moi-même qui les ai encouragés à quitter ce centre. Je voulais leur dire de venir au centre de Banankabougou parce que j'ai deux de mes connaissances soignants là-bas. Mais ayant constaté l'absence de ceux-ci, je leur ai demandé de venir ici à Sogoniko. Son père et moi, nous l'avons amené à moto sans un quelconque papier de référence parce que Sogoniko comporte une pédiatrie. Nous sommes là depuis 10 h. (...) Nous avons pris le ticket à 1 000 F.

Après avoir eu le ticket, nous nous sommes dirigés vers la salle de consultation mais avant, l'enfant a été pesé à la porte et sans obstacle nous sommes entrés vu l'état de l'enfant. Après la consultation, on nous a dit que l'enfant est malade du paludisme et a un manque de sang. C'est ainsi que le père a donné son sang pour compenser. (...). Les docteurs nous ont montré cette salle pour l'hospitalisation mais on ne sait pas si on va y passer la nuit ou pas. Les docteurs ont commencé par faire une piqûre à la cuisse, placer du sérum et la chose que vous voyez sur le nez. Nous attendons son père pour le reste des soins car l'hospitalisation occasionne beaucoup de dépenses. Nous verrons si le père peut faire le reste des soins, si nous allons rester, au cas contraire, nous rentrons.

Face aux dépenses, le père est allé voir une de ses connaissances parce que lui-même estime ne pas avoir d'argent. En termes de dépenses, de notre arrivée ici à maintenant, nous avons dépensé : 6 000 F pour les ordonnances, 5 250 F pour le prélèvement de sang, le ticket d'entrée 1 000 F, le lait en poudre Nido 2 650 qui doit lui être donné toutes les deux heures, l'eau diago 300, un bol, une cuillère 200.

Ils viennent de nous donner une autre ordonnance, ma sœur est partie l'acheter : elle fait 2 150 F. Le docteur me demande de la colle à 1 050 F. Vous remarquez, j'ai fait sortir de l'argent devant toi, donc j'ai financé tout ;

cela si le père arrive avec quelque chose tant mieux, sinon je n'ai pratiquement plus rien avec moi. Si l'enfant guérit, ces sommes ne sont rien. Nous espérons bien quand même, il y a eu une légère amélioration depuis notre arrivée qu'il y a deux heures, il ne transpirait même pas, maintenant avec les médicaments ça commence à aller… »

Par rapport à la gratuité, la mère de l'enfant pense que :

> J'ai appris la gratuité à travers une femme qui avait bénéficié de ça au centre de santé de Markala. Sinon, auparavant, je ne l'ai jamais apprise. Cette femme me dit que si tu amènes ton enfant au centre on te donne des médicaments, des sérums gratuitement pour le traitement du paludisme. Ici, on ne m'a pas donné de produits gratuits.

Le médecin traitant émet un avis contraire. C'est à travers quelques questions adressées à Dr M2 que nous nous sommes rendu compte que l'enfant a bénéficié de la gratuité de la quinine. Les parents nous ont montré tous les médicaments, les ordonnances sans faire cas de ce bénéfice. Ce kit est composé de :

- sérum glucosé 3 fl
- quinine 3
- perfuseurs 3
- Diazépam
- seringue 5 cc 3
- cathéter

Quand on analyse ce troisième cas, ces usagers ont suivi un itinéraire thérapeutique sans être référés au CSréf de Sogoniko. Ils y sont venus à la suite d'une insatisfaction par rapport aux soins de l'enfant. Ils ont accédé facilement à la salle de consultation et l'enfant souffre d'un paludisme grave forme anémique. Ce qui a nécessité deux traitements : un kit paludisme composé de quinine et une transfusion de sang et une prescription d'Artéméther qui est payant. Ce double traitement relève d'une solution palliative car pour chaque type de paludisme (neurologique ou anémique), il existe un traitement approprié selon le protocole de gratuité. La quinine pour le neuro-paludisme et l'Artéméther pour le paludisme anémique.

Au regard des dépenses de soins, le père de l'enfant est allé voir un proche pour avoir un peu d'argent et y faire face. La somme arithmétique de ces dépenses donne 18 600 FCFA. Face aux difficultés que le père de l'enfant a rencontrées lors de la prise en charge de l'enfant, la tante de l'enfant a assuré les dépenses. Ce qui est une forte marque de solidarité dans la société malienne, bien que l'on soit dans une société relativement moderne. Ces dépenses sont telles que la mère a même minimisé l'effort par rapport au kit gratuit dont l'enfant a bénéficié.

2.7. Pratiques magico-religieuses et réduction du taux de décès des enfants

La prise en charge des enfants est ponctuée par des décès d'enfants qui, pour la plupart des cas, n'arrivent pas à être expliqués. L'enfant est-il mort au centre, à la maison ou en cours de route ? De quelle maladie est-il mort ? Telles sont les différentes questions qui taraudent les esprits des soignants. A titre d'exemple, l'enfant MT, 5 ans, du quartier de Sirakoro à Bamako, était accompagné de son père et un ami de celui-ci. Ils font leur entrée dans la salle de consultation vers 14 h 20 de façon précipitée. A peine l'enfant bougeait-il à son arrivée. Ce que nous avons pu observer, c'est que l'enfant a fait une vingtaine de minutes sur la table de consultation avant d'être vu par les soignants.

Dr M3 le regarde et ayant un doute sur l'état de l'enfant, il fait appel à Dr M2. Ce dernier touche les pieds de l'enfant, ouvre ses yeux et affirme : « Celle-là est partie. » Il émet l'hypothèse suivante : « C'est probablement à la suite du palu grave forme anémique. » Le père de l'enfant s'effondre en larmes. Indigné, Dr M3 murmure : « On dirait des gens qui viennent des campagnes, ils attendent la dernière minute pour venir avec l'enfant. » Dr M8 enchaîne : « Ils vont en plus dire que l'enfant est mort à l'hôpital alors qu'elle est morte auparavant et cela fait que nous n'avons pas bonne presse. »

Est-ce que cette enfant est morte depuis la maison ou en cours de route ? Ou bien, a-t-elle été victime d'une négligence de la part des soignants dans la prise en charge ? Pourquoi les soignants ont-ils attendu plus de 20 mn pour toucher à l'enfant ? Soupçonnaient-ils déjà sa mort ? A tort ou à raison, la piste de la négligence semble être privilégiée.

Un papier de décès a été cependant établi et donné au père par Dr M2 en ces termes :

> Tiens ce papier, votre enfant n'est plus. Ainsi va la vie ! Il faut prendre la nouvelle avec religiosité. Ce papier, vous le montrerez au cimetière, ça montre que l'enfant est morte d'une mort naturelle et ça facilite son enterrement. Vraiment, paix à son âme !

A propos de l'enfant AS, 45 jours, une incompréhension s'était installée entre Dr M2 et l'accompagnante. Lorsque cette dernière est venue avec l'enfant, Dr M2 était dans la salle de la pédiatrie II avec Dr M3. Les autres soignants étaient partis à la maison. La femme a été orientée dans la salle de garde à l'entrée du centre : « Allez-y de l'autre côté, là où tu as pris ton ticket, il y a des gens là-bas, je dois fermer la porte. » L'accompagnante qui pensait à la descente a perdu une quinzaine de minutes à attendre, à supplier alors que les soignants de la garde travaillaient de l'autre côté. Très coriace, Dr M3 ouvre la porte de la pédiatrie II, consulte l'enfant à l'aide du stéthoscope, tente de le réveiller à partir des techniques, des gestes au niveau du cœur, mais en vain. Il observe l'enfant une trentaine de secondes, fait appel à Dr M2 finalement en ces termes : « Dr, viens voir cet enfant, je ne comprends rien ! » Ce dernier répond : « Comment ça ! Ce que tu n'aimes pas dire là, c'est cela, au regard de la façon dont je vois l'enfant. » Lorsque ce dernier ausculte l'enfant, il constate et confirme le décès. Il s'adresse à l'accompagnante : « Madame, cet enfant n'est plus. » La femme est restée stupéfaite, sans dire un seul mot. Dr M2 émet les hypothèses suivantes : « L'enfant est dénutri, c'est sûr qu'ils l'ont lavé, également un retard dans sa prise en charge, peuvent expliquer cette perte. En tout cas, l'enfant est venu ici sans vie. »

Un certificat de décès fut établi. Dans ce discours de Dr M2, il y a une contradiction. Il émet comme hypothèse le retard dans la prise en charge, comme raison du décès. L'enfant n'a pourtant pas suivi de soins ailleurs. Il estime par contre que l'enfant est mort en dehors du centre. Le temps que l'accompagnante a passé à supplier les soignants, donc un retard dans la prise en charge, peut expliquer le décès. Le fait que l'accompagnante refuse d'aller de l'autre côté peut être une autre raison. Donc la responsabilité semble partagée ici.

Parfois le manque d'un traitement adapté occasionne des décès d'enfants. C'est le cas de l'enfant BS, 9 mois, dont le décès est constaté à l'arrivée. D'après Dr M2 :

> L'enfant a été vu par l'équipe de garde la nuit passée, il était en ambulatoire. Vu son état, l'enfant était pâle et était malnutri, ces deux facteurs peuvent expliquer son décès. En tout cas, l'ordonnance que j'ai sous mes mains n'est pas le traitement du paludisme alors que la maladie fait penser à l'anémie palustre.

Cette situation pose l'épineuse question du diagnostic douteux du paludisme chez les enfants au moment des gardes. Pourquoi mettre en ambulatoire un enfant pâle et malnutri si l'on s'en tient à l'hypothèse de Dr M2 ? N'est-ce pas là une forme de négligence de la part des soignants?

Face à la fréquence des décès des enfants (surtout des nouveau-nés) malgré la politique de gratuité, le centre de santé de référence de Sogoniko organise des cérémonies sacrificielles tous les ans en vue de conjurer ce mauvais sort réservé aux enfants. Le jeudi 26 juin 2014, l'administration du CSréf a abattu un bœuf en guise de sacrifice pour « qu'il puisse avoir moins de décès des nouveau-nés. Ce sacrifice se faisait d'habitude, le nouveau chef voulait le négliger, il a été rappelé à l'ordre par les anciens du service. » (Dr M2, CSréf)

Au cours de notre observation, nous avons effectivement partagé le repas (des haricots à la viande de bœuf) avec le personnel soignant. A la fin du repas, chacun formule des vœux à vive voix allant dans le sens de la réduction du taux de décès, notamment des enfants. Cette pratique collective est relative au rapport de l'homme au surnaturel. Elle fait suite à une recommandation des services divinatoires de l'animisme. Qu'est-ce qui explique cette pratique de la part de ceux qui sont les représentants de la médecine biomédicale et chargés de la prise en charge des enfants ? Nous pouvons chercher la réponse à cette question au niveau de la compétence de ces soignants mais aussi interroger le plateau technique. Les soignants peuvent avoir une certaine compétence mais ils peuvent buter à un problème de plateau technique.

A l'opposé, ils peuvent ne pas avoir les compétences requises également pour faire correctement la prise en charge des enfants d'où l'augmentation du nombre de décès. L'éducation joue également pour beaucoup dans cette croyance. Celle-ci, par le processus de la socialisation, est acquise et transmise de génération en génération. Dès la tendre enfance, l'homme acquiert ces pratiques des ascendants et les transmet à ses descendants. Cette pratique collective pose également la problématique de la construction de la maladie. La maladie étant considérée comme un construit social. Dans l'imaginaire collectif à Bamako, dans le traitement de la maladie, il faut tenir compte de la dimension du surnaturel, de la sorcellerie. Il faut donc conjurer les esprits pour obtenir la guérison du malade. C'est pourquoi beaucoup de soignants acceptent la médecine traditionnelle et orientent parfois les parents vers celle-là à cause aussi des faibles revenus.

En définitive, la mise en œuvre de la politique de gratuité au CSréf bute à des obstacles. Certains soignants sont nostalgiques de la politique de recouvrement des coûts et expriment leur mécontentement face à la gratuité. Celle-ci n'a pas été suivie par des mesures d'accompagnement de la part des politiques chargés de sa mise en œuvre. La gratuité a permis l'augmentation du volume de travail des soignants mais le CSréf, paradoxalement, n'a procédé à aucun recrutement du personnel. Le plateau technique laisse à désirer avec un salaire démotivant. A ceux-ci s'ajoute la façon dont les soignants perçoivent le service de pédiatrie.

Par ailleurs, au-delà du CScom et du CSréf, comment fonctionne la gratuité au niveau de l'hôpital Gabriel Touré ?

Chapitre VIII
De la gratuité des soins au centre hospitalo-universitaire Gabriel Touré (CHU GT)

Ce chapitre traite de la problématique de l'accès aux soins des usagers dans un contexte de gratuité. La notion d'urgence s'y trouve abordée ainsi que les perceptions des soignants et soignés de cette urgence. En outre, les pratiques relatives au diagnostic, à la prescription et au traitement de la maladie sont aussi cernées.

1. Accès des usagers aux soins dans un contexte de gratuité

1.1. Ticket modérateur : un passeport pour l'accès à la consultation et un objet de contournement de la part des acteurs

La politique de gratuité de la prise en charge du paludisme n'est pas parvenue à se débarrasser des tares de la politique de recouvrement des coûts. Historiquement, cette situation trouve son origine depuis les Soins de santé primaire (SSP) en 1978 (même si son application n'intervient que plus tard) et l'Initiative de Bamako (IB) en 1987. La politique de recouvrement des coûts dont il est question passe par la participation symbolique de la population à sa santé. Le prix de cette participation symbolique ou forfaitaire varie d'une structure sanitaire à une autre.

A l'hôpital Gabriel Touré, le prix d'un ticket modérateur est de 1 500 FCFA pour les usagers (excepté ceux qui sont de l'AMO). L'accès à ce précieux sésame constitue un véritable casse-tête pour eux. Aucun usager n'est indifférent à la longue file d'attente qui bloque l'entrée de l'hôpital. Tous ces usagers ne sont certes pas des malades du paludisme mais cette maladie constitue pour l'essentiel des motifs de consultation comme en attestent les données nationales.[156]

En principe, ce ticket est indispensable pour l'accès à un soignant. Il est un préalable à la consultation. Ce ticket, en réalité, semble enlever à la gratuité toute sa substance au regard des stratégies développées par les usagers pour échapper à son paiement. Pourquoi ces stratégies de contournement du ticket ? Le ticket modérateur dérange-t-il les usagers ?

---

[156] Selon le SLIS (2012), le paludisme représente 42 % des motifs de consultations dans les services de santé et représente la première cause de décès des enfants de moins de 5 ans.

Dans un premier temps, il faut noter que l'acquisition de ce ticket donne lieu à des tracasseries au niveau des guichets, au point que certains parents se résignent. C'est le cas de cet accompagnateur de l'enfant TD, originaire de Katibougou (Samaya) (où il a reçu une référence). Il explique son calvaire :

> Nous sommes arrivés vers midi et nous avons trouvé une longue file d'attente. Ce n'est que vers 14 h que nous avons pu nous procurer du ticket. Nous l'avons pris à 1 500 F et vraiment, que cette somme soit élevée ou pas, ce qui m'intéresse c'est la guérison de mon enfant par le Tout-Puissant. (P1, HGT)

Généralement, dans notre société, c'est quand on est au dernier retranchement qu'on s'en remet à Dieu. L'enfant de cet enquêté avait un papier de référence de Samaya. La référence pourtant est fonction de l'urgence dans laquelle se trouve l'enfant. Qu'est-ce qui explique donc le rang chez les usagers qui sont dans une situation d'urgence comme le cas de l'enfant TD ?

Le centre de santé de Samaya n'a pas d'ambulance. De ce fait, les parents de l'enfant étaient obligés de venir à l'hôpital à leurs frais. Or, dans la mentalité de beaucoup de personnes, le signe extérieur de l'urgence est de voir le malade dans une ambulance. Dans de pareilles situations, souvent, les usagers, s'ils sont deux, répartissent les tâches. L'un amène l'enfant directement chez les soignants et l'autre s'occupe du ticket. Au cas où l'enfant a un seul accompagnateur, la situation devient compliquée. Faire la queue est difficile à tenir pour beaucoup d'usagers.

Dans un second temps, certains soignants développent des stratégies qui consistent à prendre directement les frais de consultation aux usagers qui ne passent pas par les guichets de l'hôpital.

Certains usagers aussi cherchent à échapper au ticket. Ces différentes stratégies profitent bien aux usagers et soignants mais constituent des manques à gagner pour l'hôpital. Voici un exemple plus édifiant : La mère de l'enfant BK, 3 ans, est malade du paludisme simple. Elle n'a pas pris de ticket au guichet. Familière de l'équipe de garde, après la consultation de l'enfant, elle a voulu partir sans donner les frais de consultation au soignant traitant. Ce dernier lui demande de le faire incessamment car la prise en charge de l'enfant est en ambulatoire. La dame renvoie le paiement pour le jour du rendez-vous et jure ne rien avoir comme argent sur elle : « J'amènerai ton argent le dimanche, jour du rendez-vous. Je pensais que le carnet de l'enfant pouvait remplacer le ticket. » La promesse a ainsi été donnée.

Des parents croient également à la force de leurs réseaux sociaux. Ces derniers passent par eux pour ne pas payer. C'est le cas de cette connaissance de longue date P2 qui a son enfant malade. Après les salutations d'usage, ayant su notre présence à la pédiatrie, il nous confie entièrement sa femme et son enfant qui attendent d'être appelés devant la pédiatrie.

Sociabilité oblige, nous sommes passé par l'aide de l'interne avec qui nous avons bien sympathisé, pour « arranger » la situation. Après la consultation de l'enfant de P2, l'interne hésitait à réclamer ses frais de consultation qui sont de 1 500 FCFA, mais finalement, il l'a fait. Il justifie ensuite sa forfaiture après paiement de cette somme par P2 :

> Nous sommes payés tous les mois et, en attendant, nous vivons de l'argent des usagers qui échappent à la caisse. Au lieu de les envoyer à la caisse prendre le ticket qui s'élève à 1 500, nous prenons ces sous avec eux et nous l'empochons comme frais de consultations. Souvent, cette somme est à négocier, nous leur prenons généralement 1 000F et quelques rares fois les 1 500 F. (Observation du 9 août 2012, HGT)

Ce discours cache certaines réalités. Cet interne, qui prépare sa thèse depuis environ 5 ans, dit être payé mensuellement alors qu'il ne perçoit que 15 000 FCFA tous les trois mois. Par ailleurs, comme il l'a dit, il existe un marchandage des frais de consultation. L'accompagnateur de l'enfant SK lui a donné 1 000 FCFA au lieu de 1 500 FCFA au regard de sa profession (élève). Il estime ne pas avoir d'argent sur lui.

L'interne en question, comme bien d'autres soignants, vit de ces frais de consultation et autres frais frauduleusement acquis. Au cours de notre observation, nous nous sommes rendus chez lui. Ses réalisations sont incroyables. Il vit dans un somptueux étage propre à lui et il estime ne servir qu'au Gabriel Touré. Il accorde tellement de prix au ticket que lors d'une causerie, il dit :

> Il y a des parents, quand tu consultes leurs enfants, ils ne font que te remercier, ils oublient qu'ils n'ont pas pris de ticket à la porte, ils pensent qu'on doit consulter gratuitement, ce n'est vraiment pas sérieux de leur part ! (Observation du 29 novembre 2012, HGT)

De cette situation, l'hôpital est le plus perdant logiquement. Les soignants et les parents qui se prêtent à ce jeu sont les gagnants (du moins si l'on fait fi de tout esprit de civisme). Le soignant qui n'a aucun statut profite de la cacophonie pour arrondir son mois. Dans ces conditions où la logique des soignants est la quête de l'argent, celle de l'hôpital de renflouer ses caisses, pouvons-nous espérer une bonne mise en œuvre de la politique de gratuité ?

Un fort accent mis sur le ticket modérateur à l'hôpital Gabriel Touré s'explique en partie par le fait que l'hôpital n'est pas un endroit propice pour la gratuité. Si la pyramide sanitaire est respectée, l'hôpital est le dernier recours en matière de prise en charge du paludisme même s'il a le service pédiatrique le plus coté. La preuve, l'hôpital n'a pas de gratuité en matière de moustiquaires imprégnées d'insecticide. Aussi, le fait que sa gestion relève d'un niveau central ne joue-t-il pas négativement pour beaucoup sur le fonctionnement de la gratuité en son sein ?

Quand les parents ont leur sésame en main, il reste l'épineux problème de l'orientation vers la pédiatrie. Les parents, surtout ceux qui viennent des campagnes, peinent à trouver la pédiatrie parce qu'ils sont étrangers au milieu.

1.2. Orientation des usagers et pratiques de fidélisation des clients par les soignants

A l'hôpital Gabriel Touré, le paludisme simple est consulté au niveau des salles de consultation externes (nouveau local, à l'étage). Le paludisme grave se consulte au niveau de l'urgence pédiatrique sise à l'ancienne pédiatrie. Pour une rapide prise en charge des enfants, l'orientation des usagers joue un rôle décisif. Malheureusement, il n'existe pas un service d'accueil et d'orientation au sein de l'hôpital. Les usagers sont donc déboussolés après l'acquisition du ticket modérateur, surtout ceux qui franchissent pour la première fois la porte de cette structure. Certains parents passent plus d'une heure en train de chercher la salle de consultation, c'est ce qui est ressorti de notre observation. Ce retard constitue un frein à l'urgence. Les usagers qui retrouvent vite la salle de consultation, qu'il s'agisse d'un paludisme simple ou grave, certains soignants cherchent à les fidéliser. Ce qui fait que, parfois, les enfants atteints de paludisme simple sont reçus en urgence et ceux atteints de paludisme grave en consultation externe.

Un soignant peut donner par exemple rendez-vous à un cas simple pendant qu'il est de service dans la salle d'urgence, comme il peut donner rendez-vous à un cas compliqué dans une salle de consultation externe. Le soignant le fait conformément à son emploi de temps.

Le cas de l'enfant SK, 9 mois, en est une parfaite illustration. Elle était accompagnée par ses parents, un jeune couple. Ils sont reçus dans la salle des urgences. Après analyse du sang de l'enfant, la goutte épaisse était revenue positive et faisait cas d'un paludisme simple selon le médecin traitant, un interne. Son cas, en réalité, pouvait être géré au niveau de la consultation externe. Mais sa prise en charge a été effectuée en urgence pendant que des cas graves attendent. (Observation du 1er août 2012, HGT)

De même, il arrive que des soignants amènent leurs protégés en urgence pendant qu'ils doivent être vus au niveau de la consultation externe. C'est le cas de ce major qui défend à tout prix sa protégée. Celle-ci dit avoir attendu devant la salle des urgences du matin à 14 h, or du dire du médecin : « Son enfant n'est pas un cas urgent, au moins il est en train de marcher de lui-même. » Bien que ce soit un cas simple, la force de la relation sociale a influencé le soignant. (Observation du 02 août 2012, HGT)

C'était pareil pour cette mère. Visiblement préoccupée, elle fait sa rentrée dans le box numéro 3 de la consultation externe. Le médecin consulte l'enfant qui souffrait de diarrhée et de vomissements, la maman dit ne pas avoir les moyens pour faire les analyses.

Le médecin pense au paludisme grave de façon présomptive, prescrit du Ringer, du Smecta, un antipaludéen et la libère. En réalité, selon le médecin :

> Si la mère était prête à faire les analyses, peut-être que son enfant allait être hospitalisé, cliniquement, les signes du paludisme grave sont là. (Observation du 31 juillet 2012, HGT)

Ces façons de faire ont pour conséquence de créer le désordre dans le cadre de l'accès aux salles de consultation pour les plus nécessiteux. Ce désordre dans l'accueil au niveau des salles de consultation complique le tri des enfants qui sont en situation d'urgence. Ceci constitue un des goulets d'étranglement de la prise en charge des enfants.

1.3. Urgence comme source de conflits entre soignés et soignants

1.3.1. Epineux problème de tri des enfants malades

Dans le cadre de la prise en charge des enfants, les parents et les soignants n'ont pas la même perception de l'urgence. Ce qui est considéré comme urgent chez les premiers peut ne pas l'être chez les seconds. Si les soignants sont considérés comme ayant des connaissances pointues sur l'urgence, les parents agissent parce que l'enfant a le corps chaud, convulse, ne mange pas, etc. Les parents parlent en fonction des représentations qu'ils ont de l'urgence. A ce niveau, selon Raymond Massé, il existe un « choc culturel issu de la confrontation de deux types de savoir médical : le savoir savant, véhiculé par les professionnels de la santé, et le savoir populaire, véhiculé sous de multiples variantes par les divers sous-groupes sociaux et ethniques »[157].

Cette situation engendre des conflits entre eux parce que les parents pensent toujours que leurs enfants sont négligés même si le plus souvent ils sont eux aussi accusés par les soignants de traîner avec les enfants malades à la maison.

Pour mieux documenter le problème, nous verrons d'abord les connaissances des soignants sur l'urgence et ensuite ce que pensent ces soignants des usagers par rapport à cette urgence. Ainsi, deux internes, qui préparent leur thèse, définissent la notion d'urgence respectivement comme :

> Une atteinte au niveau des fonctions vitales. Par exemple un enfant qui vient dans un état de détresse respiratoire est une urgence. Un enfant qui vient dans un coma est une urgence. (Entretien avec In. 1 du 27 décembre 2011, HGT)

Et comme :

> (…) dépendant du tableau clinique. Par exemple, un enfant qui vient dans un tableau de convulsion fébrile ou comateux, ces genres d'enfants font appel à l'urgence. (Entretien réalisé le 5 janvier 2012 avec In.2, HGT)

De cette même façon, un médecin au niveau du CVD la définit comme :

> Tout patient qui vient dans des tableaux neurologiques, dans un mauvais état neurologique comme les convulsions, l'agitation, etc. est considéré comme une urgence. Tout patient qui vient avec une détresse respiratoire, (…). L'anémie est une urgence dont il faut tout de suite faire la prise en charge et également l'hyperthermie. (Entretien du 27 décembre 2011 avec Dr M1, HGT).

Dr M1 parle surtout de nécessité d'agir rapidement. Selon un CES en pédiatrie :

> Il y a urgence quand des signes de paludisme grave se présentent telles l'hypoglycémie, une convulsion, l'anémie très grave, la détresse respiratoire. Là, il faut intervenir très vite sinon le

---

157 Raymond Massé (1995), *Culture et santé publique* in www.classiques.uqac.ca/contemporains/masse raymond/ p.102, consulté le 13 juillet 2017 à 18 h 49.

> patient perdra la vie. (Entretien du 29 décembre 2011 avec Dr M4, HGT)

Cet autre interne préparant également sa thèse est plus explicite et d'ailleurs fait la part entre une situation d'urgence et de non-urgence :

> Il y a urgence lorsqu'il y a une détresse qui peut mettre le pronostic vital en jeu tout de suite, telle qu'une déshydratation sévère qui nécessite tout de suite la prise d'une voie veineuse et une perfusion du Ringer lactate, cela est une urgence, si on ne la gère pas l'enfant va partir. Un enfant qui vient avec des convulsions tout de suite, qui est en train de boucher ses neurones, il faut tout de suite arrêter les convulsions, c'est une urgence. Un enfant qui vient avec une hyperthermie, 39, 40 degrés, il faut tout de suite essayer de casser la fièvre, un enfant qui vomit, il faut essayer d'arrêter les vomissements tout de suite, mais un enfant conscient qui ne présente aucun de ces signes, qui ne présente pas de détresse respiratoire, c'est-à-dire des difficultés, des gênes respiratoires, là vraiment c'est n'est pas une urgence. (Entretien réalisé le 13 janvier 2012 avec In.4, HGT)

Le point commun à ces définitions est que l'urgence est caractérisée par une détresse respiratoire. A tous les niveaux, l'enfant court un grand danger. Beaucoup de soignants jugent nécessaire d'agir rapidement en cas d'urgence au risque de perdre l'enfant. Théoriquement, tout semble bien dit mais le problème est que la gestion de cette urgence pose d'énormes difficultés. Les soignants procèdent à des tris dans un souci de sauver les enfants en situation d'urgence. Ce tri qui s'opère n'a jamais été compris par les parents et leurs accompagnants. Ce médecin décrit un peu le comportement des parents et accompagnateurs face à ce tri :

> On est obligé de venir trier les malades qui sont dans la salle d'attente par ordre d'urgence. Par exemple, un enfant qui convulse, les parents, au toucher, pensent que l'enfant est fébrile alors qu'il n'en est rien. Les médecins sont censés connaître ces cas. Donc, les parents préfèrent qu'on prenne en charge rapidement leurs enfants qui, selon eux, font la fièvre à côté d'un autre qui convulse. Ce dernier est une urgence qu'il faut vite gérer. Un enfant qui fait une pâleur marquée est une urgence que d'autres mamans ne peuvent pas savoir. Elles

> ne peuvent pas savoir que la pâleur de cet enfant est due à un problème de sang, c'est le travail du médecin. Parfois, les parents nous traitent d'injustes à cause de ce tri qu'ils ne comprennent toujours pas. (Entretien réalisé le 6 janvier 2012 avec Dr M3, HGT)

Un interne explique également le comportement des parents face au tri. C'est pourquoi ajoute-t-il :

> Les urgences, normalement c'est le tri : par exemple quelqu'un qui fait la fièvre et l'autre est en train de faire des difficultés respiratoires que nous dénommons détresse respiratoire ; donc celui qui fait la fièvre à 38, 39, tu fais l'enveloppement, il peut attendre un peu avant l'examen contre celui qui est là, qui ne respire pas ou qui respire de façon très difficile, il faut toujours savoir s'il y a un obstacle ou bien s'il a besoin de l'oxygène, (...) par contre quelqu'un qui vient, il a toussé hier soir une ou deux fois, devant ce cas, on ne peut pas les comparer mais les parents malheureusement ne comprennent pas, « je suis venu avant celui-là, on le fait entrer. Je suis là depuis le matin vous m'avez pas fait entrer. » (Entretien réalisé le 13 janvier 2012 avec In.4, HGT)

Cet autre interne propose surtout la sensibilisation des parents tant le problème de tri est compliqué :

> En urgence pédiatrique, les cas simples sont référés à la consultation externe, seuls les cas graves sont prioritaires et on sensibilise les parents par rapport à cela, ce n'est pas parce que tu es venu le premier que tu es consulté, c'est par ordre d'urgence. (Entretien réalisé le 12 janvier 2012 avec In.3, HGT)

Il faut noter que les parents ne sont pas informés a priori par rapport à ce tri. Ils ne sont informés que quand ils adoptent une position subversive. Or, dans la mentalité des parents, la consultation des enfants doit se faire par ordre d'arrivée, ce qui est logique si l'on s'en tient au bon sens. La question qui se pose est : est-ce que ce tri se fait selon les règles de l'art de la part de ceux chargés de la prise en charge des enfants ? Assurément non. Autour de ce tri, et les soignants et les soignés développent des stratégies et logiques qui sont sources de conflits.

1.3.2. Stratégies et logiques développées par les soignants et soignés autour du tri

Les soignants et les soignés, chacun en ce qui le concerne, développent des stratégies autour du tri. Par le fait par exemple que certains usagers étaient des leurs dans le temps, des facilités leur sont accordées au niveau de la consultation. C'est le cas du vieux P3, médecin à la retraite. Dès qu'il fait sa rentrée (notons qu'il a traversé des centaines de personnes en attente de soins, à peine on pouvait marcher à l'intérieur du hall de la salle de consultation à l'urgence) avec son enfant malade, il fut accueilli par deux CES en même temps. Très vite, l'enfant du vieux P3 accompagné par sa femme a été pris en charge dans les minutes qui ont suivi leur entrée. (Observation du 1er novembre 2012, HGT).

Dans de pareils cas de figure, comment les soignants veulent-ils qu'ils soient compris par les usagers ? Le geste le plus remarquable est l'entrée du vieux et de sa femme qui viennent juste d'arriver avec leur enfant dans la salle de consultation pendant que d'autres sont dans l'attente depuis des heures. Ce vieux est un ancien de la santé, est-ce qu'on ne peut pas interroger, au-delà, l'influence de sa position sociale ? A ce niveau, il faut interroger aussi les relations entre les soignants eux-mêmes par rapport au respect de la hiérarchie en matière de savoir. Notre observation nous montre qu'il s'agit d'une relation de type seigneur-adeptes à l'image du « *kalenden* » (élèves) et du « *karamoko* » (maître) dans une école coranique. L'allure avec laquelle il a été accueilli n'a laissé personne indifférent.

Certains accompagnants, à force de trop attendre, s'impatientent, se déconcentrent face aux appels dont le rythme est lent. Souvent, d'aucuns se déplacent momentanément. L'appel est fait en leur absence, ce qui rallonge le temps d'attente. Leur place est automatiquement occupée par le proche d'un soignant sur la liste destinée à cet effet.

> C'est le cas de l'enfant YD, 2 ans, accompagné par ses parents (sa mère, avec un accompagnateur) qui attendaient depuis 8 h du matin. C'est aux environs de 14 h 15, après six heures d'attente, que le soignant regarde la liste et remarque : « Le nom de YD a été déjà appelé. » L'accompagnateur sur les nerfs réplique sur un ton pas ordinaire : « Non jamais, nous sommes à la porte depuis 8 h, je n'ai pas bougé d'ici, il n'a pas été appelé. » Le soignant ne lui répond plus. Après vérification sur la liste d'appel, le nom Y D était barré et remplacé par un autre. Nous avons pu constater qu'il s'agissait d'un proche d'un interne. Ils ont été obligés d'attendre encore.

Ce tripatouillage sur la liste d'appel a pu être constaté par un parent de Kita dont l'enfant a reçu une référence-évacuation : « J'ai vu de mes yeux un médecin qui falsifie l'ordre de la liste d'appel au profit de ses connaissances » (observation du 3 août 2012, HGT).

Les parents, de leur côté, jouent aussi leurs cartes. Ainsi, le 1er août 2012, à 11 h 10, une femme, très préoccupée, la mine serrée, entre en catastrophe, sans respecter l'ordre d'arrivée, comme si elle était dans l'urgence plus que quiconque. Elle s'exclame en ces termes : « Voici mon enfant malade, là où j'ai pris le billet, on m'a dit de ne pas faire de rang ! » Un soignant lui répond : « Comment ces gens-là peuvent nous dire cela ? Il fallait dire à la personne de venir elle-même nous le dire. » Elle négocie : « Je vous en prie, ayez pitié de moi ! »

Le soignant, sensible à ce qu'elle dit, lui répond : « Ce sont des actes similaires que nous rencontrons à longueur de journée madame. Amène-moi voir » (observation du 1er août 2012, HGT).

Une autre situation presque semblable : un père s'était présenté avec un enfant. Il entre dans la salle de consultation, s'adresse à un soignant sans respecter l'ordre d'arrivée et sans être appelé : « Bonjour ! Je viens vous montrer mon enfant pour des soins. » Le soignant regarde l'enfant de bas en haut comme pour se renseigner sur son état et voir si cela nécessite une urgence. Quelques instants après, il dit : « Ok allez vous asseoir dehors, je vais écrire son nom, il sera appelé après. » Le père s'arrête quelques minutes puis répond : « Vous voulez que je m'asseye dehors pendant que l'enfant est dans cet état docteur ? Il n'y a pas de place au-dehors, vous voyez tout est occupé. Vraiment, dans cet état, je ne peux pas quitter. »

Il étale l'enfant contre l'avis du médecin sur le lit de consultation et cela, pendant une trentaine de minutes. Il a fallu l'intervention d'un autre soignant pour le sensibiliser à quitter la salle avec son enfant en attendant son tour : « Nfa (mon père), je vous en prie, on est vraiment là pour vous tous, sachez raison garder. Il y a beaucoup de gens assis là-bas qui ont des enfants plus en situation de détresse que le tien. Ce qui est sûr, ton tour viendra et rapidement. » Un autre soignant très fâché contre lui remarque : « Kabako (extraordinaire), tous viennent avec leurs enfants agonisants et veulent tous être pris en charge en même temps. (...) » (observation du 02 août 2012, HGT).

De même, une autre femme entre dans la salle de consultation précipitamment, sur les nerfs, et échange avec un soignant :

- Je ne comprends rien, je suis là il y a très longtemps, je vois des gens rentrer qui sont venus pourtant me trouver ici.
- Qui par exemple as-tu vu rentrer ?
- J'ai quand même vu des gens.
- Dis-moi, comment s'appelle ton enfant ?
- B.T.
- Tu es venue trouver plein de gens ici, d'ailleurs les choses se passent par ordre d'urgence. Celui que tu vois sur la table est un cas très urgent.

La femme continuait à murmurer. Un porteur d'uniforme, qui était dans la salle, parent d'un enfant malade, tente de calmer ses esprits, elle quitte la salle (observation du 3 août 2012, H. Gabriel Touré, HGT).

Il est des parents qui croient à la force, non seulement de leurs relations, mais aussi de l'argent. Ils sont prêts à créer le désordre pour menacer la quiétude de l'hôpital. A cette corruption flagrante, les soignants ne prêtent pas le flanc pour une fois, solidarité professionnelle oblige.

Une dame qui tenait son enfant malade mais qui marchait harcèle son soignant qui leur avait donné une GE. Elle dit être à l'hôpital depuis le matin. « Faux » répond son soignant. Elle dit être fatiguée des va-et-vient incessants alors qu'elle est venue trouver des parents en attente vers 14 h. Elle est entrée dans la salle et veut que son enfant soit vu. Choquée du fait que deux enfants qui étaient dans une situation d'urgence ont été consultés avant son enfant, elle claque la porte :

> J'en ai marre de ces va-et-vient, ce n'est pas par plaisir que je suis là. C'est bon… le monde est si grand que toi-même tu peux avoir besoin de moi un jour, je rentre à la maison. Si Dieu le veut bien, rien n'arrivera à cet enfant, comme le contraire peut se produire aussi. (P4, mère d'un enfant)

Elle part immédiatement voir un autre médecin dans l'une des salles d'à côté et propose de l'argent à celui chargé de faire la consultation. Ce dernier, l'ayant déjà vue crier, reste solidaire de son collègue et décline l'offre. La situation ayant dégénéré, son soignant la qualifie de « patient indiscipliné » et jure de ne plus jamais consulter son enfant. Elle est rentrée finalement sans que son enfant n'ait bénéficié de soins.

Souvent, certains parents, tétanisés face à la gravité de la maladie de l'enfant, n'ont aucun sens de l'urgence. Ils sont traumatisés. Ce qui fâche le soignant urgentiste :

Un médecin remplissait le dossier de l'enfant DT, 2 ans, atteint de paludisme grave forme anémique. Il envoie la mère de l'enfant (qui était seule avec son enfant) chercher les ordonnances antérieures qu'elle a laissées quelque part à l'hôpital. Elle laisse l'enfant seul sur le lit et prend au moins une trentaine de minutes. Fâché contre elle, le médecin dit :

> Regarde-moi ça ! Le travail à la pédiatrie n'est pas intéressant. Ils n'amènent pas les enfants à temps. Regarde cet enfant, il n'a presque pas de sang, au lieu de l'amener le matin, ils viennent le soir où la chance d'avoir du sang est mince. L'enfant est entre les mains de Dieu. (Dr M4, médecin généraliste, HGT)

A son retour, elle dit ne pas retrouver le lieu où elle a déposé les anciennes ordonnances. De vue, même si elle habite à Bamako, elle n'est pas d'une couche sociale aisée. Dr M4 avait besoin des anciennes ordonnances pour ne pas répéter le traitement déjà donné à l'enfant. Dr M4 était obligé de commencer la prise en charge sans ces ordonnances.

Au regard de toutes ces tracasseries, même s'il y a la gratuité des soins, il est difficile pour les parents de le constater. Les différents efforts consentis par eux pour l'accès à un soignant font qu'ils oublient du coup la gratuité. Du ticket jusqu'à l'accès à la consultation, on ne parle pas de gratuité. Par ailleurs, soignés et soignants entretiennent des relations difficiles autour de la consultation du paludisme. Cela constitue une autre réalité dans le parcours thérapeutique des enfants.

2. Difficile relation entre soignants et soignés dans l'application des textes de la gratuité

2.1. Consultation de l'enfant

2.1.1. Connaissances des soignants par rapport au diagnostic

Beaucoup de soignants ont des connaissances sur le protocole en matière de diagnostic mais l'application de ce protocole se fait autrement sur le terrain. Ainsi :

> (...) l'OMS de plus en plus conseille qu'il faut poser le diagnostic sur le plan biologique, il faut confirmer, voilà, ce n'est pas sur le plan présomptif seulement qu'il faut traiter mais il faut confirmer soit avec le TDR et au mieux avec la goutte épaisse avec microscopie, voilà, donc ça c'est un passage obligé. (Entretien réalisé avec Dr A1 en 2012, HGT)

Il y a donc une nécessité de confirmer le diagnostic clinique par la biologie au lieu de s'atteler à la présomption selon ce discours. Il faut utiliser les méthodes appropriées à cet effet (le TDR et la goutte épaisse).

Pour le substitut du point focal paludisme :

> Tout bon médecin, tout bon pédiatre doit (...) connaître les normes de définition de l'OMS par rapport à la prise en charge thérapeutique du paludisme. (...) Le diagnostic est vraiment biologique, c'est la goutte épaisse et le frottis mince, mais dans les périphéries on dit le test de diagnostic rapide, chose que nous n'avons pas à notre disposition, notre moyen de diagnostic c'est les signes d'abord, l'examen physique et c'est vraisemblablement l'examen biologique de la goutte épaisse. Celle-ci n'est pas gratuite (...). (Entretien avec Dr A3, 2012, HGT)

Il parle de la confirmation du paludisme avec le test de diagnostic rapide qui n'existe pas à l'hôpital. L'alternative qui existe est la goutte épaisse qui est payante. Elle est de 600 FCFA. Ce soignant pense que :

> En ce qui concerne le diagnostic, normalement la goutte épaisse fait partie. Pour le palu simple par exemple, il suffit de faire une goutte épaisse ou un frottis pour pouvoir poser le diagnostic d'un palu simple. (Entretien avec In.2, 2011, HGT)

Ce dernier parle de diagnostic du paludisme simple. Un CES en pédiatrie explique le paludisme grave :

> Il faut les signes cliniques d'abord par rapport au diagnostic du paludisme, tels que le vomissement, la fièvre, les douleurs abdominales. Devant ces différents signes, on peut poser un diagnostic du paludisme. Quant au palu grave, il faut encore les signes cliniques et la positivité de la goutte épaisse ; ces signes, appelés signes de gravité sont : les convulsions, l'état d'altération de la conscience, l'hypoglycémie, la détresse respiratoire...,l'anémie aussi en fait partie. (Entretien avec Dr M4, 2011, HGT)

L'OMS et le PNLP ont surtout insisté sur la confirmation du paludisme avec la goutte épaisse. Tous les soignants interrogés ont l'information. Qu'à cela ne tienne, autour de ce diagnostic, des pratiques sont en cours qui sont de nature à saper ce que disent les textes en la matière.

2.1.2. Pratiques liées au diagnostic du paludisme

2.1.2.1. Diagnostic clinique

Quand l'enfant se présente dans la salle de consultation, un parent ou accompagnateur le fait coucher sur l'un des lits de consultation. Un soignant s'occupe de lui. A l'aide de stéthoscopes, d'abaisse-langue, de torches, de glucomètres le plus souvent, l'examen clinique se fait. Mais parallèlement, un autre soignant se charge de l'enregistrement des cordonnées de l'enfant. Ces coordonnées portent sur les nom et prénom de l'enfant, son sexe, son âge, le quartier où il habite, le motif de consultation fondamentalement. Ensuite, des questions sont posées à un parent ou à l'accompagnant le plus renseigné sur l'histoire de la maladie de l'enfant en cas de paludisme grave ou simple. Les cas graves sont renseignés dans une fiche bleue.

Voici un exemple d'interrogatoire mené par cet interne adressé à la mère de l'enfant BT, 7 mois :
In.3 : Que se passe-t-il ?
Mère : Mon enfant souffre de la diarrhée.
In.3 : Elle défèque combien de fois par jour ?
Mère : Beaucoup de fois.
In.3 : Je voudrais avoir plus de précisions sur le nombre de fois.
Mère : Environ 4 à 5 fois par jour.
In.3 : Quel médicament vous lui avez donné ?
Mère : Le médicament des toubabs.
A l'aide d'un abaisse-langue, il vérifie la bouche de l'enfant, s'il n'y a pas d'inflammation à ce niveau. Puis, il poursuit le questionnement.
In.3 : Dort-elle sous moustiquaire ?
Mère : Oui
In.3 : Que lui donnes-tu comme nourriture ? Prend-elle du biberon ?
Mère : Oui
In.3 : Ajoute à cela de la soupe de poisson et de l'œuf.

Dans le cadre de cet interrogatoire, il n'y a pas de question standard, il permet de se situer même par rapport à l'itinéraire thérapeutique suivi par le malade, de ne pas reprendre les traitements déjà effectués, de se situer par rapport à l'endémicité de la zone en matière de paludisme (la zone de Sanakoroba est endémique et fait penser au paludisme par exemple) et même de se situer par rapport à la présomption de la maladie à virus Ebola (les malades qui viennent de la Guinée Conakry, pays où Ebola a fait beaucoup de victimes en 2015), etc.

Le diagnostic clinique donne lieu à des pratiques. Puisque la goutte épaisse n'est pas gratuite, certains soignants tiennent comptent de la pauvreté des parents. C'est pourquoi ils s'en tiennent seulement au diagnostic clinique. Faire la goutte épaisse prend au moins une vingtaine de minutes et elle coûte 600 FCFA. Certains soignants adoptent des solutions palliatives. Les témoignages de beaucoup de soignants l'attestent :

Un interne affirme :

> (…) des fois, on est obligé en fonction des moyens parce que souvent on dit que certains n'ont pas les moyens et cliniquement on peut traiter le palu sans passer par les examens biologiques à travers certains signes. Il y a parfois des parents qui viennent avec des enfants même pour une simple goutte épaisse qui ne coûte que 600 FCFA, ça pose problème, le médecin est obligé souvent si c'est des cas simples (…) on traite en fonction des états cliniques des enfants. (Entretien avec In.2, 2011, HGT)

MD, 3 ans, Sangarébougou, hospitalisé le vendredi 5 décembre 2014. L'interne chargé de la prise en charge de l'enfant dit :

> Le père de l'enfant ainsi que sa mère à leur arrivée à l'hôpital font appel à une connaissance depuis la caisse pour venir leur remettre les frais de consultation qui sont de 1 500 F. Ce dernier est venu leur donner juste cette somme et le couple n'avait rien sur lui, même le prix du Diazépam qui ne coûte que 150 F, il a fallu que je leur négocie le Diazépam. Le père n'avait même pas 150 F, a fortiori 600 F pour la goutte épaisse. Je me suis contenté du diagnostic clinique. (Observation du 8 décembre 2014, HGT)

Le cas de ce père se passe de tout commentaire. Pourquoi amène-t-il son enfant dans une structure de santé, de surcroît à l'hôpital, alors qu'il sait qu'il n'a rien comme argent ? Pourtant, lorsque nous l'avons interrogé, il dit ne rien savoir de la gratuité qu'il peut espérer. Du début de la prise en charge de l'enfant jusqu'à la fin, toute sollicitation de dépense est renvoyée à une date ultérieure, comme si la maladie pouvait attendre. Le fait d'être à l'hôpital lui donne une certaine satisfaction morale et un certain poids aux yeux du reste de la société, nous semble-t-il.

Souvent, les soignants commencent la prise en charge des enfants vu l'urgence. Là, il s'agit de consulter et surtout de casser la fièvre. Ensuite, ils cherchent à confirmer le paludisme par l'examen biologique. Ainsi :

> Le diagnostic du palu grave, c'est la même chose, il y a d'autres examens à faire (…) il faut aussi poser le diagnostic, c'est mieux de pouvoir confirmer mais comme c'est le palu grave bon… souvent on commence, on peut confirmer, mais on doit commencer tout de suite le traitement d'urgence. Cela est possible. (Entretien avec Dr A1, point focal paludisme, 2012, HGT)

Au-delà du diagnostic clinique, le diagnostic biologique vient en complément dans un souci de la confirmation du paludisme.

2.1.2.2. Diagnostic biologique

Quand l'enfant arrive dans une certaine situation de détresse à l'hôpital, les parents reçoivent des bilans, des analyses à faire dans le laboratoire. Généralement, un bilan général est donné aux parents. La goutte épaisse qui sert à diagnostiquer le paludisme biologiquement ne suffit pas. Il y a des examens complémentaires relatifs essentiellement au groupe rhésus, au taux d'hémoglobine (HB), à la glycémie, au taux d'hématocrite, etc. Un laboratoire est conçu à cet effet. Cette étape est décisive pour l'entame du traitement à proprement parler. Mais ce qui frappe est que, malgré la gratuité de la prise en charge du paludisme chez l'enfant de moins de cinq ans, toutes les analyses restent payantes, y compris la goutte épaisse qui coûte 600 FCFA. Contrairement au test de diagnostic rapide (TDR), qui peut durer une quinzaine de minutes, la goutte épaisse ainsi que les autres analyses prennent en moyenne vingt-cinq minutes du temps des parents au moins. Mais pour prélever le sang de l'enfant en vue de l'amener au laboratoire, le combat est rude.

2.1.3. Pratiques autour du prélèvement du sang et du contrôle de glycémie de l'enfant

Le sang de l'enfant doit être prélevé pour le laboratoire. Pour cela, parfois, l'accompagnateur doit aller chercher un ou deux tubes selon les besoins au laboratoire distant de trois minutes de marche de la salle de consultation de la pédiatrie. Les tubes en mains, il doit se diriger vers les infirmiers ou les stagiaires dans leur salle presque jouxtant la salle de consultation ou dans la salle des urgences. Là, le combat pour avoir un soignant disponible à cet effet n'est pas gagné d'avance. Des parents sont maintes fois renvoyés. « Je suis occupé », « va voir un autre » « patiente-toi, j'arrive » « tu ne me vois pas travailler ? » sont quelques leitmotivs les plus fréquemment utilisés par ces infirmiers et stagiaires à l'endroit des usagers. Ils prennent tout leur temps, parfois en train de causer, souvent au téléphone.

Lorsque le parent parvient à avoir un infirmier ou une infirmière, ce dernier vient dans la salle de consultation où est couché l'enfant pour faire le prélèvement de sang et mettre la goutte dans les tubes.

> Le 29 novembre 2012, l'enfant AD, 4 ans, accompagné de sa maman et de son père, est atteint du paludisme grave forme anémique. Ils sont venus de Sélingué. L'interne In.1 a commencé la consultation de l'enfant. Nous sommes parti avec le père se procurer des tubes au labo servant à prélever le sang après remise par le soignant d'un bulletin d'analyse composé de HB HT GE, Groupage. Le laborantin, après avoir remis les tubes au père de l'enfant, dit : « Allez-y faire le prélèvement et remuez le sang 10 fois pour que ça ne coagule pas. » Au retour dans la salle de consultation, nous sommes allés chercher un infirmier pour le prélèvement. C'est ce dernier qui sera chargé de le faire mais, avant, il dit au major : « Vous leur avez parlé des conditionnalités ? ». Le major répond en s'adressant au père : « Une seringue et un gant à 600 F, c'est ce que vous allez payer. » Ce principe acquis, le père n'ayant pas le choix, l'infirmier prend un gant, de l'alcool, du coton, une seringue et nous accompagne. Après le prélèvement, le père s'acquitte des frais. En principe, l'alcool, le gant et le coton doivent leur être donnés par l'hôpital gratuitement mais généralement, à part l'alcool, les autres sont chaque fois en rupture.
>
> Ce que nous avons pu constater, c'est que le major a un dépôt de médicaments parallèle à celui de la pharmacie de l'hôpital. Les médicaments y sont vendus sans obtenir de reçu en contrepartie. Les produits sont dans la plupart des cas surfacturés aux parents. Par exemple, une seringue fait 250 F, un gant 100 F à la pharmacie de l'hôpital. Le major demande à avoir 600 F, soit 250 F de plus comme intérêts. Ce qui est sûr, dans pareil contexte, c'est que l'hôpital est devenu un lieu d'échange commercial.

Parallèlement, pour des analyses qui nécessitent le contrôle de la glycémie de l'enfant, les soignants s'en chargent avec leur propre glucomètre en salle. Pour cela, le concours du laboratoire n'est pas sollicité. Les soignants font le travail contre paiement de 2000 FCFA qui vont directement dans leurs poches. Cette analyse donne lieu à des pratiques, même si elle n'est pas nécessaire ; certains soignants la font juste pour avoir de l'argent. Au-delà de notre observation, un CES, parle (médit) des pratiques de In.1 (un interne sans thèse) en la matière. Ce dernier, qui est pourtant très sollicité par les usagers :

> Ces gens-là font tout dans cet hôpital, si tu ne travailles pas bien, tu perdras les biens que tu vas acquérir. Les In.1 ont même eu à contrôler dans cette même salle, pendant que j'étais responsable de la salle, la glycémie d'un enfant qui était en train de manger de la crème bien sucrée pour prendre de l'argent avec les parents alors que c'était du faux. En son temps, je leur ai intimé, devant les parents, de ne pas le faire, ce que je ne devrais même pas faire entre nous, mais j'étais contraint. En plus, ce qui est marrant dans cette affaire, c'est que In.1 refuse de faire sa soutenance, il n'arrive même pas jusque-là à collecter ses données, il n'aime que l'argent alors qu'eux ils ne gagnent rien comparativement à nous. Je pouvais descendre avec 30 000 F quand j'étais de garde, pour eux ça ne dépasse pas les 10 000 F. Moi, j'ai laissé tout ça au profit des études car je sais que cela ne peut pas continuer. Ces cadets que tu vois là vont soutenir avant lui, je vous jure. (Un CES, HGT)

Cette médisance est à prendre avec réserve parce que le couac est que ces 30 000 FCFA et ces 10 000 CFA perçus par ces soignants le sont illégalement. A la limite, c'est du racket des usagers. Ces sommes sont acquises dans un contexte de gratuité et comment ? Si le CES M6 décrie la situation, c'est qu'il n'y trouve pas son compte, sinon les 30 000 FCFA triplent ceux d'In.1. Donc le premier était meilleur voleur que le second.

Par ailleurs, il arrive que certains soignants, en complicité avec certains laborantins, développent des stratégies qui consistent à détourner les usagers vers les structures de santé privées au nom d'une imaginaire panne de machine pour tirer profit de ce jeu.

2.1.4. Stratégies de détournement des usagers par les soignants vers des structures de santé privées

Quand il s'agit d'un parent du soignant dont l'enfant est malade, ce dernier fait appel à un infirmier ou stagiaire du laboratoire, qui se déplace avec les tubes pour faire le prélèvement et l'analyse. En réalité, ces deux soignants entretiennent des relations de complicité. Dans le cas où les machines du laboratoire tombent en panne, le soignant traitant envoie ses clients chez le laborantin qui, à son tour, lui indique une clinique de son choix pour faire ses analyses. Un ancien stagiaire de l'hôpital nous a confié lors d'une causerie que :

> La panne des machines du labo arrange beaucoup les soignants parce qu'ils tirent plus de profit dans ça. Lorsque j'étais stagiaire, on envoyait nos clients dans les cliniques en ville et on percevait des pourcentages en contrepartie. (A4, PNLP)

Effectivement, il arrive parfois qu'aucune analyse ne soit faisable au laboratoire du Gabriel Touré. Nous avons pu observer quelques cas dont le dernier avait atteint les trois semaines en 2015. Face à cette situation, soignants et laborantins ont des pratiques destinées à orienter les parents vers les cliniques de leur choix ou, parfois, ils se proposent de faire les analyses à la place des parents moyennant des bénéfices.

> Le circuit de l'enfant BD : notre neveu BD, 3 ans, était hospitalisé pour paludisme grave. Nous avons joué pleinement le rôle de père pour voir comment se faisait sa prise en charge. Nous avons fait de la pure observation participante. Les analyses concernant la NFS (pour avoir une idée sur la quantité du sang de l'enfant) et le CRP (le degré d'infection du sang) de l'enfant BD n'ont pas pu se faire au labo de l'hôpital. Les machines étaient en panne. Lorsque nous nous sommes adressé à un laborantin pour avoir deux tubes pour un prélèvement de sang qui devait se faire le lendemain, comme indigné, ce dernier nous a dit : « Ah ! On ne fait plus ces analyses ici il y a trois semaines, les machines sont en panne, (…) » Le laboratoire n'avait pas de tubes ce jour. Ce laborantin nous propose : « Bon, je peux vous les faire ailleurs mais à 10 000 F, ici les deux faisaient 4 000 F. Tu auras les résultats deux jours après. » Nous avons décliné l'offre parce que les analyses ne pouvaient pas attendre. Il nous a orientés vers la clinique de son choix, la clinique E., située à quelques encablures de l'hôpital. Là aussi, nous ne sommes pas partis. Pour avoir deux tubes, nous avons usé de nos relations et fait appel au chargé de communication de l'hôpital qui nous a envoyés à la clinique B. d'où l'on a obtenu deux tubes. Les analyses furent négociées au niveau d'un centre de santé communautaire où travaille la femme d'un ami. (Observation du 4 août 2014, HGT)
>
> Là, le mardi 5 août 2014, nous avons fait à 8 000 F les deux analyses et nous avons eu les résultats le même jour à 14 h. Sur le verso du bulletin d'analyse, le soignant avait pourtant donné la consigne d'aller les faire à la clinique R. Les résultats ont été montrés au major qui, à son tour, les a montrés à un médecin qui les a jugés bons. (Observation du 5 août 2014, HGT)

Ce laborantin voulait avoir 6 000 F de bénéfice pour les deux analyses qui ne coûtent que 4 000 F au Gabriel Touré et 8 000 F à l'ASACO.

Certains laborantins ne confirment pas la panne des machines. Veulent-ils cacher une réalité ou pensent-ils qu'il y a un mensonge autour de cela ? Le 23 octobre 2012, nous avons appris par des parents et certains soignants la panne technique des machines qui servent à faire le bilan de santé. Pour des besoins d'éclaircissement, nous avons approché le Dr M7 du labo. Il dément :

> Jamais il n'y a eu rupture pour certaines analyses telles que la goutte épaisse, le groupe rhésus, le NFS, le HB. Si les appareils ne fonctionnent pas, on a recours aux techniques manuelles. (Dr M7, HGT)

Il parle plutôt d'autres difficultés :

> Nos principales difficultés ont trait au manque de personnel, environ une dizaine, trois assistants médicaux, deux pharmaciens biologistes, deux techniciens et des stagiaires. Quant aux conditions de travail, notons la rupture de gants, de savon, d'eau de javel. Souvent, il peut y avoir des problèmes de réactifs. (Dr M7, HGT)

Les difficultés ont aussi été relevées par I.2, assistante biologiste médicale, major de la garde du jour, responsable de la parasitologie :

> Par rapport aux difficultés rencontrées, nous avons le manque de personnel. Nous sommes 3 à 4 permanents, les autres sont des internes de garde et des stagiaires. Aussi, la rupture des intrants constitue une autre difficulté. Les microtubes, cet appareil est en panne actuellement pour les HB et HT. L'appareil pour la numération de formule sanguine (NFS) qui est complexe et coûteux est souvent en panne également. (I.2, assistante biologiste médicale, HGT)

Nous avons rencontré un technicien de labo dans la salle d'urgence à la pédiatrie à qui nous avons posé la question relative au dysfonctionnement des machines. Ce dernier confirme qu'ils sont en train de chercher un maintenancier pour les réparer.

L'observation au labo montre très peu d'affluence, de longs rendez-vous sont donnés soit 24 h au moins pour avoir les résultats. Pourquoi les acteurs du laboratoire n'arrivent-ils pas à tenir un même langage à propos de la panne de machine ?

La phase de la ponction lombaire (PL) pour voir si l'enfant a la méningite ou non (au cas où il convulse) est aussi déterminante.

2.1.5. Phase de la ponction lombaire

A l'hôpital Gabriel Touré, il y a un centre de développement des vaccins appelé CVD. Ce centre s'occupe de l'analyse des infections de l'enfant. En cas de convulsions chez ce dernier, une ponction lombaire (PL) est opérée pour savoir s'il souffre de méningite et cette analyse, après consentement des parents ou de l'accompagnateur, est faite gratuitement.

Selon un médecin du CVD :

> Ce consentement facilite la tâche du médecin traitant. Dès qu'il voit le coupon-papier collé au dossier, cela veut dire que toutes les infections de l'enfant seront prises en charge gratuitement par le CVD.

Voici un exemple de coupon-papier :

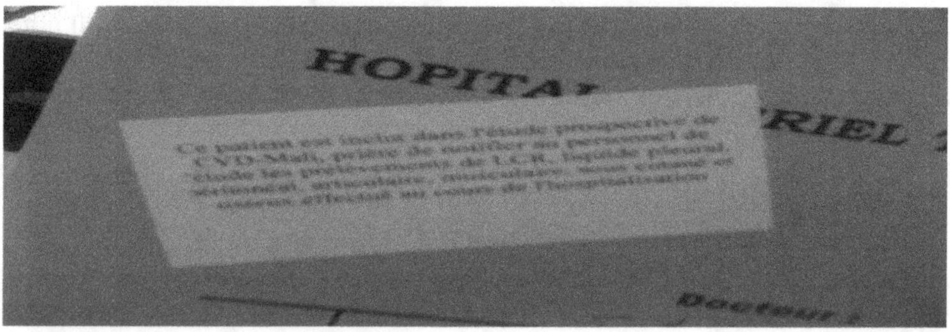

Photo 1: cliché personnel, 2012

La ponction lombaire pose également une question d'éthique. Avant de commencer à la faire, puisqu'elle consiste à prélever un liquide du dos de l'enfant pour des fins d'analyse, les parents doivent attendre dehors. Cette attente engendre des doutes dans la tête des parents, beaucoup pensent que les soignants veulent leur signifier que leur enfant est mort. Ne pas être avec son enfant qui souffre tant pendant cet instant est très angoissant. Ainsi, certains parents s'opposent à l'ordre donné par les soignants leur disant de sortir. Des conflits peuvent découler de cet état de fait. Il arrive que des parents fassent des va-et-vient incessants. Tel fut le cas de cette femme, la soixantaine environ, grand-mère et accompagnatrice d'un enfant. Le médecin lui intime : « Madame, ne rentrez plus ici sinon, je vais appeler la police ». La dame lui répond : « La police ? À mon âge encore ? Je n'ai plus peur d'eux. Appelle-les. L'enfant là est mon homonyme, c'est pourquoi je suis là. » Elle sort très fâchée. (Observation du 3 novembre 2014, HGT)

2.1.6. Acquisition du consentement des parents pour l'hospitalisation

Quant à l'acquisition du consentement des parents pour l'hospitalisation en cas de paludisme grave, un soignant se charge de dire à l'un des accompagnants que l'enfant doit être hospitalisé vu son état (après la consultation clinique généralement mais parfois par la biologie). Des termes bambara « *den bi la da* » (littéralement l'enfant doit se coucher), « *aw be to yan* » (vous allez rester) sont les plus fréquemment utilisés par les soignants. Des mesures sont prises vu l'état clinique de l'enfant, sans déterminer de quoi il souffre réellement. Face à cette angoisse, les parents négocient avec les soignants pour ne pas rester à l'hôpital.

Le 10 août 2012, l'enfant Nama accompagné de sa maman a été consulté par Dr M8 qui officiait seul dans la salle de consultation et s'apprêtait à descendre. Après avoir vu l'état général du malade, il dit aux parents : « *Den bi la da* (l'enfant sera hospitalisé), si tu es d'accord, je fais le dossier. » La maman ouvre grandement ses yeux et elle dit : « Je vais appeler son père. »

Quand ce dernier arrive, il tente à nouveau la négociation : « Docteur, il n'y a pas d'autres solutions pour mon enfant ? » Dr M8 lui répond avec énervement : « Son hospitalisation n'est même pas à négocier, ici on ne marchande pas, tu es d'accord ou pas ? L'acceptation de l'hospitalisation de votre enfant est la première condition pour l'accès aux soins. »

Les deux parents sortent momentanément, se concertent et disent avoir consulté un autre parent et, finalement, ils ont accepté, mais avant tout, le père prévient : « Je voudrais que vous commenciez les soins car jusque-là, elle n'a rien reçu. » (Observation du 3 août 2012, HGT)

C'est donc pour dire que l'acceptation de l'hospitalisation de l'enfant par ses parents est la première condition pour l'accès aux soins. Pourquoi les parents refusent-ils l'hospitalisation de leurs enfants alors que c'est pour leur bien ? Pourquoi ont-ils peur de rester à l'hôpital ? Ces réponses sont à rechercher du côté des représentations que les parents ont de l'hôpital, le lieu de dépenses et de tortures morales (gravité de la maladie) par excellence. Cette résistance à rester est aussi due à la pauvreté. Pourtant, les parents ont ici un droit de vie ou de mort sur les enfants. Aucune législation ne sanctionne les parents en cas de refus d'hospitalisation, de fuite ou de départ contre l'avis médical. Dans notre société traditionnelle, l'enfant appartenait à la collectivité. Aujourd'hui, face à l'individualisme grandissant, l'enfant semble appartenir à ses parents. A l'hôpital Gabriel Touré, peu de solidarité existe, surtout quand il s'agit de dépenser de l'argent dans les soins pour autrui. Le service social qui doit s'occuper des pauvres a quasiment démissionné. C'est désormais le « chacun pour soi, Dieu pour tous » ou le « sauve-qui-peut ». Qu'est-ce qui explique ces résistances ? Les parents ont-ils vraiment eu écho de la politique de gratuité de la prise en charge du paludisme chez l'enfant ?

Aussi, le plus généralement, après la consultation clinique, les parents s'attendent de la part du soignant à des explications sur la maladie de l'enfant. Or, un examen clinique ne permet pas de dire exactement de quoi souffre l'enfant, ce que les parents ignorent. Cette absence de communication nuit aux relations soignés-soignants. Si la communication est faite, parfois c'est dans un cadre peu courtois.

Par exemple, le médecin M9, après une longue consultation de l'enfant YC, s'adresse à son père, ainsi qu'il suit :

M9 : Ton enfant sera hospitalisé.

Père : Ah bon ! Il souffre de quoi exactement ?

M9 : C'est ce que nous allons voir à travers une prise de sang.

Père : Et après cette prise de sang, on peut retourner à la maison avec l'enfant ?

M9 : Monsieur, tu ne vas pas me dire mon travail quand même ! Faisons cette prise de sang.

Père : Mes excuses, je voulais davantage en savoir.

M9 : Les frais de consultation s'élèvent à 1 500 F.

Le père paie les frais de consultation, ensuite le médecin lui remet un papier d'analyse de sang. (Observation du 3 août 2012, HGT)

Même si on peut noter l'absence de communication, certains parents arrivent à l'hôpital avec des stéréotypes, des clichés, en ayant à l'idée que les soignants qui opèrent ne maîtrisent pas leur métier. Guidés par des considérations religieuses, ils ne cherchent pas à comprendre les explications des soignants qui leur sont données, parce que fatalistes.

Un père entre avec son enfant dans ses bras qui n'a pas visiblement que 5 ans. Accompagné de sa femme, dans la salle de consultation, le père demande à un interne si les gens qui consultent sont des croyants (musulmans). L'interne ne lui a pas répondu. Vu l'urgence à prendre en charge son enfant parce qu'il convulsait, l'interne s'est mis à prescrire du Diazépam. Immédiatement, le père de l'enfant tire à boulets rouges sur les soignants : « C'est quoi ça ? Vous n'avez même pas regardé l'enfant, vous vous mettez à prescrire, je ne comprends pas ces docteurs-là. Tenez l'enfant, on va ailleurs. » (P5, père d'un enfant).

Il donne l'enfant à sa mère et quitte la salle. L'interne essaie de le convaincre que ce qu'elle est en train d'écrire est un préalable aux soins parce que l'enfant convulse, il n'obtempère pas, il part. Un autre interne dit à la collègue : « Laisse-le partir, cela fera moins de monde, ils sont nombreux à attendre. ».

A ce niveau, il faut noter que l'absence de communication entre soignés et soignants pose des difficultés. Ce parent, bien qu'il soit guidé par un esprit fataliste, ne peut pas comprendre le sens de la prescription du soignant. Pour lui, toute prescription doit être postérieure au diagnostic. Or, la logique des soignants est d'arrêter la convulsion de l'enfant avant toute chose. Le père de l'enfant préfère que son enfant convulse que de le donner aux soignants qui risquent de le tuer. Il y a tant de malades qui attendent que la stratégie consiste parfois à se débarrasser des parents qui dérangent.

En cas de paludisme grave forme anémique, l'enfant a besoin de sang. La recherche de ce sang est un véritable casse-tête malgré sa gratuité théorique.

2.1.7. Recherche de sang en cas de paludisme grave : un autre goulet d'étranglement

2.1.7.1. Conditions d'accès au sang au niveau de la banque du sang

En cas de paludisme grave forme anémique chez l'enfant, la nécessité de la perfusion de sang s'impose. Nous avons échangé le 23 octobre 2012 avec le responsable de la banque du sang de l'hôpital pour avoir des éclaircissements par rapport à l'implantation d'une banque du sang au Gabriel Touré. Selon lui :

> Jusqu'en décembre 2011, l'hôpital Gabriel Touré n'avait pas sa propre banque du sang, les patients partaient chercher du sang au Centre national de transfusion sanguine sis à Quinzambougou. Ce quartier est quand même distant de l'hôpital au vu des urgences. Donc, l'objectif de cette banque du sang est de rapprocher le sang des malades et des prescripteurs. (Dr M10, responsable de la banque du sang, HGT)

La banque du sang de l'hôpital n'a pourtant pas permis aux parents l'accès au bien-être souhaité. Plusieurs fois, des parents sont envoyés à la banque mère pour s'approvisionner. Il poursuit :

> Officiellement, le sang ne se vend pas, mais vu qu'il est devenu une denrée rare, ne soyez pas surpris de voir quelqu'un vendre une poche à 10 000 F. Si quelqu'un a besoin de trois poches par exemple, il amène trois donneurs qui peuvent être ses proches ou des membres de sa famille pour compenser. N'est pas donneur de sang qui le veut,

> il y a des conditions à remplir. (Dr M10, responsable de la banque du sang, HGT)

Si le sang ne se vend pas, ce responsable a pu constater de lui-même sa vente par certains soignants. Au cours de notre observation, des usagers l'ont proposé autant de fois mais leurs interlocuteurs ont toujours signifié qu'il ne se vendait pas. C'est la recherche de donneurs qui constitue le goulet d'étranglement.

Il arrive des fois où des parents viennent des villages avec leurs enfants malades. Ils n'ont quasiment pas de connaissances à Bamako ou même s'ils en ont, donner son sang à quelqu'un engendre une peur de la part de beaucoup de personnes.

Un parent dit n'avoir pas eu de sang, il vient de Safo à environ 50 km de Bamako. Il avait eu un donneur bénévole de sang à l'hôpital qu'il ne connaît même pas. Au moment où ce dernier s'apprêtait à donner son sang, la banque du sang était fermée, c'était aux environs de 14 h. Le parent en question estime avoir donné son sang en échange de la première poche reçue. Lorsqu'il est venu expliquer cela au médecin, celle-ci lui répond : « Puisque le sang ne s'achète pas, il faut trouver un donneur pour compenser. Si tout le monde faisait comme toi, il n'y aurait plus de sang à la banque. » (Dr M11, médecin, HGT)

Si les parents ont des donneurs, la plupart d'entre eux peuvent être disqualifiés au regard des critères retenus pour être éligibles. Ces critères sont :

- avoir au moins 18 ans donc être majeur ;
- avoir un poids supérieur à 55 kg (normes adoptées par les laborantins car les gens ne mangent pas bien au Mali), sinon, selon l'OMS, c'est supérieur à 50 kg ;
- avoir une tension artérielle supérieure ou égale à 10.7 ;
- les femmes en grossesse, en allaitement avec un enfant de moins de 6 mois, en menstrues, ne peuvent pas donner de sang ;
- les 60 ans et plus sont exemptés ;
- voir l'état général du donneur.

La maladie de l'enfant BD notre neveu a suscité tant de mobilisation - notre femme, un ami et nous-même nous sommes joints au grand frère et à sa femme. Nous sommes allés à la banque du sang ensemble pendant que la femme du frère veillait sur l'enfant. Malgré notre statut de stagiaire que nous n'avons pas voulu exhiber, les choses n'ont pourtant pas été faciles car le don du sang obéit à certaines règles : le grand frère ne pouvait pas donner son sang car il avait de l'asthme ainsi que notre femme. Sa femme allaite l'enfant, nous suivons un traitement, c'est finalement notre ami BT qui était là en tant que simple accompagnateur qui s'est porté volontaire et a donné son sang sans contrepartie. Le lendemain, il a fallu que nous cherchions un autre ami IT qui a accepté sans problème d'être donneur. Le grand frère a remercié tout le monde après le don combien solidaire et n'a pas oublié de noter : « Si vous n'étiez pas à Bamako, j'allais perdre mon enfant parce je ne sais pas comment j'allais faire pour avoir des donneurs de sang. » Après ces conditions d'accès au sang émaillées de difficultés, voyons comment la banque du sang fonctionne et est organisée.

2.1.7.2. Organisation au niveau de la banque du sang

Sur le plan organisationnel, il faut noter que :

> La banque du sang n'a pas de spécialistes, de laborantins. Nous sommes composés d'un généraliste, un pharmacien, de deux techniciens. Mais cela n'entache rien, nous ne faisons que le prélèvement, au CNTS ils traitent. Officiellement, nous n'avons pas de personnels d'appui. (Dr M10, responsable de la banque du sang, HGT)

Le manque de spécialistes constitue donc un problème majeur même si le responsable pense le contraire, car le travail reste routinier et le personnel n'hésite pas à dévoiler certains secrets professionnels liés à cette tâche (à la suite de notre observation). Quant au personnel, il est insuffisant au regard de l'affluence qu'il y a devant la banque du sang. La banque n'est pas aussi spacieuse pour accueillir plus de quatre donneurs à la fois. Le programme de garde ci-dessous nous montre cette insuffisance de personnel :

Tableau 6 : Emploi du temps du personnel de la banque du sang

Jours	Matin 8H-15H	Garde 15H-8H
Lundi	Dr M10 Dr M12 I.3	I.4
Mardi	Dr M10 I.3	Dr M12
Mercredi	Dr M10 I.4	I.3

Jeudi	Dr M12 I.4	Dr M10
Vendredi	Dr M12 I.3	I.4
Samedi	Dr M12	I.3
Dimanche	Dr M10	Dr M13

Source : enquête personnelle, Bamako, 2014.

A lire ce programme de garde, il tourne autour de quatre personnes pour ce grand hôpital. Ce qui fait que des conflits éclatent entre eux et les usagers parce que leur comportement est contraire à l'urgence. Ils ont un programme de distribution du sang et chacun de son côté développe des pratiques. Ce programme rime-t-il avec l'urgence ?

Le responsable de la banque affirme :

> Nous recevons un programme venant des différents départements de l'hôpital. Cette programmation est faite selon les priorités dans les besoins. On défalque le sang de ces personnes programmées. Généralement la pédiatrie emporte le gros lot. C'est dire que tout le sang ne peut pas être distribué, sinon en cas d'urgence nous aurons des problèmes. (Dr M10, responsable de la banque du sang, HGT)

A entendre parler le responsable de la banque, il existe toujours des réserves du sang. Ce qui semble ne pas être une réalité parce qu'il évoque parmi les difficultés la non-disponibilité du sang parfois. Le don de sang s'effectue de 8 h à midi. C'est vers 14 h que la banque mère envoie du sang à l'hôpital. Quand le sang arrive, il y a un temps de tri selon les groupes sanguins et selon les demandes. Aussi, le non-respect de l'emploi du temps par les soignants pose de sérieuses difficultés entre eux et les usagers.

Il est 15 h : l'infirmier qui censé être de garde n'est pas là encore. Il arrive à 15 h 50 soit 50 mn de retard. Aussitôt, un parent dit en murmurant ceci : « Il est sorti depuis ce matin et c'est maintenant qu'il vient ; il ne nous prendra pas au sérieux sauf s'il reçoit une gifle de la part de quelqu'un d'entre nous. » Il entre en salle sans saluer les usagers, une masse de parents s'entassent devant la banque du sang. L'infirmière qui doit descendre du service d'une voix vive s'adresse aux usagers pressés en ces termes : « Je vous ai dit que c'est à 16 h qu'il commence le travail, il va mettre sa moto au parking, il prendra quelques minutes là-bas quand même. » Un parent murmure face à ce comportement qu'il juge négligent : « Ah ! Le Mali est bon, sinon si cela se passait dans un autre pays, tu perds ton emploi. »

L'infirmier sort de la salle, prend sa moto et, en partant, s'adresse à un groupe de parents : « C'est fini, vos problèmes ? » Un parent répond : « Non c'est toi que l'on attend. » (Observation du 6 août 2012) Cette absence de communication a été surtout soulignée par le responsable de la banque comme l'une des difficultés.

Les soignants ont des pratiques qui consistent à donner une poche de sang contre deux donneurs si l'on en croit ce parent qui attendait son sang devant la banque du sang :

> Si jamais vous donnez le sang de deux personnes, vous aurez une poche alors que vous avez besoin de deux en des intervalles de temps séparés. Vous leur donnez aujourd'hui pour une personne en échange d'une poche et demain pareil. (Un parent, HGT)

Il arrive des fois où le comportement des soignants entraîne des ruptures de poches de sang, d'où cette remarque :

> Ceux qui travaillent dans les privées font des bons de sang à notre niveau ce qui entraîne des ruptures. Des médecins qui font leur bon à partir de Gabriel Touré et retirent du sang pour les privées : si nous nous rendons compte de pareils cas, souvent, on dit niet, ce qui entraîne souvent des conflits. (Dr M10, responsable de la banque du sang, HGT)

Comment pouvons-nous comprendre que le sang de la banque de Gabriel Touré soit enlevé par certains de ses travailleurs au profit des structures privées ? Le sang ne se vend pas généralement, il faut avoir des donneurs bénévoles de sang, ce qui n'est pas évident au niveau des structures de santé privées. Au-delà de la compensation, des associations de donneurs bénévoles existent au niveau du CNTS et de la banque du sang de l'hôpital Gabriel Touré. Puisque les soignants officient en même temps au Gabriel Touré et dans les privées, la confusion des biens du public et du privé devient alors monnaie courante.

Pour récupérer le sang destiné à être perfusé, le parent doit aller chercher une infirmière ou un infirmier dans la salle de garde. Ce dernier vient se faire enregistrer dans le registre pour prendre le sang. Avoir un soignant pour accomplir cette tâche pour le parent est un véritable casse-tête.

A titre illustratif, à 16 h 02, l'infirmière de la banque du sang commence l'appel des parents pour le don de sang. Les parents de l'enfant MC ont attendu 12 mn avant qu'ils ne soient appelés, soit à 16 h 14. De cette heure jusqu'à 16 h 51, soit 37 mn, deux donneurs donnaient du sang. A la fin du don, l'infirmier leur demande d'aller chercher un autre infirmier de soins qui seul est habilité à prendre ce sang en leur nom. Nous nous y sommes rendus avec l'un des donneurs, à notre arrivée, tous étaient pris ou faisaient semblant d'être pris. De façon désintéressée, le major dit : « I.5 va prendre le sang de ces gens-là à la banque. » I.5 vaque tranquillement à ses occupations sans nous adresser un mot. C'est finalement à 17 h 34 que le sang fut retiré soit environ 40 mn d'attente (de 16 h 51 à 17 h 34). (Observation du 6 août 2012, HGT)

Une autre situation : l'enfant BD, 3 ans, avait besoin de sang. Le responsable de la banque du sang, présent ce lundi, exige que le sang soit récupéré par une infirmière ou un infirmier de la pédiatrie. S'adressant à la major, cette dernière nous envoie voir « les jeunes dans la salle ». S'adressant à un groupe de soignantes qui devait descendre de service, l'une d'entre elles répond, lorsque le père de l'enfant s'adresse à elle : « Il faut voir devant la porte l'équipe montante. » Nous lui avons répondu qu'il n'y avait personne pour le moment. Elle s'est portée volontaire et nous a dit, après acquisition du sang : « Tu allais perdre trop de temps à attendre. » Malgré sa disponibilité, nous avons passé une vingtaine de minutes à l'attendre. (Observations du 2 août 2014, HGT)

Pourquoi tant de temps pour récupérer le sang ? Certainement parce que la salle de garde est à 5 mn de marche de la banque du sang, pour chaque retrait, les infirmiers ou infirmières ne sont pas intéressés alors qu'ils peuvent faire en temps normal plusieurs tours séparés à intervalles de temps. Aussi, en cas de problèmes, la responsabilité de celui qui a récupéré le sang est engagée. La recherche de ce sang est une perte de temps si nous savons que les infirmiers veulent courir plusieurs lièvres à la fois (avoir les petits sous liés aux injections, vendre certains médicaments aux parents…).

2.1.7.3. Quand certains groupages sont difficiles d'accès

Il arrive que certains groupages posent des problèmes quant à leur acquisition : O+ et O-. Parfois, faute d'accès à ces groupages, l'enfant meurt. C'est le cas de cet enfant HK, 1 an, 9 kg, anémie palustre, référé de Kati depuis 7 heures du matin. Il a trois accompagnateurs (deux hommes et une femme). L'enfant était dans un état de détresse très avancé. En attendant, pour pallier cette anémie, il a été mis sous oxygène. Avant sa mise sous oxygène, l'enfant avait déféqué et le major, d'un ton élevé, a demandé aux parents de le protéger de couches avant de rentrer dans la salle. Ce qui fut fait. L'enfant souffrait également d'hypoglycémie. Le grand-père avait une connaissance au compte du CVD qui était médecin. Celui-ci se mit à la recherche du groupe rhésus de l'enfant qui était O+, souvent difficile à avoir. Cette connaissance s'est adressée à ses collègues : « J'ai fait le tour de certaines salles en haut, j'ai eu 4 poches de sang mais jamais de O+ dont l'enfant a besoin. » (Dr M15, CVD, HGT) Nous nous sommes rendus à la banque du sang avec le grand-père de l'enfant, là les opérations de retrait et de don de sang étaient suspendues jusqu'à 14 h. Nous avons dû attendre encore. Un homme ayant déjà donné son sang a posé cette question à l'infirmière de la banque en notre présence :

« Madame, le sang n'est pas venu à présent ? ». L'infirmière a répondu : « Vous pensez que nous ne travaillons pas ici, nous n'avons même pas un minimum de repos. Le sang n'est pas venu même si je vous avais dit à 14 h. Il nous vient d'ailleurs, que voulez-vous que je fasse ? Attendez 15 h ou 15 h 30 voire. »

A 16 h, l'appel commence. Le tour du grand-père de l'enfant qui est son accompagnateur arrive à 16 h 10, il sort à 16 h 30 après avoir donné son sang. Le rendez-vous fut donné à 18 h pour récupérer le sang. Nous sommes rentrés à la maison. Le lendemain, nous avons demandé au médecin traitant qui a estimé que : « Le grand-père a eu du sang à 20 h finalement, pendant qu'il le chauffait sous ses aisselles pour être administré, l'enfant a cassé sa pipe faute de sang. »

Nous avons un peu échangé avec le grand-père, qui a dit : « Je vous assure que nous sommes sur nos pieds depuis quatre heures du matin. Nous avons quitté notre village sans rien manger. Sais-tu là où on trouve à manger ici ? Nous avons trop faim. » (Observation du 22 octobre 2012, HGT)

Parfois, l'acquisition du groupe O- est une quadrature du cercle. Du dire des spécialistes, les personnes dont le groupage est O- peuvent donner du sang à tout le monde mais ne peuvent recevoir du sang de personne. Le 18 août 2014, une fillette, âgée de trois ans était confrontée à pareille situation. Les parents se sont arrangés pour trouver des donneurs mais le groupe O- n'existait pas dans la banque du sang. Le soignant en charge de son traitement a cherché son groupe sans succès. Cette situation a suscité l'indignation chez les soignants ce jour-là. Faute de sang, ils ont assisté à la mort de cette fillette.

2.2. Prescription d'ordonnance

Dans cette partie, nous allons voir comment chaque soignant individuellement ou collectivement fait la prescription de l'ordonnance dans le cadre de la gratuité. Mais avant cela, nous verrons la population cible à qui la gratuité est destinée ainsi que la formation reçue par les soignants.

2.2.1. Prise en charge non différentielle d'âge des enfants

Officiellement, la gratuité est destinée aux enfants de moins de cinq ans. Mais les pratiques des soignants et des parents sont d'une autre nature.

Chacun fait selon sa convenance et en fonction de ses intérêts. Ce sont les parents qui doivent donner verbalement l'âge de leurs enfants sans se référer à aucun document et cela, à la suite d'un questionnement. Or, bon nombre d'entre eux ne maîtrisent pas l'âge réel de leurs enfants. Certains soignants, faute de preuves, acceptent ces dires par un simple regard sur l'enfant par rapport à sa taille. D'autres soignants font la prescription en fonction de la situation sociale des parents de l'enfant ou du fait que ce parent est un proche à eux. Certains soignants prescrivent des produits gratuits à des enfants qui ont plus de cinq ans. Selon cet interne en fin de thèse, que la gratuité soit étendue aux plus de cinq ans ne pose pas de problème, cela est même réconfortant :

> Pour déterminer l'âge des enfants, on demande le carnet de suivi de l'enfant qui existe depuis la naissance de l'enfant mais au Mali, on ne le fait pas. Sinon chaque enfant doit être suivi avec un carnet. A travers ce carnet on pourra dire beaucoup de choses sur l'enfant. Ça permet de savoir quelles sont les pathologies que l'enfant a eues depuis son enfance. On ne le fait pas au Mali actuellement mais il y en a quelques-uns qui sont en train de le faire. Quant aux médicaments, ils sont réservés aux enfants qui sont hospitalisés de 0 à 5 ans mais également tout enfant, même en dehors de cinq ans, peut bénéficier de la gratuité, à ce que je vois. Je pense que si les plus de cinq ans bénéficient de cette gratuité, ça ne fait que nous réconforter davantage. (In.2, interne en pédiatrie à la consultation externe, entretien réalisé le 27 décembre 2011, HGT)

Un médecin généraliste pense que ce qu'il a appris lors de la formation lui permet de donner les médicaments gratuits à certaines catégories de personnes :

> C'est des produits gratuits mais quand même pour pouvoir accéder à cette gratuité, il y a des conditions : tu dois être parmi les enfants démunis

> et les enfants démunis hospitalisés aussi, l'une des conditions c'est ça, et l'autre condition aussi ce n'est pas n'importe qui peut se lever aller prendre comme ça, mais quand même, il faut avoir le cachet du service de la pédiatrie. Comme il y a des spécialistes là-bas, il faut l'un des cachets des spécialistes pour que tu puisses accéder aux médicaments. (Dr M9, entretien du 22 décembre 2011, HGT)

Le point focal paludisme, dans un entretien du 18 janvier 2012, donne une explication à cette situation de cacophonie par rapport à l'âge retenu pour la gratuité. Selon lui :

> Quand il y a eu le débordement, nous avons fait une dizaine de réunions au niveau du cabinet, (...) les médicaments qui étaient venus, on avait dit de donner à tout le monde, quand le débordement est passé, malheureusement les gens ont continué ce réflexe-là, moi je pense que c'est ça. Les gens ont gardé ce réflexe. (...) Pour les médicaments on était tombé d'accord là-bas qu'il fallait traiter tout le monde parce que c'était le débordement. (Dr A1, point focal paludisme, HGT)

Le problème est que :

> Comme on ne s'est pas revus là-dessus nous, nous avons continué (rire). Ha ! Nous avons continué. Mais il faut que je revoie est-ce que c'est quelques personnes qui le font ou bien c'est tout le monde. En tout cas à l'époque on l'avait fait même s'il a été précisé que la gratuité c'est pour les enfants de moins de cinq ans et pour les moustiquaires et pour les antipaludiques. (Dr A1, point focal paludisme, HGT)

Au-delà de cette cacophonie, est-ce qu'on ne peut pas interroger la formation des soignants par rapport à cette question de gratuité ?

2.2.2. Formation des soignants en matière de prescription

S'agissant de la formation des soignants pour une bonne pratique de la prescription d'ordonnance en matière de gratuité, beaucoup de soignants estiment n'en avoir pas bénéficié. A y regarder de près, la notion de formation semble polysémique, les soignants ne semblent pas avoir les mêmes perceptions. Les avis sont partagés. Un interne estime que :

> Ce n'est pas tout le personnel qui a reçu une formation dans le cadre de la gratuité, mais ceux qui en ont bénéficié nous ont briefés un peu sur les façons de faire. Sinon, nous n'avons pas reçu spécifiquement de formation en la matière. (In.3, interne, HGT)

Selon ce stagiaire à l'hôpital Nianankoro Fomba de Ségou, qui était de passage au Gabriel Touré, ses stages lui ont permis d'apprendre la prescription de la gratuité :

> Je n'ai particulièrement pas reçu de formation dans ce sens. C'est lors de mes stages dans les différents hôpitaux que je suis informé des choses. L'information en ce qui me concerne est reçue lors des stages. (Dr M14, interne à l'hôpital Nianankoro Fomba de Ségou de passage à HGT)

Cet autre soignant parle de routine :

> Je n'ai vraiment pas suivi de formation dans le cadre de cette gratuité. On est informé des choses à travers nos chefs depuis que j'étais interne jusqu'à maintenant. Quand on était des internes, ce sont surtout les CES responsables de la salle qui nous donnaient des directives, ces CES aussi reçoivent des directives à travers leurs chefs hiérarchiques. Ils nous disaient les protocoles, les produits disponibles à la pharmacie qui sont gratuits pour la prise en charge du paludisme grave. Ces CES suivaient à l'époque ce que nous faisions comme traitement. Franchement on n'a pas été informé des choses personnellement. Nous avons appris dans la routine. (Dr M3, médecin généraliste, HGT)

Pourtant le Directeur du PNLP pense le contraire :

> Chaque année, on a un plan de formation qui existe : formation des formateurs au niveau central, toujours les hôpitaux, Gabriel Touré c'est eux qui nous forment. Ils sont le sommet ici, à partir de là nous formons les formateurs des régions constitués par les régions et les districts et, à partir de là maintenant, les districts forment les CScom sous la supervision des régions. La formation se fait en cascade, (...). Ils sont deux personnes au Gabriel Touré, c'est le formateur de Gabriel qui doit

> organiser la formation pour eux pour les mettre à jour. (Dr A1, directeur du PNLP, 2012)

La pharmacienne chargée de la gestion épidémiologique au niveau du PNLP est plus explicite et n'a pas les mêmes perceptions que les autres soignants de la formation.

Elle trouve que les agents sont formés et fait une mise en garde par rapport à la notion de formation :

> Je vais dire de faire un peu attention avec les concepts formation parce que la formation n'est pas seulement venir dans un atelier, groupés et être formés, ce n'est pas seulement ça la formation, moi à ma compréhension d'agent de santé, il est aussi important de dire que le PNLP ne peut pas regrouper tout le monde pour les former, on peut former deux ou trois personnes au niveau d'une structure, c'est à elles maintenant de former les autres, ce qu'ils appellent en termes de briefing c'est aussi une formation, tu n'avais pas une information on te met devant quelque chose que tu ne savais pas, on te donne les informations et on doit te suivre par rapport à l'application pour voir si vous êtes en train d'appliquer ou pas. Les gens ne comprennent pas, il y a plusieurs types de formations, il y a les formations groupées et les formations sur place, les supervisions que nous faisons, ce sont des formations, nous partons vers les agents de santé, on les voit au niveau de leurs environnements de travail, on constate les insuffisances et on leur dit « non », il faut faire comme ça. Je prends l'exemple sur les TDR, si on part voir les prestataires, on les observe en train aussi d'exécuter ce test-là, au moins s'ils n'arrivent pas à faire, on leur explique comment faire et on les observe encore une deuxième fois et même pour une troisième fois, la même personne pour voir si la personne est en train d'apprendre, c'est une formation pour moi. Et l'autre formation c'est quoi ? Quelqu'un qui retourne d'une formation, normalement il doit rassembler le reste, tous ceux qui travaillent dans ce domaine dans la prise en charge des cas de paludisme et même pendant leur staff, ce sont des formations, discuter de ces

> problèmes, partager ces informations avec tout le monde. Pourquoi je dis de faire attention avec le mot formation au niveau de nos formations sanitaires, parce que les gens croient que tant que tu ne te déplaces pas, tu n'as pas été formé. Le PNLP est en train de mettre de plus en plus l'accent sur la formation ; c'est tout un processus. Il faut comprendre aussi que tout le monde ne peut pas être formé en même temps et au même moment. (Entretien réalisé avec Dr A2, PNLP, 2012)

Formations reçues ou pas, voyons les connaissances et pratiques des soignants dans le cadre de la prescription des médicaments gratuits. Comment les soignants s'approprient-ils le protocole de prescription ?

2.2.3. Connaissances et pratiques des soignants en matière de prescription d'ordonnance

2.2.3.1. Connaissances des soignants

Dans les entretiens que nous avons faits, la plupart des soignants ont une idée ou du moins savent théoriquement comment faire la prise en charge gratuite des enfants. Les médicaments consacrés à soigner un paludisme simple et grave sont connus même si la distinction clinique entre un paludisme simple et grave laisse à désirer le plus souvent. De façon laconique, les interviewés donnent des informations sur le paludisme simple et grave. Ainsi, un médecin généraliste travaillant à la consultation externe à l'hôpital Gabriel-Touré, qui n'est ni fonctionnaire ni contractuel, pense :

> Dans le cas d'un palu simple, les médicaments à prescrire selon l'OMS, c'est l'association Artéméther et Luméfantrine qu'on appelle sous le nom Coartem dispersible. C'est ça qui est donné en cas de palu simple, il n'y a pas de vomissements, (…) l'enfant est bien portant (…) mais il a la fièvre, tout ça, dans ce tableau-là on peut donner par la voie orale. (…) on le donne selon le poids de l'enfant. (Entretien réalisé avec Dr M9 le 22 décembre 2011, HGT)

Dans la même logique, un interne en pédiatrie, à la consultation externe, en fin de thèse, dit :

> Pour les cas simples, l'OMS recommande une combinaison thérapeutique à base d'Artémisinine, mais pour les cas de palu compliqués, souvent on

> est obligé avec les voies intraveineuses, soit les voies intramusculaires, c'est les deux voies que l'OMS recommande. (Entretien réalisé avec In.2 le 27 décembre 2011, HGT)

Un médecin travaillant à l'hôpital Gabriel-Touré au compte du CVD (Centre pour le développement des vaccins) dira également que :

> Les médicaments prescrits pour les cas de palu simple chez un patient qui ne vomit pas et qui peut vraiment avaler, de préférence on aime toujours aller par la voie orale et l'OMS recommande plus de donner des produits des TCA, c'est-à-dire des combinaisons thérapeutiques d'Artémisinine à courte durée. C'est très efficace et l'observance est plus courte et ça donne de bons résultats. Mais un enfant peut avoir un palu simple mais difficilement prendre les produits par voie orale et donc quelquefois on passe d'abord par des perfusions et après on prend le relais par le traitement par voie orale. En cas de palu grave, forcément il faut passer par la voie parentérale, cela sous-entend des perfusions ou des injections des produits contre le palu entre autres le Quinimax, l'Artesun. (Entretien réalisé avec Dr M1 le 29 décembre 2011, CVD, HGT)

Cet interne préparant sa thèse en pédiatrie est davantage explicite :

> Les médicaments gratuitement prescrits concernent actuellement le Coartem dispersible disponible en comprimé et ce médicament est donné en fonction du poids de l'enfant. Pour la complication neurologique, c'est en général la perfusion de quinine, pour la forme anémique, c'est Artesun ou Artéméther injectable qui sont disponibles actuellement et qui se présentent sous la forme injectable IM. Quant au protocole de traitement en cas de palu simple, c'est un traitement de 3 jours avec Coartem. Pour la forme neurologique et anémique, c'est un schéma de 5 jours. Tous donnés en fonction du poids de l'enfant que le prescripteur maîtrise. (Entretien réalisé avec In.6 le 30 décembre 2011, HGT)

Un CES en pédiatrie ajoute :

> En cas de palu simple, les directives, ce sont les CTA, ici le Coartem est le plus convoité dans notre contexte. La quinine et l'Artéméther sont conseillés pour le cas de palu grave pendant 5 jours. Avec le Coartem, c'est 3 jours de traitement et selon le poids de l'enfant. Il n'y a pas de difficultés en ce qui concerne l'acquisition du Coartem dans la pharmacie. Le gros problème réside au niveau de la quinine et de l'Artéméther. A ce niveau, nous sommes souvent en manque. (Entretien réalisé avec Dr M2 le 29 décembre 2011, CES, HGT)

Un autre médecin généraliste au compte du CVD :

> On prescrit le Coartem dispersible dans le cas d'un palu simple. Avant son arrivée, il y avait le Coartésiane sirop (…). Moi, particulièrement si je donne un Coartem, c'est un traitement de 3 jours, après je cherche à revoir l'enfant au bout de ces 3 jours. (Entretien du 29 décembre 2011 avec Dr M11, CVD, HGT)

Au niveau de la consultation externe, un CES explique :

> Les produits à prescrire comprennent le sérum glucosé associé à la quinine, l'Artéméther. Cela en cas de palu grave. En cas de palu simple, c'est les CTA (combinaison thérapeutique à base d'Artémisinine. A ma connaissance, il n'y a pas de protocole standard pour le traitement, chacun fait sa prescription comme il l'entend. (Entretien du 3 janvier 2012 avec Dr M16, CES, HGT)

De l'avis de cet interne en pédiatrie :

> On prescrit généralement les CTA. Pour le suivi, on met sur l'ordonnance le numéro de téléphone du prescripteur, donc en cas de problème, les parents contactent ce dernier. Dans le cas contraire, on fixe un rendez-vous allant de 3 jours à une semaine. (In.7, interne en pédiatrie, entretien du 29 décembre 2011, HGT)

A l'urgence pédiatrique, cet enquêté note ainsi qu'il suit :

> En ce qui concerne la prise en charge du palu simple, c'est la voie orale qui est préconisée et la molécule la plus prescrite est le Coartem. Bien avant ce dernier, on avait le Coartésane en sirop. Les prescriptions par rapport au palu grave, par exemple un enfant qui convulse avec un taux d'hémoglobine inférieur ou égal à 5, la molécule la plus utilisée est l'Artéméther injectable qu'on utilisait mais présentement, comme il y a eu un nouveau produit qui est arrivé récemment qui est l'Artesun, c'est ce dernier qu'on utilise. Au début, comme c'est un nouveau produit, nous avons rencontré des problèmes par rapport au dosage. Finalement par la force des choses, nous nous sommes adaptés. Il faut le dire, on avait des problèmes par rapport à la posologie qui n'était pas maîtrisée par tout le monde, on peut même dire que c'était notre première fois de voir ce produit. Le début n'a donc pas été facile. Pour un palu simple, le protocole, c'est une cure de 3 jours dont une dose par jour (soit 1,4 mg/kg pendant 3 jours). Pour le palu grave, au cas où il n'y a pas une anémie associée, on fait une perfusion de quinine au moins pendant 3 jours, deux doses par jour pendant 3 jours. En cas d'anémie palustre, deux protocoles sont disponibles : soit un protocole de trois ou un autre de cinq jours. Le premier protocole concerne une double dose, la dose de charge pendant 3 jours, le second protocole, le premier jour on fait une dose de charge (2 mg/kg, double dose) et les autres jours, une dose d'entretien pendant 4 jours. (Entretien du 5 janvier 2012 avec In.3, HGT)

La question de la prescription d'ordonnance pose d'abord l'épineux problème du statut réel et de la personnalité de ceux chargés de prescrire. On constate aisément un véritable désordre à ce niveau : des soignants qui opèrent sans aucun contrat et qui ne sont pas non plus des apprenants répertoriés par l'administration de l'hôpital. Mécaniquement, chaque soignant récite le protocole de prescription mais dans la pratique, chacun y va de ses propres expériences malgré l'existence du protocole et des médicaments gratuits.

2.2.3.2. Pratiques des soignants en matière de prescription d'ordonnance

Il existe des pratiques également quant à la prescription d'ordonnance. Cet exemple de l'enfant AL est illustratif : l'enfant a 4 ans, accompagné par sa maman, il est arrivé à l'hôpital vers 11 h. Il fait du paludisme grave car la goutte est revenue positive après l'analyse au labo. Le médecin traitant lui prescrit l'ordonnance du paludisme grave mais payante :

- sérum glucosé 5 % 2 800 FCFA à la pharmacie du dehors ;
- Quinimax 0, 20 145 F ;
- perfuseur 250 F ;
- seringue 110 F ;
- Perfalgan 3 630 F à la pharmacie du dehors ;
- cathéter G24 335 F.

Quand nous sommes allé à la pharmacie, le sérum glucosé et le Perfalgan étaient en rupture au niveau de la pharmacie de l'hôpital et ces médicaments ont été achetés à la pharmacie du dehors à 6 430 FCFA. Les autres étaient disponibles à un coût total de 830 F. A l'usager, tous les médicaments lui étaient revenus à 7 260 FCFA. Les produits que la mère de l'enfant a pu avoir à la pharmacie de l'hôpital étaient bien emballés parce qu'ils ne relèvent pas du gratuit. Cette photo le montre à suffisance :

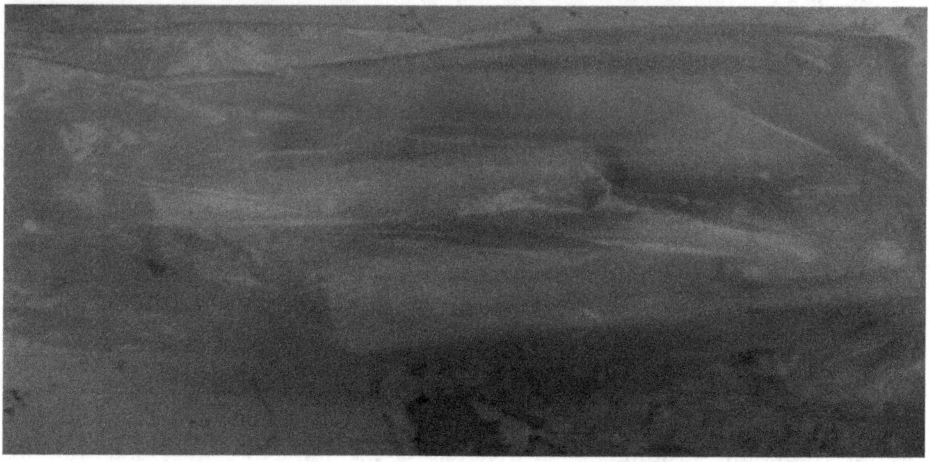

Photo 2 : **kits non gratuits bien emballés composés de : cathéter, seringue, perfuseur, quinimax 0,20. Cliché personnel, 2012.**

Par ailleurs, le 22 octobre 2012, la veille de la tabaski, HK, 1 an, 9 kg, anémie palustre, référé de Kati depuis 7 heures du matin. Le soignant prescrit l'Artesun qui fait partie du kit de la gratuité après confirmation du paludisme au laboratoire. Nous nous sommes rendu à la pharmacie, nous l'avons eu sans difficulté, sans emballage aucun, comme l'atteste cette photo :

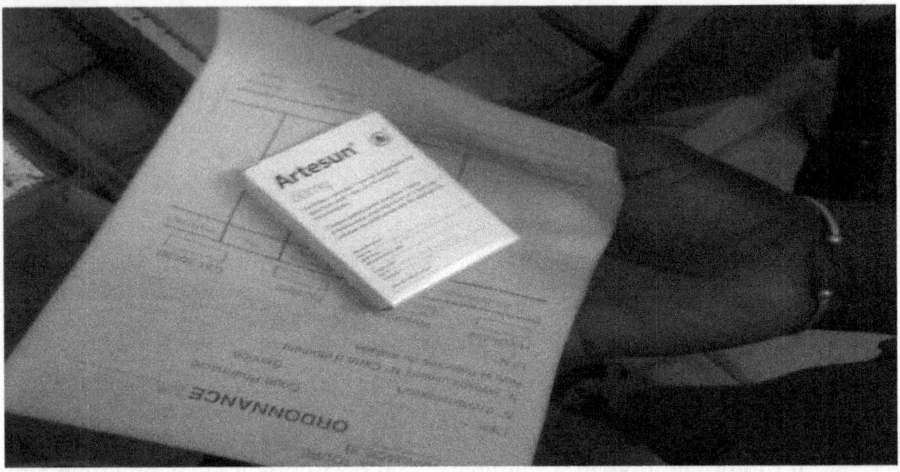

Photo 3 : Un parent ayant bénéficié de l'Artesun gratuitement a reçu de la pharmacie ce médicament sans emballage. Cliché personnel, 2012.

Ce médicament n'est pas emballé dans un sachet parce que, à en croire cet agent du PNLP, « le sachet n'est pas prévu dans la gratuité ». L'une des conséquences de cette façon de conserver les médicaments est de nature à augmenter le risque de perte de ce produit au cas où il tombe mais aussi sur le plan de l'hygiène, cela pose un réel problème.

Dans ces deux prescriptions ci-dessus, le soignant de l'enfant AL a prescrit des médicaments non gratuits alors que l'enfant a 4 ans et la GE est positive. Pourquoi n'a-t-il pas prescrit le gratuit ? A cette question, le soignant répond : « Il y a rupture de médicaments gratuits à la pharmacie. » Lorsque nous sommes passé vérifier ses dires à la pharmacie, il n'en était rien. Il l'a certainement fait pour d'autres raisons, paresse ou manque de confiance dans les produits gratuits ? Ces hypothèses semblent plausibles.

Pourquoi l'enfant HK, 1 an, a-t-il bénéficié de l'Artesun ? Parce que les parents affirment ne pas avoir beaucoup d'argent sur eux, sinon le soignant aurait établi une ordonnance à acheter. C'est donc dire que, souvent, les prescriptions des médicaments gratuits sont fonction de la situation économique des parents.

De façon présomptive, des soignants prescrivent le kit paludisme sans faire d'analyses au laboratoire pour confirmer le paludisme. Rien qu'à partir d'un simple interrogatoire, donc une consultation clinique. Voici les faits observés.

Une mère habitant Kalabancoro entre dans la salle de consultation avec sa fille du nom de BT, 7 mois, 7 kg 250, pleurant au dos de sa maman. Pressée d'avoir des soins, elle pose de façon précipitée l'enfant sur la table de consultation. Les médecins sont au nombre de cinq dans la salle, l'un d'eux s'occupe de l'enfant. L'interrogatoire commence. A l'aide d'un abaisse-langue, il vérifie la bouche de l'enfant s'il n'y a pas d'inflammation à ce niveau. Puis, il poursuit le questionnement. Le médecin prescrit deux ordonnances, l'une composée du kit palu (Coartem) et l'autre composée de produits d'autres natures. A la question de savoir pourquoi il n'a pas donné de goutte épaisse à faire, le médecin répond : « Il n'y a pas assez de signes en faveur du paludisme, c'est pourquoi je n'ai pas donné de goutte. » (Observation du 01 août 2012, HGT)

Certains soignants tentent de négocier le kit paludisme pour l'enfant de leurs connaissances en l'absence dudit enfant. Voici comment il négocie le kit paludisme :

> S : Je vais vous faire parvenir l'enfant de Dr N, vous allez lui prescrire un kit palu.
>
> Dr : Il faudrait d'abord qu'il soit consulté au préalable.
>
> S : Ah ! Vous connaissez N, non ?
>
> Dr : Une petite auscultation est mieux avant de prescrire.
>
> S : Oui, c'est mieux, il y aura au moins votre cachet sur l'ordonnance pour un accès facile au kit palu. (Observation du 1er août 2012, HGT)

Il a envoyé l'enfant, par simple formalité, pour une petite consultation clinique, le soignant lui a prescrit un kit paludisme simple, du Coartem. La stratégie consiste à se procurer un kit et à le garder à la maison au cas où d'autres enfants tomberaient malades. La conséquence est que cela contribue à la rupture du stock au niveau de la pharmacie car le kit ne doit pas être donné sans la confirmation du paludisme de façon biologique.

D'autres soignants, dans leurs manœuvres, arrivent à négocier l'âge et le poids de l'enfant, et cela en son absence, pour avoir le kit paludisme. En tout cas, c'est ce qui ressort de cet échange entre deux soignants :

> P : Faites-moi un kit palu pour un enfant.
>
> Dr : Quel est son âge ?
>
> P : 10 ans

> Dr : Hé, 10 ans ? C'est trop, le pharmacien ne va pas donner.
>
> P : Ok, faites-moi pour 6 ans et attribuez à l'enfant 15 kg.
>
> Dr : 15 kg pour un enfant de 10 ans, non il faut revoir ça à la hausse.
>
> P : 20 kg.
>
> Dr : Ok.

Le médecin fait le kit et appose son cachet sur l'ordonnance IB, contrairement aux discours selon lesquels il faut le cachet d'un CES, affirme que son cachet est toujours passé chez les pharmaciens même si elle n'est pas un CES. Ils poursuivent :

> P : Tu n'as pas le cachet d'un CES ?
>
> Dr : Non, va avec ça, ils te le donneront sans problèmes.

Si l'on analyse cette conversation, dans un premier temps, l'enfant n'est pas présent, il a dix ans donc plus de cinq ans, il ne répond pas aux critères pour bénéficier de la gratuité, dans un deuxième temps, son âge est négocié car la prescription du kit est fonction du poids. Sauf anomalie majeure, le poids doit correspondre à l'âge. Cette autre façon de faire peut être qualifiée de vol, parce que le soi-disant enfant à qui le kit est destiné peut ne pas exister. Comme dans le cas de l'échange précédent, cette façon de faire explique en partie les ruptures. Bien qu'on planifie la gratuité pour les moins de cinq ans, les données sont faussées. Ces comportements sont de nature à saper donc le fonctionnement normal de la gratuité et de la fonction de soignant. Au regard de ces comportements venant des soignants, le serment d'Hippocrate n'est-il pas une formalité de nos jours ?

Il existe aussi une pratique fréquente, même en présence d'une goutte épaisse négative : certains soignants donnent un traitement antipaludique. Donc, devant une goutte négative ou positive, le paludisme se traite.

Un enquêté note :

> (…) il se trouve qu'il y a des gouttes épaisses négatives qui en aucun cas n'oublient le paludisme parce que ce sont des enfants vus en périphérie qui sont référés à notre niveau avec plusieurs traitements, traitements non conformes ou non adaptés, nous en profitons pour réadapter ce traitement. (Dr A.3, substitut du point focal pour le paludisme, 2012, HGT)

Cet enquêté pense que leur rôle est d'adapter le traitement des enfants vus en périphérie. C'est pourquoi, il pense qu'il faut traiter le paludisme. Là, s'il faut faire le traitement sans confirmation, c'est à la douleur de l'usager, parce qu'il ne bénéficiera pas du kit de gratuité. Est-ce que la négativité de la goutte peut être seulement imputée au traitement inadapté ?

Un autre soignant, médecin généraliste, abonde dans le même sens :

> (…) Il peut avoir que des enfants fassent une goutte épaisse qui revient négative, cela peut être dû au traitement que ces enfants ont effectué ailleurs, s'ils viennent avec un traitement antipaludéen déjà dans ce cas la goutte revient négative (…). (Dr M9, médecin généraliste, 2012, HGT)

Contrairement à Dr A3, spécialiste, Dr M9, généraliste, pense que la négativité de la goutte épaisse dépend du traitement antipaludéen antérieur reçu par l'enfant dans son parcours thérapeutique. Il est de ceux-là qui pensent que des médicaments comme le paracétamol camouflent les parasites du paludisme. Pourtant, devant les gouttes épaisses, il y en a parmi les soignants qui émettent des doutes quant à la compétence de ceux chargés de les faire. Ils doutent de leur compétence technique à bien faire. Le leitmotiv de ces catégories de soignants est « au labo, il y a trop de gouttes négatives ». Ce manque de confiance les pousse à donner les ordonnances payantes et souvent le kit paludisme. Pour cela, ils passent par le CES du jour pour avoir son cachet pour une ordonnance de gratuité. Or, en principe, l'acquisition du gratuit est conditionnée à la confirmation du paludisme.

In.1 fait partie de ces catégories de soignants. La prise en charge de l'enfant AK, 3 ans, ne s'est pas faite selon lui dans les règles de l'art. Cet enfant, ayant suivi le traitement antipalu dans une autre structure sanitaire avec administration de quinine, l'interne In.1. le reçoit avec ses parents. Il estime vouloir continuer avec le même traitement sans faire la goutte épaisse puisque celle-ci prend du temps selon lui. Brusquement, l'enfant convulse. La maman prise de panique pleure. In.1 change de décision, établit des bilans (NFS, CRP, GE, groupe rhésus). Il part accompagner la mère de l'enfant au labo et négocie rapidement les analyses. Pendant ce temps, le père s'occupait de l'enfant. Après 55 mn au labo, la mère est de retour avec les résultats. La goutte était revenue négative. De l'avis de cet interne : « Toutes gouttes négatives n'excluent pas le paludisme parce que souvent les résultats dépendent du laborantin qui peut parfois passer à côté ». (In.1, interne, HGT)

Il donne des ordonnances en partie payantes et négocie un kit paludisme grave auprès du CES. En réalité, la question de réseautage se pose à ce niveau. Pourquoi parviennent-ils à se procurer le kit avec une goutte épaisse négative ?

2.2.3.3. Influence des délégués médicaux sur la prescription des soignants

Dans le cadre de leur marketing, les délégués médicaux influencent les prescriptions d'ordonnance. Ces délégués sont généralement au compte des représentations de laboratoires de fabrique de produits. Ils sont sous contrat et payés à cet effet.

La plupart des agents de santé font la publicité de nouveaux produits médicamenteux à chaque fois qu'il y a de nouvelles molécules. Par exemple : le 18 août 2014, à 13 h 58, un délégué médical fait le marketing de Litacold contre le rhume, et Artrim contre le paludisme, comprimé dispersible et sécable. Il donne les vertus de ces produits, les compare aux autres du point de vue prix et efficacité. Des termes comme : « Artrim, dire non au paludisme », « Litacold pour le rhume et la grippe, une formulation pour un soulagement rapide, total et durable » sont le leitmotiv du délégué.

Une infirmière lui demande : « Est-ce disponible dans les pharmacies ? Parce que c'est la disponibilité qui nous pose problème. » DM : « Oui c'est bien disponible, je viens de le constater tout à l'heure. »

Dans tout cela, le délégué en question en venant avait distribué des stylos, des ordonnanciers et bien d'autres petites choses qui servent aux soignants. Ces petits cadeaux en réalité ont des impacts, car le délégué qui n'en donne pas n'est pas écouté. Celui qui en donne suffisamment verra ses produits écoulés dans les différentes pharmacies où il fait ses dépôts. Celui qui prescrit le plus est récompensé. Ainsi, certains soignants prescrivent fréquemment par exemple Artrim contre le paludisme au lieu de prescrire le kit paludisme. Ces délégués sont tellement coriaces qu'ils passent fréquemment faire le rappel des différents produits à prescrire. C'est le cas de ce délégué qui s'est présenté dans la salle des urgences à 15 h 04 et s'est adressé à Dr M11 pendant que ce dernier remplissait le dossier bleu de l'enfant BF.

- Bonjour, AK, délégué médical.
- Nous sommes un peu bousculés.
- Bon, c'est juste un rappel de Magacef.

2.3. De l'administration des soins à l'hospitalisation de l'enfant

2.3.1. Administration des soins

En parallèle aux soins préliminaires chez l'enfant, la recherche de salle d'hospitalisation est opérée par les parents. En attendant, les premiers soins sont donnés à l'enfant en plein air dans le hall de la pédiatrie par des infirmiers et infirmières devant leur salle de garde en attendant qu'un lit d'hospitalisation soit libéré. Ensuite des soins intensifs sont faits au niveau du même hall, au niveau de trois petits lits pour enfants. Le plus souvent, ces lits sont occupés par trois enfants recevant du sérum et, à côté d'eux, leurs parents ou accompagnateurs. Voici deux photos qui illustrent nos dires. Sur la première photo, une infirmière administre des soins intensifs à l'enfant. Sur la seconde, des enfants sont en train de recevoir des adjuvants pour baisser la fièvre, par exemple placer le cathéter.

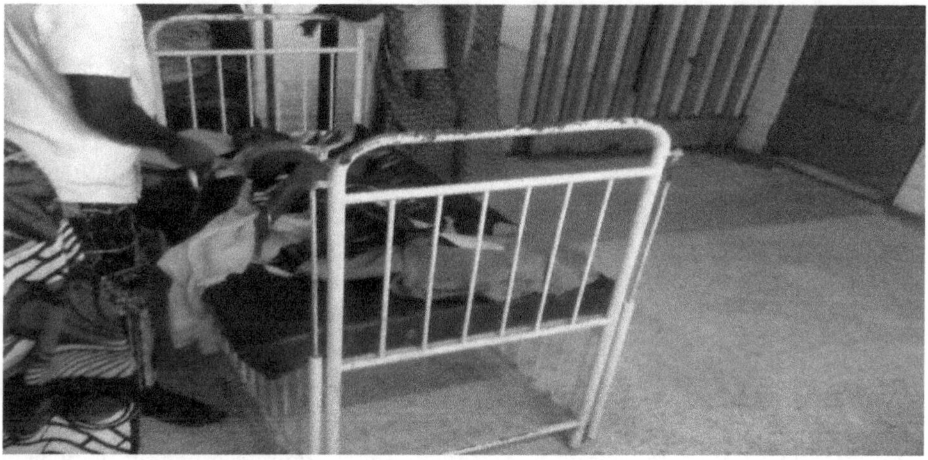

Photo 4 : L'enfant bénéficie de soins dans le hall, avant lui deux enfants occupaient le même lit. Cliché personnel, 2012.

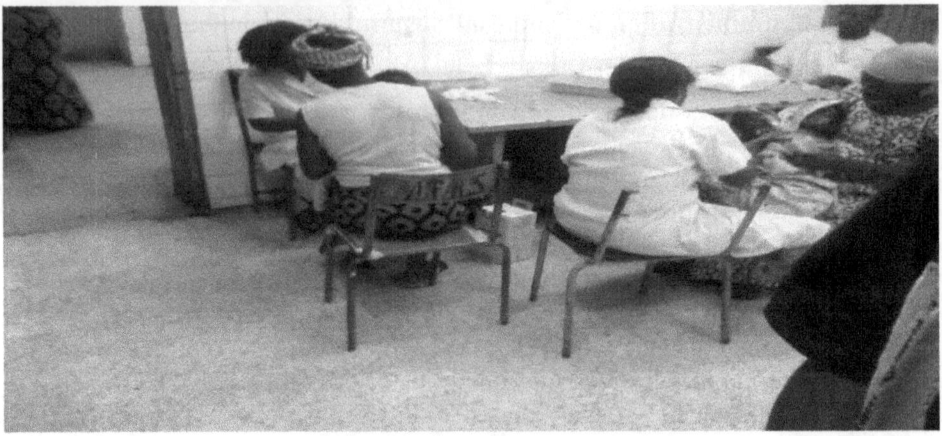

Photo 5 : Des infirmières qui officient en plein air devant leur salle de garde. Cliché personnel, 2012.

Par rapport à la recherche de la veine de l'enfant pour placer le cathéter, beaucoup parmi les infirmiers ne savent pas le faire. Il est difficile d'avoir la veine d'un enfant déshydraté et celle d'un enfant ayant subi l'enveloppement humide pour casser la fièvre en attendant les soins. Généralement, une femme, la quarantaine révolue, est plus réputée en la matière.

Pour la recherche de la veine de l'enfant BD, cette femme a été appelée après plus d'une dizaine de tentatives effectuées par une infirmière. Lorsque la dame est venue, en une seule tentative, elle a réussi à le faire.

Le cas de l'enfant MC est plus édifiant encore. Une stagiaire s'affaire à la recherche de la veine de cet enfant, plus de 20 mn, elle n'y parvient pas. Elle tâtonne tellement que deux cathéters sont prescrits et achetés. Au cas où le premier se gâterait, le second le remplace. La stagiaire n'a pas pu trouver la veine et remet l'enfant à l'infirmière, celle qui l'a fait pour BD. Cette dernière réussit lors de sa deuxième tentative cette fois-ci, contrairement au cas de l'enfant BD. Elle fait l'injection du Perfalgan en 2 doses et de l'Artésiane, 2 ampoules par la voie IM.

Pourquoi les stagiaires n'arrivent pas à avoir facilement la veine des enfants ? Pourquoi certaines infirmières relativement âgées prennent du temps à le faire ? Pourquoi cette seule dame est-elle aussi réputée dans ce travail ? Est-ce qu'elle a mieux appris que les autres ou agit-elle en fonction de ses propres expériences ? La réponse à ces questionnements nous édifie. Dans cette situation, il faut voir le problème du côté du système éducatif malien avec la prolifération des écoles de santé privées et de l'expérience, du savoir-faire et du sérieux de la dame qui réussit chaque fois à faire ce boulot.

Après l'étape des soins dans le hall, les parents vont à la recherche de la salle d'hospitalisation, qui est aussi un vrai problème pour eux.

2.3.2. Hospitalisation de l'enfant

Il existe deux types de salle pour l'hospitalisation, celle des urgences, qui reçoit les cas très graves, celle qui reçoit les cas moins graves dont le prix est de 5 000 FCA pour toute la durée de l'hospitalisation. La recherche de salle qui accueille les malades caractérisés par une certaine stabilité de leur état est un véritable casse-tête pour les parents. Parfois, ces derniers sollicitent l'aide du major ou du médecin traitant. Ceux-ci sont d'ailleurs souvent incompétents à résoudre cette crise de place.

Le père de l'enfant AS, par exemple, pour trouver de la place pour son enfant, sollicite l'aide du major qui lui dit : « Allez-y chercher une place vide quelque part dans les salles vous-même. » Avec eux, nous avons fait le tour de six salles toutes pleines à craquer sans succès. Nous avons été obligés d'aller voir le médecin traitant Dr M18 qui, à son tour, dit : « Cette affaire de salle n'est pas du tout facile. Patientez-vous un peu dehors. Je vais m'occuper de cela après. » Il a fallu attendre longuement pour ensuite voir une salle se libérer et l'occuper.

Quand l'enfant est confié par le médecin à un de ses collègues, des solutions palliatives peuvent être trouvées au problème de place. A 16 h, l'équipe de garde monte, au nombre de sept soignants, l'enfant N est confiée à Dr M19 par Y, Dr M19 confie l'enfant à un autre collègue pour lui chercher de la place dans les salles. Voici les échanges entre Dr M19 et son collègue :

> Dr M19 : Trouve-moi de la place pour cette malade de Y. Après le tour des salles, tout est plein.
>
> Collègue : Nous avons fait le tour, pas de place.
>
> Dr M19 : L'enfant a quel âge ?
>
> Collègue : Trois ans.
>
> Dr M19 : Et pourtant, il faut en créer.
>
> Collègue : Ok. Je vais encore voir.
>
> Dr M19 : Pousse les autres et étale la natte au niveau de l'inter-lit.
>
> Collègue : Ce sont de gros enfants, bouillants, mais on verra.

C'est ainsi que les parents partent acheter une natte et l'installent entre deux lits en attendant la libération par un malade. Ce cas est tellement fréquent que nous avons pris une photo d'un parent et son enfant dans cette situation.

Elle montre combien de fois, les enfants vivent dans des conditions désastreuses.

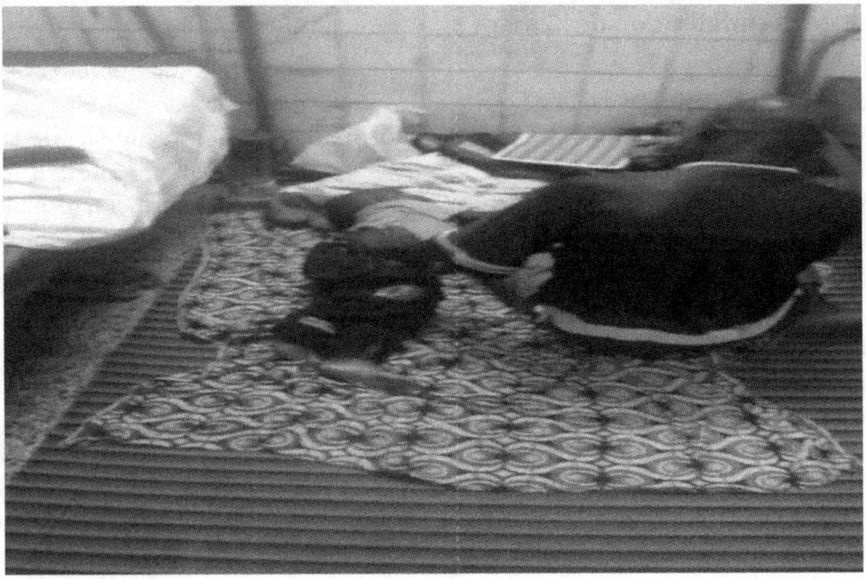

Photo 6: Un enfant et son père étalés entre deux lits. Cliché personnel, 2014.

Quant aux salles d'hospitalisation, elles n'ont pas de moustiquaires imprégnées d'insecticide propres à l'hôpital. Les conditions d'hygiène sont lamentables, une odeur suffocante pique à l'entrée, qui de l'odeur des médicaments, des malades et des matelas, etc. Cette absence d'hygiène se manifeste par la présence d'insectes dans les salles. Celles-ci se caractérisent par leur exiguïté avec quatre lits par salle et deux nattes entre les lits.

Cette situation fait qu'il n'est pas rare de voir des enfants sortir de l'hôpital avec des maladies nosocomiales. Admise pour traiter le paludisme d'un enfant, le séjour à l'hôpital fut dramatique pour cette mère qui a perdu une autre fille qui l'accompagnait, morte à la suite de paludisme grave qu'elle aurait contracté à l'hôpital. Voici le récit des faits :

Dr M17 qui travaillait dans la salle des hospitalisés d'urgence a fait un petit tour dans la salle de consultation. Puisque tous étaient pris, une dame entre dans la salle, un enfant, une fillette, à la main de moins de cinq ans. D'après sa version des faits, à la suite de l'hospitalisation de la sœur de ladite enfant qui était gravement malade, celle-là aurait contracté le paludisme forme grave lors de leur séjour à l'hôpital. Dr M17 pose l'enfant sur le lit d'hospitalisation à côté d'un autre enfant, à l'aide de son stéthomètre regarde l'enfant de façon trop timide comme si elle avait senti que l'enfant n'était plus et me dit en douce : « Oh ! Cet enfant n'est plus. » Cet enfant est mort pendant que la première malade suit des soins intensifs.

2.3.3. Situation de refus de poursuivre l'hospitalisation

Il y a des parents qui acceptent l'hospitalisation mais procèdent par la stratégie de la « dérobade » d'après le sens donné par J.-P. Olivier de Sardan. Comme pour dire qu'ils sont d'accord sur le principe mais qu'ils font autrement. Généralement, ils sont victimes de certaines contraintes liées à l'argent, aux conditions de vie durant le séjour à l'hôpital. Les perceptions que les usagers ont de l'hôpital expliquent leur comportement vis-à-vis du séjour à l'hôpital. Ces deux cas nous expliquent :

L'enfant MD, 3 ans, vivant à Sangarébougou à Bamako, hospitalisé le vendredi 5 décembre 2014. Le père de l'enfant et sa mère, après 3 jours d'hospitalisation, veulent rentrer. Voici leurs échanges :

Père : Donne-moi la route, l'état de l'enfant va beaucoup mieux. Vous m'excusez docteur, je rentre avec lui à la maison mais avant de partir, je voudrais que vous prescriviez une bonne ordonnance.

In.5 : C'est moi qui ai visité ton enfant ce matin, vous allez quitter l'urgence pour une autre salle où les soins vont se poursuivre.

Père : Vraiment, je rentre, c'est moi qui suis venu de mon propre gré avec mon enfant malade, son état s'est beaucoup amélioré, j'ai décidé de partir à la maison.

In.5 : Oui, tu es venu de toi-même, tu as accepté l'hospitalisation, ce n'est plus à toi de décider de ton départ, c'est à nous au contraire.

Père : Je vais à la porte signer le papier pour partir.

In.5 : Je mettrai dans ce cas sur le papier que tu es parti avec l'enfant à la maison sans mon accord et au cas où la maladie s'aggrave, l'hôpital a le plein droit de ne plus te recevoir ici, c'est cela la règle.

Père : Ok. Je suis d'accord.

In.5 : Amène-moi les papiers.

Il amène le papier et In.5 mentionne « sortie contre avis médical ». Le père a contresigné puis il est rentré à la maison. De l'avis du soignant, « l'état de l'enfant est stable, seulement son traitement n'est pas au complet et ce fut un traitement au hasard qui semble bien marcher ». (Observation du 8 décembre 2014, HGT)

Le cas de cet usager se passe de tout commentaire. Il n'a pas fait de dépenses extraordinaires à part le ticket, son enfant a été traité avec présomption sans aucune autre forme d'analyse de sang. Pourtant, après trois jours passés, il n'a plus envie de rester. Pourquoi ? Les soignants ne cessaient de l'interpeller par rapport à des dépenses. Etant, selon lui-même, une grande personnalité car ayant trois femmes, il avait horreur de voir mettre à nu son incapacité à gérer des dépenses, fussent-elles minimes. Socialement, c'était un déshonneur pour lui.

2.3.4. Cas de fuite avec l'enfant pendant l'hospitalisation

Il faut signaler également des cas de fuite des parents avec leur enfant après l'acceptation de l'hospitalisation et pendant le traitement de l'enfant. L'exemple de ce père est édifiant :

Le circuit de l'enfant de ZT : ZT est originaire d'un village à 45 km de Kati. Il est arrivé au Gabriel Touré avec son enfant en détresse le 26 novembre 2012. Auparavant, ils étaient passés dans un centre de santé de Kati où ils avaient dépensé 7 500 FCFA environ. Ce qui n'a pas permis d'améliorer la santé de l'enfant. Une fiche d'évacuation leur a été remise pour l'hôpital Gabriel Touré. Accompagné d'un de ses amis, ils sont venus à Bamako à moto avec l'enfant.

A leur arrivée à l'hôpital, nous avons constaté que le père de l'enfant est une ancienne connaissance à nous pour avoir séjourné dans son village. Le soignant chargé de faire le suivi de l'enfant est l'interne In.1. Celui-ci commence par étudier les examens faits à Kati. L'hypothèse émise était le paludisme grave forme anémique. Le taux d'hémoglobine était de 5 g/dl, In.1 n'a pas voulu reprendre les analyses déjà faites vu la situation financière du père. Il établit un bon de sang après avoir vu l'état général de l'enfant qui exige une hospitalisation. In.1. prescrit un kit paludisme (Artesun et seringue) et les adjuvants :

Perfalgan	2215 F
sparadrap	500 F
perfuseur	875 F
cathéter	335 F

Tous ces produits lui reviennent à 3 925 FCFA. En attendant de faire les soins, le père de l'enfant est devant la banque du sang avec l'enfant pour faire le prélèvement. Ensuite, l'étape du remplissage du dossier bleu suit. Pour les soins, l'infirmière lui demande d'acheter 5 seringues à 500 F.

Après avoir passé une nuit au chevet de son enfant malade, le père nous raconte les conditions de vie à l'hôpital dans la nuit du 28 novembre 2012 en ces termes :

> J'ai acheté une natte à 2 000 F pour pouvoir dormir dans le hall loin de mon enfant. Au moment des soins de l'enfant, on nous fait venir pour l'assister, l'heure à laquelle les soins devant être faits étant indiquée d'avance, 5 h 30, je n'ai même pas fermé les yeux. L'enfant a passé toute la nuit sous couverture sans moustiquaire.

Le 28 novembre 2012, il estime que l'état de l'enfant s'est beaucoup amélioré et il compte quitter l'hôpital si les soignants acceptent. Il dit n'avoir plus d'argent avec lui car la nuit passée, l'enfant a bénéficié d'autres soins. Si l'Artesun est gratuit, le Doliprane et le Vermox sont payants. Il dit avoir dépensé un peu plus de 3 000 F. Le père raconte à nouveau :

> Durant les deux jours, je dors avec mon enfant sur ma natte, l'essentiel pour moi est qu'il soit guéri, ils ont prescrit un médicament qui fait dormir, vraiment avec ça, ça va mais grâce à vous tous. Hier soir j'ai dit à un de mes frères de m'amener un peu d'argent du village, il est venu me donner 15 000 F. La nuit, une personne de bonne volonté que je ne connais même pas m'a posé quelques questions relatives à ma raison d'être à l'hôpital, à mes conditions de vie ici et immédiatement il m'a donné un billet de 10 000 F. Vraiment j'étais très ravi grâce à ce geste humanitaire qui m'a beaucoup sauvé. Il l'a fait et il est parti sans la moindre présentation. Sans les aides, il y a trop de dépenses à faire ici (achat de couches pour l'enfant environ 5 fois et l'unité fait 150 F, on nous conseille de donner à l'enfant des fruits, des aliments riches, je viens d'en acheter à 650 F moins ce que je mange moi-même, j'ai également acheté 2 petits complets et une paire de chaussures à 1 500 F.

Le 29 novembre, nous étions passé leur rendre visite encore. Il nous confie qu'il partira au village ce jour et que rien ne va plus chez lui :

> J'ai fait une autre analyse de sang ce matin. Cela m'a coûté jusqu'à 3 500 F, vous voyez que c'est trop cher, en plus je peux dire que j'ai été victime de l'arnaque de la part de celui qui a fait cette analyse. Ce que je n'ai pas compris, c'est qu'il m'a

pris les 3 500 F derrière ce bâtiment que vous voyez (en pointant du doigt), je ne l'ai pas payé au guichet. Je me dis que si cela continue, ils vont finir avec mon argent, je n'en ai même plus. La meilleure solution c'est de rentrer, je reviendrai après.

Il nous a montré le bulletin d'analyse bien signé mais sans reçu de paiement des 3 500 F. Cette analyse portait sur le NFS-CRP donc un bilan d'infection qu'In.1 a jugé bon. Ce dernier estime que le prix est 3 500 F effectivement. Ensemble, nous sommes allés voir les médecins de la salle de consultation ; par rapport à son départ, In.1 lui oppose un non catégorique : « L'enfant ne peut pas être libéré car les majors qui ont en charge ceux-là sont rentrés, il faut passer la nuit. »

Non convaincu, le père de l'enfant a pris son enfant dans la salle et il est parti au village avec tous les dossiers de l'enfant sans l'accord des soignants.

Comment comprendre et expliquer cette fuite dans un contexte de gratuité ? Une analyse de la situation montre que ce père est venu de Kati déjà économiquement épuisé. Il y a payé plus de 7 500 F moins les frais de transport. Au Gabriel Touré, il a payé les adjuvants de la gratuité qui s'élèvent à 3 925 F, l'infirmière lui a pris 500 F comme prix des seringues. Pour y passer la nuit, il a acheté une natte à 2 000 F et mis 3 000 F dans les soins la même nuit. Il a épuisé son argent, il fait la demande, à 45 km, à un de ses frères qui est venu lui remettre 15 000 F à moto et une personne de bonne volonté lui a donné 10 000 soit 25 000 F. Avec tout cela, les dépenses ne cessent. Il en donne 3 500 F comme frais d'analyse sans compter les frais de couches, de fruits et légumes ainsi que sa propre prise en charge. Si l'on fait un petit calcul, le père de cet enfant a dépensé en coût direct au moins 20 425 F moins les frais de transport, l'entretien de l'enfant, l'alimentation, et ce, malgré l'existence de la gratuité.

Paysan de son état, il pense que les dépenses sont interminables et chères. A cela, il faut ajouter la représentation qu'il se fait des soignants car, dit-il, « est-ce qu'elle n'osait pas partir avec ce médicament si nous n'étions pas là ? » lorsque l'infirmière fouillait dans son sachet de médicaments à la recherche de solvant. Pour être plus clair, il parle d'arnaque de la part d'un soignant à propos d'une analyse. Dans aucune étape de la prise en charge, il n'a parlé de bénéfice d'une quelconque gratuité parce qu'il n'en a pas été informé. Egalement, le père était angoissé par la maladie de l'enfant et très déçu par l'absence de moustiquaire pendant le traitement du paludisme. Quand l'enfant est hospitalisé, comment se passe donc son suivi quand il subit des soins intensifs ?

2.3.5. Suivi des enfants hospitalisés

Quand les soins sont administrés aux enfants, l'un des problèmes majeurs reste le respect de l'administration du protocole consigné dans la fiche du malade (le suivi du sérum et du Diazépam qui doit être administré toutes les 8 heures pour casser la fièvre). Au niveau de toutes les pédiatries (I, II et III), cela constitue un problème sérieux. Ce sont les infirmiers et infirmières, sous le contrôle des majors, qui sont chargés du suivi sauf si le cas de l'enfant dépasse leur compétence. Dans ce cas, ils font appel à un interne ou un médecin.

Il faut reconnaître que le personnel soignant est numériquement inférieur par rapport aux multiples demandes des usagers. Il y a tellement de sollicitations que certains soignants se cachent. La fatigue se lit sur tous les visages. Pour le cas de l'enfant BD, en faisant le circuit avec ses parents, par cinq fois, les parents se sont adressés à des infirmières pour leur dire que le sérum de l'enfant avait cessé de fonctionner mais en vain, tous affirment être occupés. Il faut les suivre pas à pas, être très coriace, elles te parlent généralement mal. La mère de l'enfant a failli se quereller avec un infirmier qui lui a dit : « Quand les gens vous disent d'attendre, vous attendez madame ! Je suis en train de faire autre chose ». L'infirmier en question faisait des injections, après il prend tout son temps pour aller se laver les mains et s'éclipse. Notons que trois infirmières et un infirmier officiaient ce jour-là pour toute la pédiatrie.

Parfois, le manque de suivi régulier des enfants donne lieu à des conflits entre les usagers et les soignants. Il n'est pas rare de voir ou d'entendre parler de conflits entre eux. Le plus généralement, les soignants sont taxés de tous les maux, négligence, respect seulement pour les riches… Les soignants à leur tour accusent les usagers d'être ingrats, égocentriques.

Quand l'enfant est guéri ou mort, sa sortie nécessite de remplir des formalités auxquelles les usagers sont soumis.

2.3.6. Sortie de l'enfant de l'hôpital, un casse-tête pour les parents

2.3.6.1. Cas d'un enfant guéri

Quand un enfant est admis à l'hôpital, les parents ont la joie de le voir rétabli. Pour sortir, des formalités administratives presque comme à l'entrée les attendent. La joie de se voir sortir fait que les parents ne se rendent pas compte des tracasseries et des rackets dont ils sont victimes. L'hôpital est comme une prison à leurs yeux, car finis les dépenses exorbitantes, le stress, les angoisses et l'enfant est guéri. Ce qui est une grande chance pour eux. C'est une prison au point que les parents demandent à partir avant la fin du traitement et cela malgré le contexte de gratuité de la prise en charge du paludisme chez les moins de cinq ans. La sortie de l'enfant BD nous permet de comprendre les procédures à suivre :

L'Artesun et la seringue furent donnés ainsi qu'une plaquette de Coartem dispersible gratuitement au père de l'enfant par le major. Une facture est retirée à la caisse, mais sans paiement de frais, jointe à la demande d'hospitalisation. Ensuite, les coordonnées de l'enfant sont consignées dans un registre chez le major. Ce registre est amené à la caisse pour signature, accompagné des pièces ci-dessus citées et du certificat de sortie. A chaque passage à la caisse, une longue queue attend les parents. Au premier tour à la caisse, on estime à près de 100 personnes devant lui. Au second passage, 5 personnes. Une ordonnance payante a été prescrite et le major s'assure de son achat avant le départ du père. Elle était composée de Ferlix (1fl) et de Callen 100 mg (3 fl), tous deux des sirops dont les prix s'élèvent respectivement à 1 825 FCFA et 3 000 FCFA. Le Callen a été servi par le major, vendu par une infirmière. A la pharmacie, il y avait trop de monde, nous y avons passé plus d'une heure. A notre retour, après l'explication des posologies, le major réclame son « thé songo » (prix du thé). Le père lui a remis 500 F, car par deux fois, elle a insisté.

A l'analyse de cette formalité, l'usager fait deux fois la queue, une ordonnance payante, une autre gratuite lui sont remises. L'ordonnance payante est servie quasiment au niveau de la pharmacie parallèle auprès du major et à cela s'ajoute le paiement du prix du thé. L'usager est physiquement et économiquement épuisé car, en plus du légal, il fait face à l'illégal dans cette structure de santé.

2.3.6.2. Annonce d'un enfant mort et les formalités pour sa sortie

TC, 3 ans, référé du CScom de Siby le 02/11/2014 à 17 h 30, anémie palustre. A leur arrivée, l'enfant devait recevoir du sang. D'après ses parents, ils n'ont pas pu avoir le sang car c'était le dimanche. C'est le lundi 3 novembre qu'ils ont eu le sang. L'enfant est décédé vers 14 h le lendemain faute de sang. L'interne Y s'est posé des questions :

> A part les accidents, l'accouchement et autres, le sang d'un enfant n'est pas automatiquement absorbé par les parasites du paludisme, ça prend plusieurs jours. C'est la négligence des parents qui fait cela […] Si cet enfant avait reçu du sang hier, il serait en vie. Peut-être, la vieille qui l'accompagne peut dans un premier temps refuser à ce qu'il soit soigné dans une structure de santé, c'est lorsqu'elle n'y peut rien qu'elle nous l'amène.

L'annonce de la mort dans notre société se fait de façon à ne pas vexer les parents du défunt. Des termes comme « Dieu a fait son travail », « l'enfant n'est plus », « Dieu lui a retiré ce qu'il avait prêté (âme) », « l'enfant est retourné » sont les plus utilisés. Culturellement, il est aussi déconseillé de commencer sa journée par l'annonce d'une mort au risque de voir cette mauvaise nouvelle se reproduire. Raison pour laquelle, lors du décès de cet enfant atteint de la maladie nosocomiale (amené par sa mère), Dr M17, à l'aide de son stéthomètre, regarde l'enfant de façon trop timide et d'une voix douce nous dit : « oh ! Cet enfant n'est plus ». Elle ajoute : « Je ne vais pas quand même commencer ma journée par l'annonce d'un décès. » Elle appelle les parents de l'enfant, vérifie le traitement donné à l'enfant à travers la fiche médicale bleue et dit à un de ses collègues : « Vous faites le certificat. » Puis elle insiste : « N'oublie pas de l'enregistrer surtout. » Dr M8 fait le certificat et s'adresse aux parents (jusque-là la mort de l'enfant n'est pas dite mais les parents ont un fort soupçon) : « Puisque c'est déjà ainsi, vous allez laisser l'enfant à la morgue ou vous allez l'amener à la maison ? » L'oncle paternel répond : « J'ai appelé sa tante qui nous édifiera sur ça. »

Cette observation montre que l'enfant est mort mais les soignants n'ont pas eu le courage de le dire à ses parents. Mais vu les regards des soignants, les chuchotements, la tristesse se lisant sur les visages, les parents ont été à même de deviner ce qui venait de se passer. L'enregistrement du mort se fait dans un registre après la mort, ensuite un certificat de décès est établi pour faciliter l'accès du corps au cimetière. Avant, les parents décident de l'enlèvement de l'enfant ou de sa garde au niveau de la morgue.

Le plus grinçant dans tout cela c'est que cet enfant, victime d'une maladie nosocomiale, semble ne pas subir de traitements appropriés ou adaptés. Les discussions autour de son corps le prouvent à suffisance. La responsabilité n'a pas été située. Qui était le médecin traitant ? Cette question n'a pas trouvé de réponse satisfaisante. Le coup était déjà parti.

Une autre femme amène l'enfant dans la salle, Dr M8 contrôle la fiche médicale et demande : « Regarde, c'est l'écriture à qui ? C'est aussi inadmissible qu'un enfant qui nous vient sain et sauf décède en plein centre hospitalier ! » Sur la fiche bleue, l'enfant avait reçu des soins en ambulatoire au sein de l'hôpital, ce qui n'est pas vrai, d'après sa mère elle est morte au cours du séjour. Personne n'a pu identifier celui qui l'avait traitée. Elle avait reçu des flacons de sérum (quinine) et bénéficié de Perfalgan. Elle a donc reçu le traitement du paludisme grave en ambulatoire, ce qui n'est pas logique. Le paludisme simple se traite en ambulatoire généralement. A la question de savoir si l'enfant a reçu les soins adéquats, question posée par un pair, Dr S. répond :

> On ne peut pas dire que le soin n'est pas adéquat, ça dépend de l'état dans lequel le médecin a vu cet enfant. D'un palu simple, l'état peut changer en palu grave. C'est aux parents de revenir voir leur médecin dès changement de l'état de l'enfant, par exemple en cas de convulsions. Ils ont traîné avec cet enfant.

L'accompagnatrice demande : « Docteur, est-ce que je peux appeler la maman de l'enfant pour que vous lui annonciez le décès ? ». A l'arrivée de la maman qui était voilée, Dr dit « C'est toi la maman de cette enfant, n'est-ce pas ? Elle était malade. Elle a reçu des soins. Bon… je ne sais pas ce qui s'était passé après, ce matin, ils ont ramené l'enfant et nous avons constaté qu'elle est retournée. » La maman répond : « Ok. Que Dieu nous donne la foi de le concevoir. Il ne sert à rien de pleurer, merci à vous tous. »

Cette situation dénote un véritable désordre au sein de la structure. Celle-ci échappe au contrôle. Les soignants sont souvent livrés à eux-mêmes. En la matière, ce que dit cet interne est pertinent :

> Tu ne verras jamais un fonctionnaire travailler dans cette salle et nous gérons les choses comme nous les entendons. Pour ma part, si je suis fonctionnaire, je ne viendrai jamais ici. Il y a trop de travaux à faire mais, à la fin du mois, nous n'avons rien comme salaire.

A regarder cette salle des urgences, il est difficile d'y voir un fonctionnaire. On y voit des internes avec thèse, sans thèse, des bénévoles et même des non-répertoriés. Les soignants, on le constate, sont au four et au moulin, chacun de son côté fait ses « business » (terme fréquemment utilisé par In.1) parce qu'ils sont sous-payés ou pas payés. La question de la motivation au travail se pose donc avec acuité.

A ce niveau, bien que l'on soit dans un contexte de gratuité, à l'hôpital Gabriel Touré, l'accès des usagers aux soins gratuits reste un casse-tête. La politique de gratuité n'arrive toujours pas à se passer du ticket modérateur. Face donc à ce ticket, usagers et soignants développent des stratégies de contournement. Dans le cadre des pratiques de fidélisation de leurs « clients », les soignants auscultent certains cas de paludisme simple au niveau de l'urgence pédiatrique et d'autres cas graves au niveau du service de consultations externes (réservé pour les cas simples). Aussi, la question de l'urgence ne constitue-t-elle pas un autre goulet d'étranglement dans le fonctionnement de la gratuité. Elle est perçue différemment et constitue de ce fait une source de conflit entre usagers et soignants. Autour de cette urgence, les acteurs développent aussi des stratégies pour pouvoir accéder rapidement aux soins. Il s'établit une relation difficile entre usagers et soignants dans le cadre de la prise en charge des enfants. Chaque acteur développe des pratiques autour du diagnostic, de la prescription d'ordonnance et du traitement du paludisme. Ces pratiques sont de nature à saper le fonctionnement de la gratuité. Par ailleurs, les perceptions des acteurs de la gratuité ne déterminent-elles pas les pratiques ?

Chapitre IX
Perception des acteurs de la gratuité des soins

Ce chapitre analyse les perceptions par les acteurs de la gratuité. Il dégage dans un premier temps la perception des administrateurs des structures sanitaires et des soignants et, dans un second temps, la perception des usagers.

1. Perception des administrateurs et des soignants

Au cours de notre recherche au niveau des différentes structures sanitaires et au niveau du PNLP, deux tendances se dégagent en ce qui concerne la perception des acteurs de la gratuité. Une première tendance qui défend la politique de recouvrement des coûts que nous avons nommée les pro-recouvrement des coûts et une seconde qui soutient la politique de gratuité. Ce sont les pro-gratuité.

1.1. Pro-recouvrement des coûts

Les pro-recouvrement des coûts constituent des acteurs qui soutiennent la politique de recouvrement des coûts préconisée par l'Initiative de Bamako. Cette politique précède la politique de gratuité. Elle consiste à la participation des populations au financement de leur santé. Bien que la gratuité cohabite avec le recouvrement des coûts, certains administrateurs pensent que la seconde politique est meilleure par rapport à la première au regard des tracasseries dont sont victimes les usagers pour l'accès aux soins. Ainsi, cet administrateur de l'hôpital Gabriel Touré explique :

> Ce propos n'engage que moi, avant, la prise en charge des enfants était très correcte par rapport à la gratuité, parce qu'une fois que le parent se présente avec son enfant et que le paludisme est confirmé, on lui donne l'ordonnance immédiatement, il va chercher les produits et le traitement est vite fait. Mais actuellement avec la gratuité, il faut chercher à signer l'ordonnance. C'est un parcours du combattant pour avoir les produits et ce n'est pas tout, les produits qui sont mis à la disposition des parents ne sont pas tous gratuits. » (A2, suppléant au surveillant, HGT)

Selon cet enquêté, les usagers accédaient facilement aux soins avant l'avènement de la gratuité. Celle-ci, même si elle existe, l'est de façon partielle à l'hôpital Gabriel-Touré.

Cet autre enquêté, médecin chargé de la prise en charge des malades (enfants et adultes) au niveau du CScom, est pessimiste quant au fonctionnement normal de la gratuité. Il pense que cette gratuité est « une politique qui ne peut pas marcher au niveau des CScom (…) parce qu'elle constitue un manque à gagner pour nous ». (Dr M2, médecin généraliste, CScom)

Pourtant, nous avons longtemps collaboré avec ce soignant qui s'est toujours montré favorable à la gratuité. L'enquêté finit un jour par lâcher le morceau en dehors de tout échange formel. Son discours décrit en réalité le fonctionnement du CScom qui privilégie la logique de la politique de recouvrement des coûts.

Par ailleurs, certains acteurs se sont montrés favorables à la gratuité malgré l'existence des difficultés liées à sa mise en œuvre. Nous les appelons les pro-gratuité.

1.2. Pro-gratuité

Contrairement aux pro-recouvrement des coûts, les pro-gratuité soutiennent la politique de gratuité de la prise en charge du paludisme. Il faut noter que certains acteurs ont plaidé dans le temps pour l'avènement de cette politique de gratuité, au regard du taux de mortalité des enfants. Ainsi, Dr A1 de l'hôpital Gabriel Touré justifie son soutien :

> Nous, nous faisons partie de ceux qui ont lutté pour l'avènement de la gratuité parce que la mortalité palustre était très élevée. Il faut souligner que 49 % des cas de paludisme grave que nous recevons sont de Bamako et de ses environs. (…) Cette idée de gratuité est née progressivement. En tout cas, nous l'avons vue naître. Elle a toujours été une revendication des autorités sanitaires maliennes. (A1, point focal paludisme, HGT)

Cet administrateur et soignant fut de ceux qui ont participé à bien des fora relatifs à la mise en œuvre de la politique de gratuité. Celle-ci est née d'une volonté manifeste de l'Etat à travers certains administrateurs des structures de santé.

Le substitut du point focal de l'hôpital Gabriel Touré, quant à lui, fait l'apologie de la politique de gratuité en ces termes :

> Il faut reconnaître vraiment il y a eu une avancée notoire lorsque c'est les parents qui devaient

> s'acquitter de tout. Il y a des parents qui viennent à l'hôpital sans aucun sou. Ils se voient dans l'obligation de retourner à la maison chercher de l'argent en vue d'acheter les médicaments. Aujourd'hui, Dieu merci, on peut se glorifier de dire qu'on peut leur tendre l'ordonnance sans gêne. La gratuité a non seulement amélioré la prise en charge mais aussi permis de réduire le taux de mortalité. (Dr A3, substitut du point focal, HGT)

Dans ce discours, l'enquêté plaide pour la cause des usagers. La gratuité a permis l'accomplissement d'un devoir moral vis-à-vis des parents : celui de se soigner gratuitement. Ces soins gratuits dont bénéficient les enfants ont contribué à améliorer considérablement leur santé. Pourtant, Dr A3 n'a pas été impliqué dans les activités de mise en œuvre de la gratuité. Mais il accompagne tout de même cette politique. C'est pourquoi ajoute-t-il :

> Nous avons assisté à la mise en place de cette politique et on l'a accompagnée. Personnellement, je n'ai pas été associé ni impliqué. Nous avons juste assisté à son introduction et nous avons pris le train en marche. (A3, substitut du point focal, HGT)

Un autre enquêté, Dr M3, qui évolue au niveau du CScom, abonde dans le même sens : « Je pense que la gratuité est une bonne chose. Elle permet vraiment de réduire considérablement la mortalité infantile (…). » Par ailleurs, il prend du recul et critique le mode de fonctionnement de cette gratuité :

> La gratuité demande des moyens. Ce n'est pas facile. Ce ne sont pas des politiques qui sont financées par nous-mêmes. Ce sont des financements extérieurs. Cette gratuité rencontre des problèmes parce que la demande est supérieure à l'offre. Ce qui peut frustrer souvent certains usagers quant à leur accès à cette gratuité (…). (Dr M3, médecin au CVD, CScom)

Ce discours résume le fonctionnement de la gratuité en deux problèmes majeurs : un financement dépendant en partie de l'extérieur et l'accès des usagers à cette gratuité parce qu'il y a plus de demandeurs que d'offres. Contrairement à lui, Dr M16, CES à la pédiatrie de l'hôpital Gabriel Touré, pense que la gratuité « est une bonne politique » même si, selon lui, « les produits ne sont pas au complet ». Il recommande cependant : « Il faut que les autorités songent à rendre gratuits les produits contre la fièvre et les convulsions. » Nous pouvons donc constater que cet enquêté n'est pas pour la gratuité de façon implicite. Il trouve la politique intéressante mais parallèlement, il évoque ses insuffisances. Il se positionne face à une gratuité qui n'est pas totale.

Le directeur du PNLP, bien qu'il ait conscience des problèmes que rencontre cette gratuité, reste convaincu qu'elle est un facteur de réduction de la mortalité infantile grâce aux moustiquaires :

> Toute œuvre humaine est imparfaite. C'est une pertinence d'avoir mis en place cette politique. Nous allons dire maintenant aux uns et aux autres de changer leurs comportements pour la bonne marche de cette politique (…).

Il ajoute :

> (…) Aujourd'hui nous utilisons tous des moustiquaires (…). Or, quand nous atteignons 80 % d'utilisation de la moustiquaire, le paludisme est réduit de 50 %. Nous avons des outils aujourd'hui quand nous les ajoutons, le nombre de cas de paludisme diminuera (…). Je crois que l'Etat a fait de son mieux. (Dr A1, directeur du PNLP)

Les acteurs qui se sont prononcés en faveur de la gratuité l'ont fait de deux manières : une première catégorie d'acteurs défend la gratuité sans réserve alors que la seconde catégorie émet des réserves quant à son fonctionnement. Par ailleurs, certains acteurs se sont intéressés à l'avenir de cette gratuité.

1.3. Perception sur la pérennité de la gratuité

La politique de gratuité de la prise en charge du paludisme est-elle une politique pérenne ? Ce questionnement constitue l'une des préoccupations à laquelle les acteurs font face. Le pessimisme gagne certains soignants quant à la pérennité de cette politique de gratuité. Ainsi, Dr M16 affirme que :

> La manière dont je vois l'avenir de cette gratuité, elle risque de ne pas continuer parce qu'au départ c'était l'Artéméther qu'on donnait aux gens mais aujourd'hui c'est Artésunate, ils ont changé de molécule. (Dr M16, CES en pédiatrie, HGT)

Des changements de molécule poussent donc cet enquêté à douter de la continuité de la gratuité. Pourtant, le second médicament est un dérivé du premier. Ces médicaments sont destinés à rendre effectif le traitement du paludisme grave forme anémique. Ces changements de molécule trouvent leur explication dans ce qui suit :

> Avec la pléthore de l'effectif que nous avons, si on veut faire les perfusions matin, midi et soir, cela pose des problèmes. C'est pourquoi beaucoup parmi les soignants ont préféré les produits à injection unique comme l'Artésiane, l'Artésune. (Dr A1, point focal paludisme, HGT)

Dr A3 parle au conditionnel parce qu'il doute de la pérennité de la politique :

> Nous osons croire que ça va continuer parce que c'est important pour nous. Si la gratuité continue cela va nous soulager. Si ça continue ça va être une bonne chose pour tout le monde, une grosse bouffée d'oxygène. (A3, substitut du point focal, HGT)

Il émet ensuite un souhait : « On souhaite que ça continue mais on ne sait pas si ça va continuer. » (A3, substitut du point focal, HGT)

Dr A1 ne cesse de se poser des questions quant à la finalité de la gratuité. Il évoque également le problème de coût que cette politique nécessite. Ainsi :

> Quand on adopte un projet du genre, c'est pour un temps peut-être déterminé. Quant à la pérennité de la politique, je me pose des questions moi-même (rire) parce que étant donné que les choses peuvent évoluer au niveau du gouvernement. Je me pose toujours des questions, surtout que cette politique nécessite de plus en plus de moyens. Vraiment, je me pose de plus en plus des questions. (A1, point focal paludisme, HGT)

Le directeur du PNLP, contrairement aux autres, pense que la gratuité a de l'avenir :

> Je pense que la politique de gratuité dans les années à venir va dépasser ce cadre-là, parce qu'on risque d'aller vers ce qu'on appelle la gratuité des soins essentiels au niveau communautaire. En dehors du paludisme, il risque d'y avoir la gratuité de la diarrhée, des infections respiratoires aiguës, etc. pour que toutes les maladies qui causent les décès des enfants de 0 à 5 ans et les femmes enceintes pour que ça soit accessible à ces gens-là, pour diminuer la mortalité (…). (Dr A1, directeur du PNLP)

Les perceptions négatives que la plupart des acteurs ont de la gratuité s'expliquent en partie par l'écho du détournement du Fonds mondial en 2011 par le ministre de la Santé d'alors. Ce détournement a occasionné l'arrêt momentané du financement de la gratuité par le FMI et la Banque mondiale. Pendant ce temps, l'Etat a assuré la relève avec l'appui de certains partenaires financiers. Cette situation a engendré une crise de confiance entre gouvernants et gouvernés. Elle a eu comme conséquence le dessaisissement de l'Etat de la gestion dudit fonds. Au-delà, les acteurs perçoivent la gratuité du point de vue de ses effets.

1.4. Perception des effets de la gratuité

A ce niveau également, les acteurs se sont exprimés différemment en ce qui concerne les effets de la gratuité. Si les uns évoquent les effets positifs de la gratuité, les autres par contre abordent les aspects négatifs. Ainsi, le premier effet que cette gratuité a engendré est celui de la rapidité dans la prise en charge des enfants conduisant à la réduction du taux de mortalité des enfants si l'on en croit ce propos de Dr A3 :

> Le premier effet positif aujourd'hui est la rapidité dans la prise en charge, cela ne fait l'ombre d'aucun doute. Si les antipaludiques sont disponibles, on les prescrit et tout de suite le traitement commence. La gratuité a diminué considérablement la mortalité et la morbidité chez les enfants. Deuxième atout, elle a permis au moins de soulager beaucoup d'indigents et troisième atout, qui n'est pas le moindre, on sent aujourd'hui que l'arrivée de ces antipaludiques a donné un ouf de soulagement tant pour les malades que pour nous les prestataires. (A3, substitut du point focal, HGT)

La gratuité a permis également de faciliter l'accès des pauvres aux soins et d'augmenter le taux de fréquentation des usagers dans les structures sanitaires comme le soutient cet interne :

> Je peux dire que la gratuité a permis à un nombre assez élevé de patients de bénéficier des traitements, ce qui est avantageux. Le fait de recevoir beaucoup de patients est un grand avantage pour la population. (In.1, interne en thèse, CScom)

Dr M2 considère la gratuité comme une politique qui assure les soins préliminaires chez l'enfant. Il est fier d'être le sauveur de beaucoup d'enfants malades même si les usagers paient en cas de paludisme associé à d'autres maladies :

> Je trouve que c'est bien parce que les parents arrivent à avoir les premiers soins gratuits. Dans ma carrière médicale j'ai pu sauver beaucoup d'enfants qui souffraient du paludisme. Si c'est le paludisme seulement sans d'autres pathologies associées, les parents paient moins, mais s'il y a d'autres pathologies qui sont associées au paludisme, ils sont obligés de payer. (Dr M2, médecin généraliste, responsable de la pédiatrie II, CSréf)

Dr M14 abonde dans le même sens. La gratuité a un impact, celui de sauver la vie des enfants :

> Du début à maintenant, l'impact de la gratuité est visible, je pense bien. Beaucoup d'enfants ont pu avoir la vie sauve grâce à cette politique. (Dr M14, médecin généraliste, HGT)

L'analyse de ces discours montre que la gratuité est une bonne politique. Face à la pauvreté des usagers, le paiement qui constitue une barrière dans l'accès aux soins se trouve levé, du moins théoriquement. Mais dans la pratique, des obstacles existent pour l'accès des usagers à cette gratuité. Au lieu de contribuer à la rapidité de la prise en charge des enfants, elle est caractérisée par une lenteur dans l'accomplissement des formalités au niveau du circuit du malade (comme en témoigne notre observation).

Par ailleurs, la gratuité comporte des effets négatifs. Elle constitue un manque à gagner pour les structures de santé, selon certains acteurs :

> Les effets sont négatifs. Primo, dans l'hôpital, il y a un manque à gagner parce que si c'était à payer, l'hôpital allait avoir de l'argent. Il n'existe pas de bénéfices pour l'hôpital. Or celui-ci fait souvent des recettes par rapport aux entrées de médicaments. (A2, suppléant au surveillant, HGT)

Ces structures, en réalité, font des recettes à partir de la vente des médicaments. Or, l'Etat paie les médicaments et les met à la disposition de ces structures pour être gratuitement donné aux usagers. Dans cette situation, l'autonomie financière des structures de santé est menacée. Cette autonomie est soutenue par une autre politique : la décentralisation.

Nous sommes face ici à deux logiques différentes, contradictoires, mises en œuvre par le même Etat. La gratuité souffre d'une absence d'explication de ses contours. Elle n'a pas été accompagnée dans sa mise en œuvre par une politique de motivation des soignants. Cette absence de clarification du mot gratuité et cette absence de motivation chez les soignants constituent selon certains acteurs le côté négatif de la gratuité. Ainsi, Dr M2 pense que :

> Les aspects négatifs résident dans la notion de gratuité à mon avis. Si on dit qu'il y a la gratuité si on n'explique pas un peu les contours, les gens n'accordent pas beaucoup d'importance, les bénéficiaires ne prendront pas cette affaire au sérieux. Il faut motiver les acteurs impliqués dans la prise en charge des enfants. C'est cette absence de motivation qui explique les dérapages. (Dr M2, médecin généraliste, responsable pédiatrie II, CSréf)

A l'observation, l'une des difficultés de la gratuité réside effectivement dans la définition de son contour. La gratuité au contour flou engendre sur le terrain des conflits entre soignés et soignants. Aussi, l'absence de motivation chez les soignants explique-t-elle leurs pratiques. Ceci nous amène à interroger la perception des acteurs quant à la qualité des soins gratuits.

1.5. Perception de la qualité des soins gratuits

S'agissant de la qualité des soins en matière de prise en charge des enfants, les avis des acteurs divergent. Certains pensent que la gratuité a contribué à améliorer la qualité des soins tandis que d'autres sont d'avis qu'elle l'a détérioré. Ainsi, Dr A3 pense que :

> La qualité des soins s'est beaucoup améliorée. Nous prestataires, nous avons à notre disposition des molécules que nous pouvons prendre rapidement et entamer le traitement. Cela améliore fondamentalement le pronostic et c'est très différent que lorsque nous donnons l'ordonnance aux parents pour aller chercher l'argent à la maison. Il peut arriver que ces parents n'arrivent pas à avoir d'argent. Ils peuvent souvent passer la nuit à l'hôpital sans avoir les soins. On sent véritablement qu'il y a eu un changement notoire dans la qualité de la prise en charge des enfants avec la gratuité. (Dr A3, substitut du point focal, HGT)

Selon lui, la gratuité a permis d'améliorer la qualité des soins chez les enfants si nous faisons une comparaison avec la politique de recouvrement des coûts. Elle a permis en outre de réduire les souffrances des usagers dans le cadre de l'accès aux soins.

Par rapport toujours à cette qualité de soins, cet interne pense qu'il n'y a pas de problèmes à ce niveau vu la qualité de l'encadrement :

> Pour la qualité des soins, je pense qu'il n'y a pas de problèmes car la visite est dirigée par les professeurs qui constatent les erreurs et les corrigent, ils sont même impliqués au niveau des soins. (In.3, interne en thèse, HGT)

L'encadrement des internes se fait normalement sous la supervision de quelques professeurs de la faculté de médecine qui évoluent dans le service de pédiatrie. Il faut noter que cette supervision est plutôt l'apanage des CES qui sont aussi en situation d'apprentissage. Mécontent de cette situation, Dr M22, qui officie à l'hôpital depuis cinq ans sans aucun statut juridique, constate avec amertume :

> C'est nous qui travaillons ici, ni les professeurs, encore moins les CES, personne n'est là aujourd'hui. Les premiers s'occupent de l'organisation des examens des seconds. A la fin du mois, ils prennent tranquillement leurs salaires alors que nous autres nous n'avons rien. (Observation du 14 novembre 2016, HGT)

Cet enquêté occupe un des deux box nouvellement confectionnés en 2015 pour appuyer l'unique salle de consultation des urgences. Il en est le responsable en l'absence de CES et de professeurs. Dr M2 trouve que la qualité de la prise en charge est bonne. Cette qualité, selon lui, dépend de l'examen clinique. Si celui-ci est bien diagnostiqué, le traitement devient correct :

> Nous faisons de notre mieux (rire) par rapport à la qualité de la prise en charge, parce que tout dépend de la clinique. Si nous diagnostiquons, nous donnons des traitements dans la plupart des cas. A mon avis, le traitement se fait correctement. (Dr M2, médecin généraliste, CScom)

Contrairement à lui, Dr M3 perçoit cette qualité plus ou moins bonne. Elle ne concerne que le traitement du paludisme simple au niveau du CScom. Le traitement du paludisme grave n'est pas concerné :

> Je pense que la qualité y est parce que la prise en charge concerne uniquement la voie orale, les formes compliquées n'étant pas incluses. (Dr M3, médecin au CVD, CScom).

Selon certains soignants, la qualité des soins ne concerne pas la gratuité parce que :

> S'il y a la rupture on ne peut pas parler de bonne qualité en matière de gratuité. On est obligé de donner des ordonnances aux parents, ils vont aller acheter. Pour CTA c'est bon, mais le kit palu grave c'est autre chose. Donc si je donne si je n'ai pas de bons résultats, je passe par autre chose pour être efficace. (Dr M6, médecin généraliste, CSréf)

L'analyse de ce discours montre que cet enquêté voit la qualité seulement dans la prise en charge du paludisme simple. Le paludisme grave est caractérisé par une rupture de stock de médicaments. Ce soignant recourt donc à ses expériences personnelles pour devenir plus efficace dans son traitement. Ces expériences personnelles relèvent de la pratique.

Ce qui impacte la qualité des soins, c'est aussi l'observance thérapeutique des usagers dans le traitement de l'enfant. Après le sérum, l'enfant doit être vu à l'hôpital pour une seconde fois (surtout quand il est en ambulatoire), pour que le soignant lui prescrive les comprimés qu'on appelle le relais. Malheureusement, dès que les usagers sentent un léger mieux chez l'enfant, après le sérum, ils n'y retournent plus. Le traitement est donc incomplet et le risque de récidive du paludisme devient grand. Dr M2 explique le comportement des usagers face à cette observance :

> L'observance thérapeutique qui dépend des parents est un réel problème. Il y a certains parents, même quand nous leur expliquons, ils ne comprennent pas. (…) Ce qui rend la prise en charge difficile. Si nous leur demandons de revenir pour prendre le relais après le sérum, ils restent à la maison. Quand les mêmes signes commencent à réapparaître, ils reviennent encore pour une autre consultation. L'observance n'est donc pas correcte. (Dr M2, médecin généraliste, CScom)

A l'instar de Dr M2, Dr M1 perçoit la qualité des soins comme mauvaise dans la mesure où elle est caractérisée par certains maux qui la gangrènent :

> Nous ne pouvons pas parler de qualité car le minimum de conditions n'est pas réuni du point de vue de l'insuffisance de personnel, des infrastructures et la qualité des médicaments laisse à désirer. (Dr M1, chef de service de pédiatrie, CSréf)

L'incomplétude du kit est une autre réalité dans la qualité des soins gratuits. La qualité des soins dépend aussi de la qualité des TDR qui sont peu sensibles. Cette absence de croyance en la qualité du TDR oblige certains soignants à donner la goutte épaisse qui n'est pourtant pas gratuite. Dr M1 est également de ceux-là :

> Le kit est incomplet. Nous avons constaté quelque chose par rapport au TDR qui revient souvent négatif alors que l'enfant présente tous les signes. Or si nous faisons la goutte épaisse au laboratoire, elle revient positive, donc nous avons constaté que le TDR ne revient positif que lorsque la parasitémie est très élevée. Si nous nous contentons de ce TDR, nous passons à côté d'un paludisme qui pourra se compliquer plus tard. Cette situation nous oblige à faire la goutte épaisse qui n'est pas gratuite. (Dr M1, chef du service de pédiatrie, CSréf)

Dr M2 abonde dans le même sens par rapport à la qualité des TDR. Il donne la goutte épaisse alors que souvent les usagers n'ont pas les moyens de la faire :

> Comme aspects négatifs, le TDR qu'ils nous amènent n'est pas toujours fiable parce qu'un enfant que tu reçois avec tous les signes cliniques du paludisme, (…) tu le trouves négatif, pourtant ils disent de traiter un enfant pour paludisme si c'est confirmé (…). Devant cette situation, normalement, tu dois faire la goutte épaisse. Et si les parents n'ont pas les moyens de payer cette goutte (…). (Dr M2, médecin généraliste, responsable de la pédiatrie II, CSréf)

Face à ces insuffisances constatées çà et là, Dr A3 dégage sa perception de la gratuité et suggère :

> Les effets négatifs, comme je te l'ai dit au départ, c'est vrai que nous, en tant que praticiens, on se dit que la gratuité concerne les enfants de moins de cinq ans mais elle doit couvrir le maximum d'enfants. Les autres qui restent, il ne faut pas les oublier parce qu'ils en ont besoin. Il faut également faire en sorte qu'on soit certain à tout moment qu'il n'y ait pas de rupture de stock en ce qui concerne les antipaludiques, sinon cela amène vraiment d'autres problèmes. Il faut élargir les éléments du kit antipaludique, introduire certains adjuvants tels que les anticonvulsifs. (A3, substitut du point focal, HGT)

De manière générale, il ressort que beaucoup de soignants perçoivent négativement la gratuité. Du dire des soignants, les problèmes qui entachent la qualité des soins sont relatifs à l'insuffisance de personnel, d'infrastructures, la rupture de stock, l'incomplétude du kit de gratuité, la qualité du TDR et l'inobservance dans le traitement par les usagers.

1.6. Perception de l'effectivité de la gratuité

La gratuité n'est pas effective de façon générale dans les structures de santé qui ont fait l'objet d'une enquête. La manière dont elle est mise en œuvre diffère d'une structure à une autre. Dr M1 dégage sa perception par rapport à l'effectivité de cette gratuité au niveau du CSréf :

> A notre niveau, le kit paludisme simple est disponible entièrement. Le kit paludisme grave est disponible à moitié. La quinine, le sérum et le TDR sont aussi disponibles. La disponibilité de ces médicaments constitue un plus pour la gratuité. (Dr M1, chef du service de pédiatrie, CSréf)

Il ajoute :

> On peut dire que ce n'est pas effectif parce qu'on a des problèmes de diagnostic, des problèmes de prise en charge thérapeutique. (Dr M1, chef de service de pédiatrie, CSréf)

Bien que Dr M1 évoque les bienfaits de la gratuité, son effectivité au niveau du CSréf se trouve handicapée par les ruptures de stock du kit paludisme grave. Ce kit n'est pas entièrement disponible contrairement au kit paludisme simple. Ces ruptures de stock s'expliquent en partie par les pratiques des acteurs. Il existe également des problèmes relatifs au diagnostic de la maladie. Dr M2 est du même avis que Dr M1 s'agissant de l'effectivité de la gratuité :

> Il n'y a pas une effectivité comme on le souhaitait mais il y a quand même une couche importante de la population qui bénéficie de cette gratuité à travers les CTA et les kits paludisme grave qui sont distribués chaque jour. (Dr M2, médecin généraliste, responsable pédiatrie II, CSréf)

Cet enquêté ne croit pas du tout à une possibilité de l'effectivité de la gratuité surtout au niveau du CScom. Il tient comme responsable de cette insuffisance de stock la façon de faire le dispatching. Le CSréf semble être prioritaire par rapport au CScom en ce qui concerne l'approvisionnement :

> C'est une gratuité partielle, je le dis elle est partielle. Son effectivité n'est pas possible au Mali. Les médicaments sont acheminés du niveau CSréf vers le niveau CScom, si le premier n'est pas satisfait, il ne pourra pas envoyer les médicaments au second. (Dr M2, médecin généraliste, CScom)

Cet interne pense qu'elle n'existe pas du tout au niveau du CScom :

> Ici les soins ne sont pas gratuits par rapport au paludisme, parce que les enfants qu'on reçoit, on leur prescrit les ordonnances et ces ordonnances sont à payer donc ce n'est pas gratuit. Ce qui est gratuit ici c'est la prise en charge des tensions artérielles. (In.1, interne en thèse, CScom)

Dr M3 soutient les propos de cet interne :

> Je trouve que cette gratuité, depuis que je suis dans ce centre, je ne l'ai jamais ressentie du tout. (Dr M3, médecin au CVD, CScom)

Au niveau de l'hôpital Gabriel Touré, l'existence de la gratuité est un leurre pour certains acteurs dû à la rupture. Le discours qui se tient est différent de la réalité sur le terrain :

> On ne peut pas dire que la gratuité existe réellement. Il y a certains produits qui ne sont pas en rupture, tel le Coartem, mais les produits qui se font par perfusion ou par injection intramusculaire ne sont pas effectivement servis gratuitement. C'est quand tu viens à l'hôpital que tu verras que la gratuité ne reflète pas la réalité. (Dr M9, médecin généraliste, consultation externe, HGT)

Dr A1, lors d'un entretien, est plus explicite quant à cette effectivité de la gratuité au niveau de l'hôpital Gabriel Touré :

> Personnellement, à mon avis, la gratuité n'est pas effective. (...) Il y a les antipaludiques à vendre à la pharmacie et il y a ceux destinés à la gratuité. Donc, il faut faire la part des choses. Des fois, les pharmaciens vendent pendant que les médicaments gratuits existent. Est-ce qu'ils le font expressément ? Je n'en sais rien. (...) Il y a également un gros effort à faire encore à l'hôpital Gabriel Touré, nous sommes ravitaillés de façon régulière maintenant mais les molécules ne sont pas tout à fait au complet et il y a toujours quelque

> chose qui manque. (A1, point focal paludisme, entretien réalisé le 18 janvier 2012, HGT)

Cet enquêté pense que les pharmaciens, en lieu et place du gratuit, vendent certains médicaments destinés à cet effet. Il évoque aussi l'incomplétude du kit de paludisme qui constitue effectivement une réalité. Cette incomplétude concerne le perfuseur, le cathéter. Elle s'explique par la rupture de stock, mais parfois elle est volontairement provoquée au bénéfice de certaines infirmières. Celles-ci font la vente parallèle de ces intrants même si la rupture n'est pas constatée au niveau de la pharmacie. A2 pense que la gratuité n'est pas effective et elle ne trouve pas normale la gratuité des soins pour les usagers :

> Cette politique de gratuité n'est pas effective. En matière de santé, on a vu avec le colonisateur, partout où j'ai été formée, il n'y a pas de gratuité. Il faut que la population participe à sa santé même si c'est insignifiant. Il faut lui dire que ce n'est pas gratuit (...). (A2, suppléante au surveillant, entretien réalisé le 12 janvier 2012, HGT)

Par contre, la gratuité est considérée par d'autres acteurs comme effective. Dr M1 est de ceux-là, même s'il pense ne pas être impliqué. Il fait l'éloge de la gratuité avant de fustiger son mode d'organisation :

> Je pense qu'on peut parler de gratuité au Gabriel-Touré. Nous ne sommes pas trop impliqués donc le gouvernement et les bailleurs décident de sa mise en œuvre. La gratuité a néanmoins permis à beaucoup d'enfants d'être sauvés. Je pense que c'est une bonne chose. Elle nécessite encore plus d'organisation. (Dr M1, médecin généraliste, HGT)

Dr M 20 est plus critique vis-à-vis de cette politique, puis il suggère :

> Je pense que la gratuité est une bonne chose, mais dans le futur je pense qu'il faut l'améliorer. Cette politique a servi à quelque chose mais je pense que l'objectif n'a pas été atteint. Je félicite ceux qui l'ont mise en place mais dans le futur je voudrais qu'ils l'étendent à d'autres enfants sans distinction d'âge, cela permettra de sauver beaucoup de vies humaines. (Dr M20, médecin généraliste, HGT)

Pour Dr M2, l'une des difficultés de la gratuité à l'hôpital Gabriel Touré réside dans la rupture du kit en ce qui concerne le paludisme grave. Il croit à l'effectivité de la gratuité malgré des problèmes qu'il trouve mineurs :

> Au Gabriel Touré, on peut parler de gratuité même si nous avons des petits problèmes à gérer souvent. Réellement, beaucoup de parents pauvres ont pu accéder à cette politique. La gratuité souffre de rupture au niveau des stocks de médicaments. La voie injectable et orale est disponible mais ce sont les perfusions qui posent problème. Malgré tout on peut parler de gratuité. (Dr M2, CES en pédiatrie, HGT)

Le directeur du PNLP se veut plus convaincant. Il montre que le taux de décès dû au paludisme est en train de reculer au Mali. Il pense que les objectifs sont en train d'être atteints contrairement à Dr M20 :

> C'est d'arriver à 0 cas de paludisme au Mali, un Mali sans paludisme et nous exhortons tout le monde à aller dans ce sens. Les moyens pour y arriver on les connaît. L'année dernière à la même période il y avait 29 cas de décès de paludisme et cette année à la même période il n'y en a eu que 2 pour tout le Mali. Cela veut dire qu'on peut vaincre le paludisme et surtout les données ont été fournies par le même personnel. (Dr A1, directeur du PNLP)

De façon générale, les perceptions que les acteurs se font de la politique de gratuité déterminent leurs comportements. Leur manière de voir la gratuité ainsi que leur position dans la chaîne de gratuité expliquent les pratiques.

2. Perception des usagers

2.1. Caractéristiques sociodémographiques des enfants

Nous aborderons ici quelques caractéristiques des enfants afin d'avoir une idée de leur moyenne d'âge mais aussi de comprendre le rapport au sexe afin de voir sa conformité avec les statistiques données par l'Enquête démographique de santé au Mali (EDSM V).

Ainsi, l'étude porte sur la prise en charge du paludisme dans le cadre de la gratuité chez les enfants de moins de cinq ans (soit moins de 60 mois). Etaient exclus de cette étude tous les enfants ayant 60 mois et plus. Les enquêtes révèlent que la moyenne d'âge des enfants de l'échantillon au niveau des structures enquêtées est de 27 mois, l'âge minimum de 2 mois et l'âge maximum de 59 mois. A 27 mois, l'enfant est caractérisé par une certaine vulnérabilité face au paludisme. La prévalence de la fièvre chez les enfants est à « 13 % parmi ceux de moins de 12-23 mois, à 10 % parmi ceux de 24-35 mois et à 7 % parmi ceux de 48-59 mois. C'est parmi les enfants de moins de 12 mois que la prévalence de la fièvre est la plus faible (6 %). » La faible prévalence de la fièvre chez les enfants de moins de 12 mois s'explique par les visites postnatales dont l'enfant bénéficie. A partir de 12 mois, l'environnement social participe plus à la prise en charge de l'enfant. Ce qui fait qu'il s'expose aux moustiques, augmentant le taux de prévalence de la fièvre. Au-delà de 12 mois, la prévalence de la fièvre diminue avec l'âge de l'enfant.

Par rapport au sexe des enfants qui ont été pris en charge au niveau des trois structures de santé, nous constatons une présence féminine légèrement élevée par rapport à la présence masculine. Si les garçons représentent 47 % de l'effectif total des enfants, les filles occupent 53 % de cet effectif. Cette situation de supériorité numérique des filles par rapport aux garçons est conforme à l'étude de l'EDSM V : « Selon les données du quatrième Recensement général de la population et de l'habitat (RGPH), la population résidente du Mali s'élevait à 14 528 662 habitants en avril 2009 dont 51 % de femmes et 49 % d'hommes. »[158]

2.2. Caractéristiques sociodémographiques des parents

A ce niveau, nous nous sommes intéressé globalement aux caractéristiques sociodémographiques relatives à l'âge et à la profession au niveau des trois structures concernées par l'étude. Cela, dans un souci de cerner la moyenne d'âge des parents qui fréquentent les structures mais aussi de pouvoir répartir ces parents par secteur d'activité. De façon spécifique, par structure sanitaire, les caractéristiques par rapport au sexe, à la situation matrimoniale, au niveau d'instruction ont été dégagées. Ces caractéristiques répondent à la question fondamentale suivante : dans un contexte de gratuité, quelles catégories de parents fréquentent les structures sanitaires ?

Selon les données de l'enquête, l'âge moyen des parents qui accompagnent les enfants dans les structures sanitaires est de 34 ans. Cet âge correspond au Mali à celui de la procréation chez les femmes qui se situe entre 15-49 ans, selon toujours l'EDSM V. Chez l'homme, il correspond également à la vie sexuelle active. L'âge minimum des parents est de 15 ans, ce qui peut s'expliquer par une maternité précoce chez la femme. L'âge maximum est de 66 ans. Au Mali, les personnes âgées participent pleinement à la prise en charge de leurs petits-fils en cas de maladie. Elles sont supposées avoir beaucoup d'expérience, leur présence réconforte moralement les parents.

S'agissant des caractéristiques afférentes au sexe des parents, nous constatons globalement autant de femmes (60,20 %) que d'hommes (39,80 %) dans les

[158] EDSM, *op. cit.*

structures de santé. Les hommes, de par leur rôle de chef de famille, vont à la recherche du quotidien, alors que les femmes ont une relative disponibilité. Jusqu'à un certain niveau de l'évolution du paludisme, les femmes peuvent s'occuper des enfants. C'est pourquoi, au niveau du CScom, elles représentent 66,40 % contre 33,60 % d'hommes, donc presque le double des hommes. Au CSréf également, presque le même écart est constaté : 65,70 % de femmes contre 34,30 % d'hommes. C'est au niveau de l'hôpital Gabriel Touré que cette tendance est inversée. Cette structure regorge légèrement plus de parents de sexe masculin que féminin. Ce qui s'explique par le niveau de gravité du paludisme, la plupart des enfants étant référés. L'état de l'enfant nécessite cependant la présence des deux parents en plus d'autres. Dans la société malienne, quand la maladie est à un niveau de gravité, la présence d'un homme est fortement recommandée.

Au niveau de leur profession, les parents sont répartis entre quatre secteurs d'activité : agro-sylvo-pastoral, salarial, libéral et le secteur non générateur de revenus. En effet, 13 % des parents travaillent dans l'agro-sylvo-pastoral (agriculteurs, éleveurs, pêcheurs et chasseurs). Ce taux s'explique par la référence sur Bamako de certains enfants des villages environnants dont les parents sont de ce secteur.

Les parents qui occupent une activité libérale (tailleurs, vendeuses ambulantes, commerçants, chauffeurs, mécaniciens, teinturières, marabouts, orpailleurs, électromécaniciens, menuisiers) sont 32 %. Il en est de même pour ceux qui sont dans une activité non génératrice de revenus (chômeurs, élèves et ménagères). Nous remarquons que la majorité des parents sont du secteur informel. Ce qui implique qu'ils peinent à assurer l'ensemble des dépenses de la famille. De ce fait, ils doivent être plus concernés par la gratuité. Les parents qui ont un salaire représentent 22 %. Ils sont enseignants, agents d'ONG, agents de santé, porteurs d'uniforme, agents de sécurité, aides-ménagères, ouvriers, hôteliers, secrétaires, entraîneurs, banquiers. La ville de Bamako, où se déroule notre étude, à l'instar des autres villes, est caractérisée par le salariat. Le pourcentage des parents qui exercent une activité salariale trouve son explication à ce niveau.

D'un point de vue situation matrimoniale, nous remarquons que 86,80 % des parents sont des mariés contre respectivement 9,70 % de célibataires, 1,70 % de divorcés et 1,70 % de veufs/veuves. Notre étude cadre bien avec celle de l'EDSM V selon laquelle : « plus de huit femmes sur dix (85 %) et plus de six hommes de 15-49 ans sur dix (63 %) étaient en union. Plus d'une femme sur sept (14 %) et près de deux hommes sur cinq (37 %) étaient célibataires. Les ruptures d'union (divorce, séparation ou veuvage) sont très faibles et ne concernaient que moins de 2 % des femmes et moins de 1 % des hommes. » Le statut matrimonial des parents varie d'une structure à une autre. A l'hôpital Gabriel Touré, sur un effectif de 134 parents, 129 soit 96,30 % sont mariés contre 5 célibataires. Les ruptures d'union (divorce ou veuvage) y sont absentes. Au CSréf, pour ce même effectif (134), les divorcés et les veufs/veuves ont un pourcentage faible soit 2,20 % et 3 %, tandis que les mariés et les célibataires occupent respectivement 83,60 % et 11,20 %. Enfin, au CScom, le taux de parents mariés est de 80,50 % et les célibataires 14,30 %, les divorcés et les veuves/veufs 3 % et 2,30 %. Au regard de ces données, l'hôpital Gabriel Touré reçoit plus de parents mariés que les autres, par contre le CScom a plus de célibataires que les autres structures.

Sur l'ensemble des structures enquêtées, les parents qui ont fréquenté l'école primaire constituent le plus gros effectif avec 27,60 %. Ceux ayant le niveau secondaire représentent 24,40 %. Les alphabétisés sont 16,90 %, les non-instruits 13,70 %. Enfin, ceux qui ont fait la medersa sont 8,70 % et ceux qui ont fait le supérieur 8,70 %.

A l'analyse de ces données, la fréquentation des parents qui sont de l'éducation formelle (primaire, secondaire et supérieure) est de type pyramidal. La base est élargie et le sommet est rétréci. Ce qui veut dire que la pauvreté peut être un facteur déterminant dans la fréquentation des structures de santé publiques par les parents de niveau primaire et secondaire. Les parents de niveau supérieur peuvent se faire soigner dans les cliniques. Cette pyramide relative au niveau d'instruction des parents s'insère dans un ensemble (le cas malien) et trouve son explication dans l'EDSM V : « Au Mali, le taux brut de scolarisation atteint 68 % pour le niveau primaire (...). Au niveau secondaire, ce taux est de 44 %. » La même enquête ajoute : « On note également que 2 % des hommes et moins de 1 % des femmes ont déclaré avoir atteint le niveau supérieur. »

En ce qui concerne l'éducation informelle (ceux qui ont fréquenté les médersas 8,70 % et les centres d'alphabétisation fonctionnels 16,90 %), le taux des parents ayant fréquenté les medersas est dû au fait que cet enseignement offre peu de perspectives aux jeunes en termes d'emploi, mais aussi à la présence de pesanteurs culturelles. L'alphabétisation a des impacts sur la fréquentation des structures de santé : plus le parent est alphabétisé plus il fréquente, moins il est instruit moins il amène son enfant dans les structures sanitaires.

2.3. Perception des usagers au sujet de l'accès des enfants aux structures de santé

A ce niveau, nous parlerons des perceptions des parents par rapport aux conditions d'accès des enfants dans les structures de santé dans un contexte de gratuité.

Par rapport aux raisons du choix des structures, les données du terrain montrent que 0,50 % des 402 parents ont choisi d'amener leurs enfants dans les structures à cause de l'existence de la gratuité. Ce pourcentage est faible et implique soit un déficit de communication par les acteurs chargés de la mise en œuvre de la gratuité, soit la désinformation ou les représentations que les parents ont du paiement des soins (ils pensent qu'on est mieux servi quand on paie). 34,10 % ont opté pour les structures à cause de leur réputation relative à la qualité de leurs soins, mais des soins payants. 30,60 % sont des enfants référés, cela veut dire que le système de référence-évacuation marche globalement. 16,90 % des parents ont choisi ces structures du fait de la proximité, d'autres les ont choisies du fait et de la proximité et de la réputation, soit 13,90 %. Contre toute attente, le réseau PAC (parents, amis et connaissances) est faiblement utilisé pour le choix des structures par les parents. En effet, la facilité d'entrée dans les structures et la connaissance d'un membre de l'équipe représentent chacune 2 %. L'hôpital Gabriel Touré reçoit le plus gros contingent d'enfants référés (83,60 %). Si au CScom, 52,20 % ont opté pour le centre à cause de sa réputation, au CSréf, 40,30 % viennent parce que la structure est proche d'eux et réputée pour la qualité de ses soins.

Par ailleurs, quand un parent doit se rendre dans une structure de santé avec son enfant, selon que cette structure lui est proche ou pas, il lui arrive de payer les frais de transport au regard de l'urgence. Parfois, il est accompagné par d'autres proches dont les frais de transport doivent être aussi payés. La politique de gratuité n'a pas prévu la prise en charge de ce transport.

Aussi, le coût moyen de transport déboursé par les parents au niveau de l'ensemble des structures est de 3 002,74 FCFA et le coût maximum de 30 000 FCFA, soit 10 fois supérieur au coût moyen. Ce coût moyen est relativement élevé au regard de l'avoir du Malien. En effet, selon l'Enquête modulaire permanente auprès des ménages (EMOP 2011), au Mali, « le seuil de pauvreté est de 172 000 FCFA, ce qui ne représente que 471 FCFA, soit 0,94 $US par jour pour vivre et faire face à toutes les dépenses de santé, éducation, transport, logement, nourriture, etc. ». Donc, le Malien ne gagne que 471 FCFA/jour, alors qu'il doit payer en moyenne 3 000 FCFA pour le transport, sans compter les autres dépenses liées au ticket modérateur, aux analyses biologiques et aux ordonnances pour la prise en charge du paludisme chez l'enfant. Les 30 000 FCFA sont généralement payés par les parents qui partent loin de Bamako ou qui prennent en charge les transports des proches pour se rendre dans les structures. Les parents ayant payé cette somme sont nombreux. Ces 30 000 FCFA sont élevés puisque cette somme avoisine le SMIG au Mali qui est de 31 370 FCFA. Par contre, le coût minimum est estimé à 0 FCFA, ce qui signifie qu'une tranche des parents n'a pas payé de transport à cause de la proximité avec les structures. Selon l'EDSM V, « 9 % en moyenne des dépenses des ménages ayant fréquenté les formations sanitaires sont consacrés au transport au lieu de soins ».

En rapport avec la situation du paiement du ticket modérateur par les parents, globalement, sur les 402 parents, 26,6 % n'ont pas pris de ticket, contre

72,9 % qui l'ont payé, seulement 0,5 % ont pu bénéficier de la réduction du prix du ticket avec l'Assurance maladie obligatoire (AMO). Le pourcentage de ceux qui n'ont pas de ticket est élevé surtout dans un contexte où la gratuité et la politique de recouvrement cohabitent. Cette situation est due au fait que certains parents contournent la caisse pour payer directement les soignants. Dans ce cas, ces soignants profitent plus des bénéfices du ticket que les structures sanitaires. Certains parents bénéficient de l'indulgence de leurs proches parmi les soignants. Face à la gravité de la maladie de l'enfant, il y en a qui ne paient ni à la caisse ni aux soignants.

Par structure sanitaire, les parents qui fréquentent l'hôpital Gabriel Touré échappent au paiement du ticket plus que dans les autres structures avec 67,2 % sur les 134 parents. C'est au niveau du CScom que 96,3 % des 134 parents de notre échantillon prennent le ticket, parce que la survie de la structure en dépend. Par rapport au CScom, nous constatons une légère baisse du pourcentage de ceux qui prennent le ticket au niveau du CSréf, soit 91 %. Que ce soit au CScom ou au CSréf, le ticket modérateur joue un grand rôle, il est une recette indispensable pour le fonctionnement de ces structures. Le nombre de parents ayant échappé au ticket dans le CScom est inférieur (soit 3,7 %) à celui du CSréf (9 %). Ce qui montre l'intérêt que le CScom accorde au ticket plus que le CSréf parce que le premier dispose de moins de ressources que le second. Quant à la perception des parents du ticket de consultation, le tableau suivant nous renseigne :

Tableau 7: Perception du ticket de consultation par les parents

Structures et effectifs		Perception du ticket de consultation			Total
		Abordable	Pas du tout abordable	Plus ou moins abordable	
Gabriel Touré	Eff.	112	10	12	134
	%	83,60	7,50	9,00	100
CSréf	Eff.	95	16	13	124
	%	76,60	12,90	10,50	100
CScom	Eff.	95	23	12	130
	%	73,10	17,70	9,20	100
Total	Eff.	302	49	37	388
	%	77,80	12,60	9,50	100

Source : Enquête personnelle, octobre-décembre 2016, Bamako

Ce tableau montre que sur les 388 parents, 77,80 % trouvent le prix du ticket abordable, contre 12,60 % qui pensent que ce prix ne l'est pas du tout et 9,50 % qui le jugent plus ou moins abordable. Dans le lot des parents qui trouvent le ticket abordable, figurent ceux qui n'ont pas payé. Ce qui explique leur nombre élevé (77,80 %). C'est pourquoi l'hôpital Gabriel Touré a le plus grand taux de parents qui ont échappé au ticket, venant en tête avec 83,60 %, suivent le CSréf 76,60 % et le CScom 73,10 %. Si la majorité des parents se prononcent par rapport au fait que le prix du ticket est abordable dans les différentes structures, cela signifie qu'ils sont implicitement favorables à la politique de recouvrement des coûts qui est basée sur le paiement des soins. Le paradoxe est que si le prix du ticket est abordable, pourquoi ces parents cherchent-ils à y échapper ?

Par ailleurs, au regard du paiement des frais de transport, les parents ont différentes perceptions relatives à l'existence de la gratuité. Les positions sont présentées dans le tableau suivant :

Tableau 8 : Perception de l'existence de la gratuité au regard du paiement des frais de transport et des frais du ticket de consultation

Structures et effectifs		Existence de la gratuité au regard du paiement des frais de transport et du ticket			Total
		Oui	Non	Ne sait pas	
Gabriel Touré	Eff.	10	109	15	134
	%	7,50	81,30	11,20	100
CSréf	Eff.	7	117	10	134
	%	5,20	87,30	7,50	100
CScom	Eff.	7	121	6	134
	%	5,20	90,30	4,50	100
Total	Eff.	24	347	31	402
	%	6,00	86,30	7,70	100

Source : Enquête personnelle, octobre-décembre 2016, Bamako.

A ce niveau, nous avons demandé si l'on peut parler de gratuité dans les structures au regard du paiement du transport et du ticket. De manière générale, 86,30 % des parents ont répondu par la négative, seulement 6 % estiment que la gratuité existe et 7,70 % ne se sont pas prononcés. Ce qui signifie qu'ils ne peuvent pas parler de gratuité tant qu'ils paient le transport et le ticket modérateur. Par rapport au transport, bien que certains parents aient fait le trajet entre la maison et les structures de santé à pied, le coût moyen du transport est de 3 000 FCFA, ce qui n'est pas négligeable. Quant au ticket modérateur, 72,9 % des 402 parents l'ont pris.

Au CScom, 90,30 % pensent que la gratuité n'existe pas, de même que 87,30 % au CSréf et 81,30 % à l'hôpital Gabriel Touré. Par contre, 5,20 % au niveau de la première structure, le même pourcentage pour la seconde et 7,50 % pour la troisième disent que la gratuité existe, le reste des parents hésitent à donner une réponse claire (4,50 %, 7,50 % et 11,20 %).

2.4. Perception des usagers concernant la prise en charge des enfants

Cette partie traite de la perception que les parents ont de la prise en charge de leurs enfants dans les différentes structures de santé. Cette perception va nous permettre d'avoir des idées claires sur le fonctionnement de la politique de gratuité.

Nous nous sommes intéressé aux raisons de l'hospitalisation de chaque enfant dans les structures sanitaires. En effet, 48,30 % des enfants malades souffraient de paludisme grave, 41,50 % de paludisme grave associé à d'autres maladies, seulement 2,20 % étaient malades à cause du paludisme simple, 4,50 % du paludisme simple associé à d'autres maladies, contre 3,50 % des parents qui ignorent les raisons de l'hospitalisation de leurs enfants.

Il faut noter que la politique de gratuité concerne le paludisme grave et le paludisme simple. Quand la maladie est associée à d'autres pathologies, celles-ci sont prises en charge de manière payante indépendamment du traitement du paludisme. Ce qui fait que certains parents peuvent bénéficier des services de la gratuité sans s'en rendre compte. Même si l'enfant bénéficie de la gratuité, la prise en charge de l'autre pathologie non prévue par la gratuité peut coûter cher aux parents. Ce qui fait que nous devons relativiser le taux de parents qui pensent que la gratuité est inexistante dans les structures (39,80 %). Par ailleurs, vu le nombre de répondants, il existe une communication entre soignés et soignants par rapport aux raisons d'hospitalisation de l'enfant.

A la question de savoir si les enfants sont hospitalisés ou en ambulatoire, nous remarquons que 92 % des enfants sur les 402 vus dans les différentes structures sont des hospitalisés et 8 % en ambulatoire. Ce qui montre que l'essentiel des enfants souffre de paludisme grave (forme anémique et neurologique). Les cas de paludisme simple sont minoritaires. Il faut signaler que notre enquête a lieu du mois d'octobre au mois de décembre. Cette période « correspond à la fin de la saison des pluies et au début de l'après-saison où les eaux stagnantes se constituent et favorisent le développement et la prolifération des moustiques ».

L'hôpital Gabriel Touré recèle plus d'hospitalisés avec 99,30 % que les autres structures. Le CSréf occupe la deuxième position avec 90,30 %. Ces deux structures, conformément au système de référence-évacuation, reçoivent plus de cas de paludisme grave. En raison souvent du débordement des cas graves dans les structures, le CScom assure l'observation de certains enfants, ce qui explique son taux élevé d'enfants hospitalisés 86,60 %. Par contre le CScom reçoit plus de cas simples, 13,40 %, suivent le CSréf avec 9,70 % et l'hôpital Gabriel Touré avec 0,70 %. Bien que les enfants malades du CScom ne soient pas référés au CSréf de Sogoniko mais au CSréf du quartier Mali, cette situation montre que le système de référence-évacuation marche relativement.

Par rapport à l'argent injecté dans les soins des enfants dans les structures, en moyenne, les parents paient 31 767,32 FCFA. Pour le parent qui a le plus payé, 225 000 FCFA, pour celui qui a le moins payé 3 000 FCFA. Dans ces dépenses, sont inclus les cas de paludisme associé à d'autres pathologies dont le traitement n'est pas prévu par la gratuité. Selon l'EDSM V, les dépenses de santé des ménages ayant fréquenté les formations sanitaires varient d'une région à une autre : « Ségou (31 553 FCFA) et Kayes (35 260 FCFA) ont une dépense qui est inférieure à la moyenne nationale (43 154 FCFA), alors que Sikasso (46 745 FCFA) et, surtout, Bamako (91 123 FCFA) présentent un niveau de dépense plus élevé que la moyenne nationale. » Plus spécifiquement, « les écarts selon l'âge sont également très importants puisque, parmi les enfants de moins de 5 ans, la dépense totale s'élève à 7 298 FCFA contre un maximum de 31 893 FCFA pour ceux de 50 ans ou plus, soit 4,4 fois plus élevée ». Si l'on compare les dépenses moyennes (31 767,32 FCFA) que les parents déboursent pour leurs enfants à celles de l'EDSM V, elles correspondent aux dépenses maximales d'un adulte (31 893 FCFA). Les dépenses maximales chez les enfants sont de 225 000, soit 7 fois la moyenne et les dépenses de soins des adultes. Ces coûts semblent élevés surtout dans un contexte de gratuité. Ce parent dont l'enfant est hospitalisé au niveau du CSréf égraine un chapelet de dépenses :

> De notre arrivée ici à maintenant, nous avons dépensé 6 000 F pour les ordonnances, 5 250 F pour le prélèvement de sang, le ticket d'entrée 1 000 F, le lait en poudre Nido 2650 qui doit lui être donné toutes les deux heures, l'eau diago 300, un bol, une cuillère 200. On vient de nous donner une autre ordonnance. Ma sœur est partie l'acheter devant toi ; elle fait 2 150 et le docteur vient de me demander de la colle à 1 050 FCFA.

Nous comprenons que le paludisme de cet enfant est associé à la malnutrition. Ce parent a donc dépensé en tout 18 600 FCFA malgré la gratuité et pourtant le traitement de l'enfant n'en est qu'à ses débuts. Le tableau suivant donne la perception des parents par rapport à ces dépenses relatives aux soins :

Tableau 9 : Perception des dépenses d'hospitalisation selon les usagers

Structures et effectifs		Perception des dépenses en cas d'hospitalisation					Total
		Elevées	plus ou moins élevées	Pas du tout élevées	Très élevées	Ne sait pas	
Gabriel Touré	Eff.	85	20	19	10	0	134
	%	63,40	14,90	14,20	7,50	0,00	100
CSréf	Eff.	41	39	6	32	4	122
	%	33,60	32,00	4,90	26,20	3,30	100
CScom	Eff.	66	35	10	6	1	118
	%	55,90	29,70	8,50	5,10	0,80	100
Total	Eff.	192	94	35	48	5	374
	%	51,30	25,10	9,40	12,80	1,30	100

Source : Enquête personnelle, octobre-décembre 2016, Bamako.

Dans ce tableau, sur les 374 cas d'hospitalisation dans les structures, un peu plus de la moitié, soit 51,30 %, trouve que les dépenses sont élevées, seulement 9,40 % pensent qu'elles ne sont pas du tout élevées, 12,80 % les perçoivent comme très élevées et les plus ou moins élevées et ceux qui ne se sont pas prononcés se partagent le reste, soit respectivement 25,10 et 1,30 %. 74,60 % des 134 parents de l'hôpital Gabriel Touré trouvent que la gratuité est effective mais, paradoxalement, 63,40 % de ces parents pensent que les dépenses sont élevées. L'explication que l'on peut donner à cela est qu'en dehors du kit paludisme et du kit paludisme simple, le parent paie beaucoup de choses telles que : le ticket, la goutte épaisse, parfois le perfuseur, le sparadrap, l'alcool, le coton, les frais d'hospitalisation, etc. C'est également dû au fait que pour le traitement d'autres maladies associées au paludisme telles que le tétanos, l'insuffisance rénale, les maladies neurologiques, la prise en charge est faite de façon payante. C'est pourquoi 7,50 % des parents au Gabriel disent que les dépenses sont exorbitantes.

29,90 % au niveau du CSréf pensent que la gratuité est inexistante même et expliquent les pourcentages élevés par rapport aux dépenses au niveau de ce tableau n° 23 (33,60 % d'élevées, 32 % de plus ou moins élevées, 26,20 % de très élevées).

La cherté des soins se confirme par ce propos d'un parent dont l'enfant est hospitalisé au niveau du CSréf :

> Pour la première ordonnance, nous l'avons eue à 4 000 et même si on m'a donné gratuitement des médicaments, je ne l'ai pas vu car ils viennent me dire d'acheter même la colle. C'est pourquoi, lorsqu'on nous a dit que l'enfant va rester, j'étais inquiet, je voulais l'amener à la maison mais bon... le fait qu'il reste ne m'a pas aussi surpris car c'était grave, il ne pouvait même pas se tenir debout. J'ai fait des dépenses en dehors des soins, elles avoisinent 3 000 d'hier à maintenant déjà, vous voyez, c'est élevé à mon avis, et puis ce n'est pas fini, ils sont en train d'écrire encore. (Un parent, CSréf)

Ce discours est sans appel, les dépenses auxquelles les parents font face sont variées et multiformes.

Parallèlement, le coût moyen qu'un parent paie par rendez-vous donné par le soignant dans le cadre de la prise en charge du paludisme simple chez l'enfant est de 5 999,14 FCFA. Le coût minimum est de 2 000 FCFA contre un maximum de 12 475 FCFA. Ces coûts sont relatifs à un seul rendez-vous. Or, il se trouve que le parent peut faire au moins deux tours dans les structures de santé avant la guérison totale de l'enfant. Combien va coûter donc le coût pour un parent qui fait deux tours ? Selon l'EDSM V : « Pour les enfants de moins de cinq ans, la dépense moyenne par malade ou blessé est 14 fois supérieure au premier recours qu'au 2e (6 824 FCFA contre 474 FCFA). Pour les dépenses du 2e recours, bien qu'elles ne soient pas très élevées, on remarque que l'on a consacré environ 18 fois plus de ressources pour les adultes que pour les enfants de moins de cinq ans (8 240 FCFA contre 474 FCFA). »[159] Ici, les dépenses du premier recours sont nettement supérieures à celles du second recours. Si l'on additionne les dépenses du premier et du second recours, ce que paie le parent dont l'enfant est en ambulatoire est trois fois supérieur aux dépenses minimales d'un enfant hospitalisé qui est de 3 000 FCFA. Ces pourcentages sont élevés et s'expliquent en partie par le fait que le paludisme simple peut être associé à d'autres maladies dont le traitement nécessite des dépenses. L'élévation de ces dépenses se trouve confirmée dans le tableau qui suit :

---

[159] EDSM V, *op. cit.*, pp. 339-340.

Tableau 10 : Perception des dépenses si l'enfant est en ambulatoire

Structures et effectifs		Perception des dépenses si l'enfant est en ambulatoire					Total
		Elevées	plus ou moins élevées	Pas du tout élevées	Très élevées	Ne sais pas	
Gabriel Touré	Eff.	0	0	0	0	0	0
	%	0,00	0,00	0,00	0,00	0,00	0
CSréf	Eff.	4	5	3	0	1	13
	%	30,80	38,50	21,10	0,00	7,70	100
CScom	Eff.	13	0	1	2	0	16
	%	81,30	0,00	6,30	12,50	0,00	100
Total	Eff.	17	5	4	2	1	29
	%	58,60	17,20	13,80	6,90	3,40	100

Source : Enquête personnelle, octobre-décembre 2016, Bamako

Ce tableau aborde les perceptions des parents par rapport aux dépenses effectuées dans le cadre de la prise en charge d'un enfant en ambulatoire. Globalement, 58,60 % des 29 parents dont l'enfant est soigné en ambulatoire trouvent les dépenses élevées contre 17,20 % qui estiment qu'elles sont plus ou moins élevées et 6,90 % très élevées. De toutes les manières, ces répondants se prononcent plus sur le coût élevé des dépenses. Ce qui implique que la gratuité ne fonctionne pas normalement. Seulement 13,80 % ont trouvé ces dépenses pas du tout élevées et 3,40 % ne se sont pas prononcés. Il faut signaler qu'à l'hôpital Gabriel Touré, le seul parent qui était en ambulatoire a été considéré comme un manquant. Ce qui fait que cette structure n'est pas concernée par cette question. Au niveau du CScom, 81,30 % des 16 parents dont les enfants sont en ambulatoire pensent que les dépenses sont élevées, vient ensuite le CSréf avec 38,50 % des 13 parents qui trouvent les dépenses plus ou moins élevées.

Tableau 11: Perception des usagers concernant l'existence de la gratuité des soins dans les structures

Structures et effectifs		Bénéfice de la gratuité de la prise en charge de l'enfant					Total
		Prise en charge gratuite effective	Prise en charge gratuite partielle	Prise en charge gratuite inexis-tante	Man-quant	Ne sait pas	
Gabriel Touré	Eff.	100	6	28	0	0	134
	%	74,60	4,50	20,90	0,00	0,00	100
CSréf	Eff.	6	72	40	1	15	134
	%	4,50	53,70	29,90	0,70	11,20	100
CScom	Eff.	1	10	92	0	31	134
	%	0,70	7,50	68,70	0,00	23,10	100
Total	Eff.	107	88	160	1	46	402
	%	26,60	21,90	39,80	0,20	11,40	100

Source : Enquête personnelle, octobre-décembre 2016, Bamako

S'agissant de la perception des parents quant à l'existence de la gratuité dans les structures sanitaires, ce tableau montre globalement que 39,80 % des 402 parents pensent que cette gratuité est inexistante contre 26,60 % qui pensent qu'elle est effective. 21,90 % trouvent que cette gratuité, même si elle existe, l'est de façon partielle, 11,40 % se réservent de donner une position claire.

C'est à l'hôpital Gabriel Touré que le fort taux de parents ayant trouvé la gratuité effective est enregistré, soit 74,60 % des 134 parents de cette structure. Le CScom enregistre le faible taux par rapport à cette effectivité, soit 0,70 % des 134 parents. Vu le mode de fonctionnement du CScom relatif à son autonomie, il va de soi que ceux qui n'ont pas bénéficié de la gratuité sont minoritaires. C'est pourquoi le CScom a le plus fort taux de parents par rapport aux autres structures qui estiment que la gratuité est inexistante, soit 68,70 % contre 29,90 % au CSREf et 20,90 % à l'hôpital Gabriel Touré. La gratuité existe moins au CSréf qu'au Gabriel Touré.

La politique de gratuité fonctionne inversement. En principe, il doit y avoir plus de gratuité au niveau du CScom et du CSréf qu'au niveau de l'hôpital, conformément à la pyramide sanitaire. Curieusement, cette pyramide fonctionne à l'envers sur le plan de la gratuité. Cette situation s'explique par le fait que l'hôpital a plus d'autonomie que les autres structures. Celles-ci vivent essentiellement des recettes relatives non seulement au ticket modérateur mais aussi aux analyses biomédicales et aux médicaments. Par exemple, Dr M2 du CScom s'est adressé à nous lors de l'enquête ainsi qu'il suit :

> D., la gratuité ne peut pas marcher dans les CScom, nous ne vivons que du paludisme. Ouvre ce registre, tu ne verras que des cas de paludisme.

C'est au niveau du CSréf que la prise en charge des enfants est perçue par les parents comme partielle soit 53,70 % des répondants. Les parents autant que certains soignants jugent cette gratuité partielle due aux ruptures fréquentes de stock. Ainsi, Dr M6 du CSréf pense que :

> Ce n'est pas effectif car il y a rupture souvent du kit paludisme grave et simple. Si on dit que c'est gratuit ça doit être disponible à tout moment.

Dr M2 du même CSréf abonde dans le même sens :

> Logiquement on ne peut pas parler de gratuité parce que cette gratuité elle n'est pas effective, certes c'est des efforts de subvention, une couche plus importante en bénéficie.

La perception des usagers sur la qualité des soins est une autre réalité, comme l'atteste le tableau suivant :

Tableau 12: Perception des usagers sur la qualité du traitement reçu par l'enfant

Structures et effectifs		Qualité du traitement reçu par l'enfant					Total
		Bonne	Plus ou moins bonne	Pas du tout bonne	Très bonne	Ne sait pas	
Gabriel Touré	Eff.	120	13	0	1	0	134
	%	89,60	9,70	0,00	0,70	0,00	100
CSréf	Eff.	80	46	1	3	4	134
	%	59,70	34,30	0,70	2,20	3,00	100
CScom	Eff.	73	46	0	0	15	134
	%	54,50	34,30	0,00	0,00	11,20	100
Total	Eff.	273	105	1	4	19	402
	%	67,90	26,10	0,20	1,00	4,70	100

Source : Enquête personnelle, octobre-décembre 2016, Bamako

La qualité étant considérée comme la rapide guérison des enfants suite aux soins, malgré les dépenses, 67,90 % des parents pensent que cette qualité est bonne. Ce qui veut dire que cette qualité dépend du paiement des soins parce que 39,80 % des parents pensent que la gratuité est inexistante dans les structures contre 21,90 % qui la jugent partielle. 26,10 % des parents pensent que la qualité du traitement reçu par leurs enfants est plus ou moins bonne. Les pas du tout bonne, très bonne et ne sait pas enregistrent des pourcentages faibles, soit respectivement 0,20 %, 1 % et 4,70 %. Un parent du CScom affirme :

> Ce qui est intéressant à noter, il y a du mieux chez l'enfant, il arrive à bien téter, à déféquer et il ne vomit plus, ça montre que leur traitement a servi à quelque chose. (Un parent, CScom)

Cet autre parent au niveau de l'hôpital, après que son enfant a bénéficié d'un kit paludisme et après avoir dépensé 10 000 FCFA environ, juge la qualité du traitement : « Malgré ce que j'ai dépensé, la qualité du traitement est meilleure parce que l'enfant joue maintenant. »

Au-delà du paiement, la qualité du traitement est bonne même dans un contexte de gratuité. A l'hôpital Gabriel Touré où il existe plus de gratuité (74,60 %), 89,60 % disent que la qualité est bonne contre 59,70 % au CSréf et 54,50 % au CScom.

Tableau 14: Satisfaction des usagers par rapport à la gratuité des soins

Structures et effectifs		Satisfaction globale par rapport à la gratuité				Total
		satisfait	Pas du tout satisfait	Plus ou moins satisfait	Ne sait pas	
Gabriel Touré	Eff.	107	9	17	1	134
	%	79,90	6,70	12,70	0,70	100
CSréf	Eff.	29	66	32	7	134
	%	21,60	49,30	23,90	5,20	100
CScom	Eff.	14	106	5	9	134
	%	10,40	79,10	3,70	6,70	100
Total	Eff.	150	181	54	17	402
	%	37,30	45,00	13,40	4,20	100

Source : Enquête personnelle, octobre-décembre 2016, Bamako.

En dernier ressort, nous nous sommes intéressé globalement au niveau de satisfaction des parents concernant cette gratuité. La lecture de ce tableau montre de manière générale que 45 % des 402 parents ne sont pas satisfaits du fonctionnement de la gratuité dans les structures, 13,40 % hésitent entre satisfaction et non-satisfaction, 4,20 % disent ne rien savoir, contre 37,30 % de satisfaits. Il y a donc plus de parents non satisfaits que de parents satisfaits des prestations relatives à la gratuité. Les 45 % prouvent que la gratuité souffre de dysfonctionnements parce que presque la moitié des parents est insatisfaite.

Spécifiquement, il y a plus de satisfaits au Gabriel Touré que dans les autres structures, 79,90 %, contre 10,40 % pour le CScom et 21,60 % pour le CSréf. Ce tableau suit la logique du tableau n° 25 relatif à l'effectivité de la gratuité dans les structures. Rappelons que dans ce tableau, 74,60 % des 134 parents de l'hôpital Gabriel Touré ont trouvé la prise en charge effective. Le CScom enregistre un faible taux par rapport à cette effectivité, soit 0,70 % des 134 parents, et 4,50 % pour le CSréf. La satisfaction des parents est fonction du niveau de l'effectivité de la gratuité dans les structures. Il existe plus de parents non satisfaits au niveau du CScom (79,10 %) que dans les autres structures (49,30 % pour le CSréf contre 6,70 % pour l'hôpital). En effet, le CScom a enregistré le taux le plus élevé relatif à l'inexistence de la gratuité en son sein, soit 68,70 %. Les propos de ce parent du CSréf expliquent cette insatisfaction : « Je ne suis pas satisfait parce que c'est une gratuité non effective. » Cet enquêté fait allusion aux nombreuses dépenses effectuées malgré l'existence de la gratuité.

En conclusion partielle, les perceptions des acteurs de la gratuité au niveau des enquêtes qualitatives montrent que les soignants, le personnel des structures de santé, le personnel du PNLP perçoivent différemment la gratuité. En effet, certains acteurs défendent la politique de recouvrement des coûts tandis que d'autres sont pour la gratuité. Si pour les uns la gratuité est effective et a permis d'améliorer la qualité des soins, pour les autres c'est le contraire. Il en est de même pour les effets de cette gratuité. A ce niveau, les avis sont aussi partagés.

Selon les enquêtes quantitatives auprès des usagers, les résultats révèlent que la gratuité n'incite pas les parents à choisir les structures, mais ce serait plutôt la réputation des structures par rapport à la qualité des soins, et aussi les références-évacuations (qui sont imposées). Pour se rendre dans les structures, le coût moyen de transport est estimé à 3 000 FCFA. 72,90 % des 402 parents ont pris le ticket à leur arrivée dans les structures mais l'hôpital Gabriel Touré regorge du plus fort taux de parents qui échappent au ticket. S'agissant de la perception du ticket, 77,80 % le trouvent abordable contre 12,60 % de pas du tout abordable et 9,50 % de plus ou moins abordable. Sur les 402 parents, 370 ont leurs enfants hospitalisés contre 32 en ambulatoire et le paludisme grave occupe le premier rang des raisons d'hospitalisation, soit 48,30 % contre 41,50 % de paludisme grave associé à d'autres maladies, 2,20 % de cas simples et 4,50 % de cas simple associé à d'autres maladies.

S'agissant des dépenses liées à l'hospitalisation, le coût moyen est de 31 767,32 FCFA. 51,30 % des parents pensent que ces dépenses sont élevées contre 9,40 % de pas du tout élevées, 12,90 % de très élevées, 25,10 % de plus ou moins élevées et 1,30 % de ne sait pas. Le coût moyen des dépenses des parents dont l'enfant est en ambulatoire est de 5 999,14 FCFA. 58,60 % perçoivent ces dépenses élevées. 39,80 % trouvent que la gratuité est inexistante dans les structures contre 26,60 % qui pensent qu'elle est effective, 21,60 % d'effectivité partielle et 11,40 % de ne sait pas. La qualité des soins est perçue différemment, 67,90 % la trouvent bonne et 26,10 % plus ou moins bonne ; les très bonne et ne sait pas se partagent le reste.

Pour la satisfaction des parents quant à la gratuité, 45 % ne sont pas satisfaits du fonctionnement de la gratuité contre 37,30 % de satisfaits, 13,40 % qui hésitent entre satisfaction et non-satisfaction et 4,20 % de parents qui disent ne rien savoir.

Au regard de ces résultats, le bilan de la gratuité semble relativement mitigé. La gratuité fonctionne mieux à l'hôpital qu'au niveau des autres structures. Or, c'est l'effet contraire qui est recherché. Elle doit être plus opérationnelle au niveau du CScom que partout ailleurs.

Globalement, à la fin de ce chapitre, 45 % des bénéficiaires de cette gratuité sont insatisfaits de son fonctionnement. En effet, contrairement à toute attente, la gratuité a un coût. Dans les structures, les usagers paient pour avoir les soins. Ce coût est jugé élevé selon que l'enfant est hospitalisé ou en ambulatoire. Quant à la qualité des soins, même si elle est perçue comme bonne par les bénéficiaires, elle dépend en partie du paiement.

Conclusion générale

De façon générale, notre objectif pour cette étude était d'étudier le fonctionnement de la politique de gratuité de la prise en charge du paludisme chez les enfants de moins de cinq ans au niveau de trois structures de santé du District de Bamako. Pour l'atteindre, nous avons formulé trois hypothèses. Pour vérifier celles-ci, nous avons abordé la thématique de la politique de gratuité sous trois angles.

Le premier angle analyse les pratiques individuelles et collectives développées par les acteurs dans la mise en œuvre de la politique de gratuité de la prise en charge du paludisme chez l'enfant. Le second est relatif à l'analyse des perceptions des différents acteurs de la politique de gratuité afin de mieux comprendre leurs comportements et le troisième et dernier angle examine les difficultés rencontrées par la politique de gratuité dans sa mise en œuvre.

Par rapport au premier angle, les recherches révèlent que les soignants et les soignés développent des pratiques en vue de contourner les textes de la gratuité. Ainsi, à l'hôpital Gabriel Touré, les pratiques sont relatives au diagnostic du paludisme. Certains soignants trouvent des solutions palliatives en s'en tenant au diagnostic clinique. Pourtant, les textes de la gratuité demandent la confirmation de la clinique par le biologique. A ce niveau, le TDR étant absent à l'hôpital, la goutte épaisse payante, l'accès à l'infirmier pour faire le prélèvement sanguin relève du parcours du combattant. Il en est de même pour la recherche de sang en cas d'anémie palustre chez l'enfant (surtout certains groupages). Au niveau de la prescription d'ordonnance, elle est caractérisée parfois par une prise en charge non différentielle en ce qui concerne l'âge des enfants. Or, la gratuité est destinée aux moins de cinq ans (soit de 0 à 59 mois). Certains soignants oublient volontiers de prescrire le kit paludisme alors que l'enfant répond bien aux critères (avoir moins de cinq ans et la goutte épaisse positive). Parfois, l'enfant peut aussi bénéficier de CTA gratuites même si la goutte épaisse est négative. Egalement, des soignants prescrivent le kit paludisme pour leurs connaissances chez qui le paludisme n'est pas confirmé. Il faut noter que cette prescription des soignants subit l'influence des délégués médicaux.

Au niveau du CSréf, presque les mêmes pratiques liées au diagnostic sont observées. Certains soignants privilégient la clinique par rapport au biologique. Les délégués médicaux contribuent à rendre payantes les prescriptions avec leur technique de marketing. La CTA est prescrite aux enfants sans distinction d'âge. Ce qui fausse les données de la planification. A la différence de l'hôpital Gabriel Touré, le TDR existe au CSréf. Mais la durée de lecture de ce TDR qui est de 15 mn au moins n'est pas respectée par la plupart des soignants. Quand le kit paludisme grave est prescrit et que l'usager entre en possession de ce kit à la pharmacie, le Diazépam est de facto retiré par les soignants et mis dans l'armoire pour servir à d'autres fins.

Au CScom, nous assistons à la confrontation de deux sortes de logique : la politique de recouvrement des coûts et la politique de gratuité. L'existence de la gratuité n'a pas pu mettre un frein à la course effrénée du CScom pour renflouer ses caisses, qui passe par l'achat des tickets modérateurs et des gants par les usagers ainsi que le développement de stratégies pour la multiplication des partenaires. Quant aux pratiques, elles concernent également le diagnostic, la prescription d'ordonnance et le traitement. Le diagnostic se fait doublement (TDR et goutte épaisse) et de façon systématique. Or, si le TDR est gratuit et suffit pour diagnostiquer le paludisme autant que la goutte épaisse, cette dernière est payante et profite à la structure. Souvent, l'enfant est traité avant de connaître les résultats des tests. Il peut aussi bénéficier de CTA gratuites même si le TDR est négatif, ce qui peut expliquer les ruptures de stock. Parfois, même si l'enfant souffre d'une autre maladie que le paludisme, il a le bénéfice de la gratuité, même si cette gratuité ne concerne que la CTA.

Le second angle de notre étude est axé sur les perceptions que les acteurs ont de la gratuité. Les enquêtes qualitatives concernant cette thématique montrent que les soignants, le personnel des structures de santé, le personnel du PNLP perçoivent différemment la gratuité. En effet, certains acteurs défendent la politique de recouvrement des coûts tandis que d'autres sont pour la gratuité. Si pour les uns la gratuité est effective et a permis d'améliorer la qualité des soins, pour les autres c'est le contraire. Les avis sont aussi partagés en ce qui concerne les effets de cette gratuité. Quant aux enquêtes quantitatives auprès des usagers, les résultats indiquent que la gratuité n'incite pas les parents à choisir les structures, mais que c'est plutôt la réputation des structures (relative à la qualité des soins) et les références-évacuations (qui sont imposées). Pour se rendre dans les structures, le coût moyen de transport est estimé à 3 000 FCFA. 72,90 % des 402 parents ont pris le ticket à leur arrivée dans les structures mais force est de constater que l'hôpital Gabriel Touré regorge du plus fort taux de parents qui échappent au ticket. S'agissant de la perception du ticket, 77,80 % le trouvent abordable contre 12,60 % pas du tout abordable et 9,50% plus ou moins abordable. Sur les 402 parents, 370 ont leurs enfants hospitalisés contre 32 en ambulatoire et le paludisme grave occupe le premier rang des raisons d'hospitalisation, soit 48,30 %, contre 41,50 % de paludisme grave associé à d'autres maladies, 2,20 % de cas simple et 4,50 % de cas simple associé à d'autres maladies. Quant aux dépenses liées à l'hospitalisation, le coût moyen est de 31 767,32 FCFA. 51,30 % des parents pensent que ces dépenses sont élevées contre 9,40 % de pas du tout élevées, 12,90 % de très élevées, 25,10 % de plus ou moins élevées et 1,30 % de ne sait pas. Le coût moyen des dépenses des parents dont l'enfant est en ambulatoire est de 5 999,14 FCFA. 58,60 % perçoivent ces dépenses élevées. 39,80 % trouvent la gratuité inexistante dans les structures contre 26,60 % qui pensent qu'elle est effective, 21,60 % d'effectivité partielle et 11,40 % de ne sait pas. La qualité des soins est perçue différemment : 67,90 % la trouvent bonne et 26,10 % plus ou moins bonne, les très bonne et ne sait pas se partagent le reste. Quant à la satisfaction des parents de la gratuité, 45 % ne sont pas satisfaits du fonctionnement de la gratuité contre 37,30 % de satisfaits, 13,40 % qui hésitent entre satisfaction et non-satisfaction et 4,20 % de parents qui disent ne rien savoir.

Le troisième et dernier angle est relatif aux difficultés rencontrées par la politique de gratuité dans sa mise en œuvre. Notons à ce niveau que l'émergence de la politique de gratuité de la prise en charge du paludisme a été faite sur fond de pressions internationales et nationales. Sa mise en œuvre a été improvisée. Elle fut caractérisée par une faible implication des acteurs mais aussi par un quasi-échec des stratégies de communication. Cette situation impacte les comportements des acteurs parce que les contours de la gratuité se trouvent peu maîtrisés.

Cette étude sur la gratuité est loin de satisfaire les attentes des acteurs au regard des résultats obtenus. Les structures ont beau parler de la gratuité, il suffit de s'y rendre pour que les espoirs s'amenuisent. Globalement, le taux d'insatisfaction (45 %) des bénéficiaires de cette gratuité pour l'ensemble des structures est illustratif. Cette étude montre que contrairement à toute attente, la gratuité a un coût parce que dans les structures, les usagers paient pour avoir les soins alors que c'est l'Etat qui doit logiquement payer à leur place. Le coût est jugé élevé selon que l'enfant est hospitalisé ou en ambulatoire. La qualité des soins, même si elle est perçue comme bonne par les bénéficiaires, dépend en partie du paiement. A ce rythme, au regard des dysfonctionnements constatés concernant la gratuité, le Mali ne va-t-il pas signer entièrement son retour pour la politique de recouvrement des coûts ? S'il tient à la gratuité, ne convient-il pas de revoir le mode de fonctionnement de cette gratuité en vue de réduire les inégalités de bénéfices en matière de soins ?

Par ailleurs, certains aspects de cette thématique restent à approfondir. Ainsi, les résultats de l'étude montrent un dysfonctionnement de la gratuité dans les structures sanitaires. Ce dysfonctionnement s'explique en partie par la mise en œuvre des politiques par l'Etat : la décentralisation de la santé et la gratuité de la prise en charge du paludisme. La première politique prône l'autonomie financière des structures alors que la seconde impose « un équilibre budgétaire plutôt que de réaliser des bénéfices ».[160] Ces deux logiques de l'Etat riment théoriquement mais sont contradictoires dans la pratique. Cet état de fait suscite des interrogations : comment les collectivités décentralisées gèrent-elles leur santé dans un contexte de politique de gratuité ? La décentralisation et la politique de gratuité pourront-elles continuer à cohabiter longtemps ? De ces interrogations, peuvent découler deux thématiques majeures :

- la gestion de la santé par les collectivités décentralisées dans un contexte de gratuité des soins ;
- la question de la pérennité de la gratuité des soins face à la politique de recouvrement des coûts.

[160] Propos tenus par l'ex-agent comptable de l'hôpital du Point G lors de l'enquête exploratoire en 2011.

Bibliographie

1. Ouvrages généraux

Alpe, Y. & al. (2007). *Lexique de sociologie.* Paris : Dalloz.

Berche, T. (1998). *Anthropologie et santé publique en pays dogon.* Paris : Karthala.

Blanchet, A. & Gotman, A. (2006). *L'enquête et ses méthodes : l'entretien.* Paris : Armand Colin.

Bonnet, D. (1988). *Corps biologique, corps social. Procréation et maladies de l'enfant en pays mossi (Burkina Faso).* Paris : ORSTOM.

Boudon, R. & Bourricaud, F. (1982). *Dictionnaire critique de la sociologie.* Paris : PUF.

Boudon, R. & Bourricaud, F. (2006). *Dictionnaire critique de la sociologie.* Paris : PUF.

Crozier, M. & Friedberg, E. (1977). *L'acteur et le système.* Paris : Seuil.

De Singly, F. (2006). *L'enquête et ses méthodes : le questionnaire.* Paris : Armand Colin.

Dozon, J.-P. et Fassin D. (2001). *Critique de la santé publique. Une approche anthropologique.* Paris : Balland.

Durkheim, E. (1987). *Règles de la méthode sociologique.* Paris : PUF.

Hours, B. (1985). *L'Etat sorcier : santé publique et société au Cameroun.* Paris : L'Harmattan.

Jaffré, Y. (1999) « Les services de santé "pour de vrai". Politique sanitaire et interactions quotidiennes dans quelques centres de santé (Bamako, Dakar, Niamey) », *in bulletin de l'APAD*, n°17, *Antropologie de la santé,* Lit Verlag,Munster-Hamburg, London.

Jaffré, Y. & Olivier de Sardan, J. (s.d.). *Une médecine inhospitalière : les difficiles relations entre soignants et soignés dans cinq capitales d'Afrique de l'Ouest.* Paris : Karthala.

Koné, Y. F. (2014). « Médecins sans frontières et l'Alliance médicale contre le paludisme au Mali ». Dans Sardan, J.-P. & Ridde, V.. *Une politique publique de santé et ses contradictions : la gratuité des soins au Burkina Faso, au Mali et au Niger.* Paris : Karthala.

Leif, J. (1974). *Philosophie de l'éducation : vocabulaire technique et critique de la pédagogie et des sciences de l'éducation.* Paris : Librairie Delagrave.

Lombard, J. (1998). *Introduction à l'ethnologie.* Paris : Armand Colin.

Malherbe, J.-F. (2007). *Sujet de vie ou objet de soins : introduction à la pratique de l'éthique clinique*. Québec : FIDES.

N'Da, P. (2007). *Méthodologie et guide pratique du mémoire de recherche et de la thèse de doctorat.* Paris : L'Harmattan.

NDoye, T. (2009). *La société sénégalaise face au paludisme : politiques, savoirs et acteurs.* Paris : Crepos-Karthala.

Olivier de Sardan, J.-P. (1995). *Anthropologie et développement : essai en socioanthropologie du changement social.* Paris : Karthala.

Olivier de Sardan, J.-P. (2014). « La quantité sans la qualité ? Mises en forme et mise en œuvre des politiques d'exemption de paiement au Sahel ». Dans Sardan, J.-P. & Ridde, V. *Une politique publique de santé et ses contradictions : la gratuité des soins au Burkina Faso, au Mali et au Niger.* Paris : Karthala.

Panel, P. (2007). *L'hôpital public, ses contradictions, ses mutations.* Paris : Etudes.

Quivy, R. & Campenhoudt, V. (1995). *Manuel de recherche en sciences sociales.* Paris : Dunod.

Ridde, V., & Olivier de Sardan, J.-P. (2012). *Les politiques de suppression et de subvention du paiement des soins au Burkina Faso, au Mali et au Niger*. Montréal : CRCHUM/LASDEL.

Saout, R. L. (2002). *Guide pour connaître la sociologie.* Paris : Librairie Vuibert.

Sillamy, N. (1999). *Dictionnaire de psychologie.* Paris : France Loisirs.

Strauss, A. (1992). *La trame de la négociation : sociologie qualitative et interactionnisme.* Paris : L'Harmattan.

Tidiani Ndoye et Assani Adjagbe (2005). « Négociations des normes de prise en charge du paludisme en Côté d'Ivoire et au Sénégal ». Dans Vidal, L., Fall, A. & Gadou, D. *Les professionnels de santé en Afrique de l'Ouest : entre savoirs et pratiques.* Paris : L'Harmattan.

Touré, L. (2014). « La gratuité comme révélateur des dysfonctionnements ordinaires du système de santé au Mali : approche comparée des exemptions de paiement concernant le SIDA et la césarienne ». Dans Sardan, J.-P. & Ridde, V. *Une politique publique de santé et ses contradictions : la gratuité des soins au Burkina Faso, au Mali et au Niger.* Paris : Karthala.

Touré, L. & Sanogo, Y. (2014). « Les exemptions de paiement du traitement du paludisme pour les enfants et les femmes enceintes, une politique qui dérange ». Dans Sardan, J.-P. & Ridde, V. *Une politique publique et ses contradictions : la gratuité des soins au Burkina Faso, au Mali et au Niger.* Paris : Karthala.

Vidal, L. & al. (2005). *Les professionnels de santé en Afrique de l'Ouest entre savoirs et pratiques.* Paris : L'Harmattan.

2. Thèses, rapports et mémoires

Bagayoko, O. (2008). *Mortalité et morbidité liées au paludisme et le niveau d'utilisation de supports imprégnés chez les enfants de 0 à 5 ans et les femmes enceintes de 2001-2005.* Thèse de doctorat en médecine, FMPOS.

Bamba, K. (2008). *Place du paludisme dans les hospitalisations fébriles dans le service de pédiatrie du CHU Gabriel Touré de janvier à décembre 2006.* Thèse de doctorat en médecine, FMPOS, Bamako.

Bonnecase, V. (2008). *Pauvreté au Sahel : la construction des savoirs sur les niveaux de vie au Burkina Faso, au Mali et au Niger (1945-1974).* Thèse de doctorat d'histoire, université Paris I.

Diakité, B. (2008). *L'appropriation différentielle de la maladie par les groupes sociaux : cas du SIDA au Mali.* Thèse de doctorat de sociologie, Paris 8.

Diallo, B. (2004). *Contribution à l'amélioration de la prise en charge des enfants séropositifs sous traitements antirétroviraux : cas du service de pédiatrie de l'hôpital Gabriel Touré.* Mémoire de DES en gestion des programmes de santé, CESAG.

Diarra, A. et al. (2002). *Etude de l'impact du Programme de développement Sanitaire social (PRODESS) et de la stratégie de concertation Etat-partenaires et société civile sur l'exercice de la fonction de Stewards hip au Mali.* Rapport de recherche.

Diarra, O. B. (2005). *Prise en charge à domicile des cas de paludisme chez les enfants de 6 mois à 5 ans dans la commune de Baya à propos de 400 cas.* Thèse d'Etat de médecine, FMPOS, Bamako.

Faye, S. L. & al. (2007). *Perception et usages populaires de la moustiquaire imprégnée et des ACT pour la prévention et le traitement du paludisme au Sénégal.* Dakar : PNLPLASDEL.

Keita, M. (2002). *Prise en charge des formes graves et compliquées du paludisme à l'hôpital Gabriel Touré : clinique, évolution et coût.* Thèse de doctorat de médecine, FMPOS, Bamako.

Koné, A. (2002). *Prise en charge du paludisme présumé simple dans le district de Bamako chez les enfants de moins de 5 ans.* Thèse de doctorat de médecine, FMPOS, Bamako.

Olivier de Sardan, J.-P. et Ridde, V. (2011). *Une comparaison provisoire des politiques d'exemption de paiement dans trois pays sahéliens (Burkina Faso, Mali, Niger).* Niger : LASDEL

Olivier de Sardan, J.-P. (s.d.). *L'abolition du paiement des services de santé en Afrique de l'Ouest : Mali, Burkina Faso, Niger.* Rapport de recherche, Niger : LASDEL.

OMS (2009). *Rapport sur le paludisme.*

OMS (2012). *Rapport sur le paludisme.*

Ousséini, A. (2010). « Une politique publique de santé au Niger : la mise en place d'exemptions de paiement des soins en faveur des femmes et des enfants ». *Etudes et travaux du LASDEL N° 91.* Rapport de recherche.

Ousséni, A. (2014). *Les politiques publiques de financement de l'accès aux soins. La fabrication et la mise en œuvre d'une exemption de paiement dans un système de recouvrement partiel des coûts au Niger.* Thèse de doctorat d'anthropologie sociale, EHESS, Marseille.

Ousséni, A. (s.d.). « Exemption de paiement des soins en faveur des femmes et des enfants de moins de 5 ans. Mise en œuvre dans la région sanitaire de Dosso ». *Etudes et travaux du LASDEL* (N° 92).

Sanogo, A. (2006). *Etude des malformations congénitales dans le service de pédiatrie de l'hôpital Gabriel Touré à propos de 98 cas.* Thèse de doctorat de médecine, FMPOS, Bamako.

Sanogo, M. (2014). *Hôpital Gabriel Touré : plateau technique, activités médicales essentielles et état de la coopération.* CICB Bamako.

Sanogo, Y. T. (2013). *La mise en œuvre de l'exemption de paiement du traitement du paludisme dans deux CScom du district sanitaire de Sikasso.* Mémoire de DEA anthropologie, ISFRA, Bamako.

Thiero, D. (s.d.). *Présentation des rapports de la vaccination de routine et des journées nationales de vaccination contre la poliomyélite du centre de santé communautaire de Sabalibougou I.*

Touré, H. G. (2010). *Rapport d'activité de la 32e session ordinaire du conseil d'administration de l'hôpital Gabriel Touré.*

Touré, L. (2010). « Politiques de gratuité dans leur contexte : perception des acteurs maliens ». *L'abolition du paiement des services de santé en Afrique de l'Ouest.*

Traoré, A. (2005). *Les prescriptions d'urgence en pédiatrie au CHU Gabriel Touré.* Thèse d'Etat en pharmacie, FMPOS, Bamako.

WHO. (2010). *World Malaria report.*

3. Articles (scientifiques et de journaux)

Coulibaly, C. (2012). « Prise en charge des cas de paludisme chez les enfants de 0 à 5 ans et perception des mères dans un service de pédiatrie à Bamako ». *Mali médical* (N° 3).

Crozier, M. (2005). Dans H. Saoud, *La contribution de l'analyse sociologique de M. Crozier au management public.* Paris : Le journal de Genève et Gazette de Lausanne.

Daou, M. (2014, février). « Salaire minimum : le montant actualisé du SMIG malien ». *ECHOS, quotidien d'information générale.*

Hahonou, E. (2001). « Apprentissage de la violence infirmière en milieu hospitalier au Niger ». Dans *IRD, Les professionnels de santé* (Vol. bulletin n° 2).

Hanne, F. & Konan, B. (s.d.). « Modalités et stratégies de prise en charge de la tuberculose : les difficiles applications des normes et directives ». Dans Vidal, L. *Les professionnels de santé en Afrique de l'Ouest entre savoirs et pratiques.* Paris : L'Harmattan.

Iknane, A. et al. (2011). « La santé communautaire au Mali : acquis, enjeux et perspectives après deux décennies de mise en œuvre ». *Revue Mali santé publique.*

Jaffré, Y. & Guindo, A. (2014). « On ne s'occupe pas assez d'eux, anthropologie d'un dispositif de soins pédiatriques en Afrique de l'Ouest ». *Revue française d'anthropologie.*

Kaddar, M., Stierle, F., Schmidt-Ehry, B. & Tchicaya, A. (2000). « L'accès des indigents aux soins de santé en Afrique subsaharienne ». *Revue Tiers-Monde* (N° 164).

Kanté, N. (2009). « Systèmes et politiques de santé maliens : processus historique de la participation communautaire ». *Colloque organisé les 11 et 14 mai.*

Keita. A. in Nianguiry Kanté (2009, mai 11). « Systèmes et politique de santé maliens : processus historique de la participation communautaire ». *Colloque organisé à l'université Paris 8.*

Koné, Y. F. (2014). « La mise en place des gratuités des années 2000 au Mali : SIDA, césarienne et paludisme ». Dans Sardan, J.-P. & Ridde, V. *Une politique publique de santé et ses contradictions : la gratuité des soins au Burkina Faso, au Mali et au Niger.* Paris : Karthala.

Pouchelle, M. C. (2004). « Infections nosocomiales et culture hospitalière ». *Tirésias. Prévention des infections en chirurgie orthopédique : l'organisation des services* (Vol. 3, pp. 18-22).

Poutain, V. & al. (s.d.). « Système de santé et programme de lutte contre la tuberculose et le paludisme en Côte d'Ivoire et au Sénégal ». Dans Vidal, L. & al. *Les professionnels de santé en Afrique de l'Ouest entre savoirs et pratiques.* Paris : L'Harmattan.

Ridde, V. & Blanchet, K. (2009). « Débat et défis autour de la gratuité des soins en Afrique : retour vers le futur ». *Cahier de santé*, Vol N° 19.

Watson, J.B. in Bonnafont, C. et al. *Les 10 grands de la psychologie*, Paris, Centre d'étude et de promotion de la lecture, 1972.

4. Textes législatifs, politiques et programmes

Ministère de la Santé (s.d.). *Déclaration de politique sectorielle de santé et de population.*

Ministère de la Santé (s.d.). *Document de politique nationale de lutte contre le paludisme.*

Ministère de la Santé (s.d.). *Plan décennal de développement sanitaire et social 1998-20007.*

Ministère du Développement social et de la Solidarité du Mali (2012). *Rapport national sur le développement humain durable.*

Ministère de la Santé (2013). *Enquête démographique et de santé au Mali.* Bamako.

Ministère de la Santé (2014). *Annuaire statistique.*

PNLP (2008). *Cadre de réflexion sur la gratuité des intrants dans la lutte contre le paludisme.* Rapport d'étude.

PNLP (2011). *Directives nationales pour la prise en charge des cas de paludisme.* Bamako.

PNLP (s.d.). *Plan stratégique de lutte contre le paludisme 2013-2017.*

SLIS (2012). *Annuaire statistique.*

5. Webographie

http://www.aho.afro.who.in, consulté le 1er décembre 2015 à 15 h 41 mn

http/www.doc.santerécents/ATT2007.mht. (s.d.), consulté le 11 décembre 2015 à 9 h 27 mn

http:///www.btcctb.org. (s.d.), consulté le 10 décembre 2015 à 16 h 19

http://www.cairn.info/revue-politix-2006-1-page-137.htm, consulté le 14 juillet 2017 à 15 h 32

http: //www.classiques.uqac.ca/contemporains/masse_raymond/ consulté le 13 juillet 2017 à 17 h 40 mn http/www.medecinsdumonde.org. (s.d.)., consulté le 24 juin 2016 à 15 h 12

http/www.hitpages.com, consulté le 11 décembre 2015 à 17 h 29 mn

http://www.institutions-africa.org, consulté le 04 juillet 2016 à 00h 35 mn

http://www.vesa-tc.umontreal.ca/pdf/2010_04_19_gratuite_mali.pdf, consulté le 1er décembre 2015 à 16 h 18 mn

http://www.univ-paris8.fr, consulté le 4 décembre 2015 à 16 h

TABLE DES MATIERES

MALI
AUX ÉDITIONS L'HARMATTAN

Dernières parutions

L'ÉGALITÉ DE L'HOMME ET DE LA FEMME DANS LE MARIAGE
Etude comparée des droits du Bénin, du Burkina Faso et du Mali
Aïssata DABO
Des États africains ont rénové leurs législations sur le mariage dans l'idée de les conformer au dispositif juridique international, qui place désormais l'égalité homme-femme au centre des débats. Toutefois, l'objectif est largement dévié par le pluralisme juridique qui demeure, en droit et en fait, un frein pour l'indifférenciation des droits des sexes. Cet ouvrage se propose de rechercher la mesure de l'égalité, en matière de mariage, réellement promue par les droits béninois, burkinabè et malien.
(Coll. Études africaines, 614 p., 49 euros)
ISBN : 978-2-343-15377-3, EAN EBOOK : 9782140105197

YOMBÉ, UN OUVRIER DU MALI POSTCOLONIAL
Christiane Ray, Richard Toé
Ces entretiens font revivre, à travers un destin singulier, le combat des Maliens pour prendre en main l'avenir de leur pays en s'appuyant sur les connaissances techniques des ouvriers, l'utilisation de la langue nationale, la confiance dans les savoirs traditionnels. Yombé Richard Toé a mené son combat au Mali et sera le premier responsable malien d'une usine d'égrenage de coton. Actuellement, à près de 80 ans, il fait partie de plusieurs associations. Au cours de 36 entretiens avec Christiane Ray, il évoque les grandes étapes de son parcours, sa participation à la vie politique et économique du Mali, ses intérêts de toutes sortes.
(Coll. Écrire l'Afrique, 204 p., 20,5 euros)
ISBN : 978-2-343-15615-6, EAN EBOOK : 9782140102370

MAALANINIKABA (KANI KA FURUKO)
Sous l'orage
Roman intégralement en bambara
Seyidu Bajan
Traduction de Mory Traore
"Sous l'orage" est un roman relatant un conflit de générations des années d'avant les indépendances qui met aux prises d'une part les représentants des anciens, tenant des vieilles traditions, et ceux de la jeunesse scolarisée attachée aux pratiques du monde moderne apportées par le colonisateur. Le camp du père Benfa s'oppose a celui de sa fille Kany autour du projet de mariage de cette dernière. La conception traditionnelle affrontant la moderne soulève cet orage qui s'amoncelle au-dessus de la société et la conduit au bord de la rupture. Heureusement des esprits sages interviennent des deux côtés pour aplanir les difficultés et atteindre l'équilibre permettant d'avancer vers un avenir serein pour les jeunes et pour tous.
(Coll. Harmattan Mali, 136 p., 14,5 euros)
ISBN : 978-2-343-15836-5, EAN EBOOK : 9782140102554

L'IMMIGRATION DES DIPLÔMÉS MALIENS DE FRANCE
Fuite des cerveaux ou quête de promotion sociale ?
Fodié Tandjigora
Préface de Mahamet Timera
L'immigration malienne n'est pas l'apanage des seuls ruraux analphabètes, mais elle est une pratique transversale touchant même les diplômés. L'immigration des diplômés maliens en France est une réalité qui a longtemps été étouffée par les schémas migratoires classiques.Traiter l'immigration malienne sous

l'angle des cadres, des élites et des intellectuels, peut paraître incongru tant il est vrai que l'image sociale des immigrés maliens est indissociablement liée à la misère et à la clandestinité. Cet ouvrage ne va pas sans rupture avec les représentations communes sur l'immigré malien de France.

(Coll. Études Eurafricaines, 228 p., 23 euros)

ISBN : 978-2-343-15010-9, EAN EBOOK : 9782140100420

LE MALI CONTEMPORAIN

Fragilités et possibilités

Mamadou Diarafa Diallo

Le Mali contemporain présente beaucoup de fragilités : une forte collusion entre le triptyque Etat, religion et tradition, une offre politique inadéquate, une prolifération de la violence et un développement inquiétant des inégalités. Néanmoins, il existe de nombreuses raisons d'espérer, et des possibilités de se relever : une population jeune et dynamique, une capacité de résilience collective démontrée et un réveil citoyen porté par la révolution numérique. Voici un diagnostic sans esquive ni faux-fuyants.

(Coll. Études africaines, 190 p., 19,5 euros)

ISBN : 978-2-343-15605-7, EAN EBOOK : 9782140098659

LA CRISE MALIENNE

Chronique d'un pays qui vacille

Hamed Sidibé

Ce recueil est composé de 8 nouvelles, qui rendent compte de certaines situations comme la dégradation sévère du climat, de l'habitat, de la politique dans un récit cru, tel un documentaire. Au fil de la narration, sa vision sur le rôle et la mission de l'école, de l'éducateur, sur l'amitié et nombre d'aspects de la culture nationale, amène à retrouver la part d'essai distillée à travers une série d'histoires plus ou moins déchirantes, plus ou moins comiques.

(304 p., 31 euros)

ISBN : 978-2-343-15361-2, EAN EBOOK : 9782140100475

LUEUR D'ESPOIR

Recueil de poèmes

Djeti Soumano

La mort du grand-père de l'auteure fut une source d'inspiration qui la propulsa dans la poésie mélancolique. À la lumière de ce qu'elle vit quotidiennement, elle écoute la voix de son coeur. À travers ses vers, elle nous fait voyager dans son monde, un monde rempli de tristesse mélangée à de courts instants de bonheur. La poésie est une lueur d'espoir qui la console. Ce recueil de poèmes fera partager ses sentiments les plus profonds, exprimant l'amour et la douleur.

(Coll. Harmattan Mali, 74 p., 10,5 euros)

ISBN : 978-2-343-15544-9, EAN EBOOK : 9782140099878

TATOUCHKA. LE PHOENIX RENAÎT DE SES CENDRES

Roman

Fatoumata Soufountera

Tatouchka est l'histoire de deux amies d'enfance, Anita et Paula. Chacune d'elle emprunte un chemin différent à l'obtention de leur baccalauréat. Deux personnes de caractère, de milieu et de religion différents, séparées par les aléas de la vie et la distance, mais liées par une amitié indéfectible. L'auteur propose un roman basé sur la réalité sociale de la vie au Mali, à travers le parcours d'Anita, à la recherche de son bonheur, qui se bat pour se frayer un chemin dans la jungle de la vie.

(Coll. Harmattan Mali, 114 p., 13 euros)

ISBN : 978-2-343-15363-6, EAN EBOOK : 9782140098109

LA JEUNESSE, L'ENSEIGNEMENT SUPÉRIEUR ET L'ÉCONOMIE AU MALI
L'APUMAF dialogue avec des candidats à l'élection présidentielle 2018
Tiefing Sissoko
L'auteur et l'Association de la diaspora professionnelle, universitaire et scientifique malienne de France (APUMAF) rencontrent et interrogent des candidats à l'élection présidentielle du Mali dans un contexte où le débat démocratique fait encore défaut. Tiefing Sissoko sensibilise l'intellectuel à prendre la parole dans le paysage politique malien afin que les élections se gagnent sur la pertinence des programmes et non sur des manoeuvres dont les contours sont aujourd'hui encore obscurs.
(100 p., 12,5 euros)
ISBN : 978-2-343-15365-0, EAN EBOOK : 9782140095702

TOMBOUCTOU APRÈS LE PRÉLUDE
Recueil de poèmes
Adama Fankélé Traoré
Dès son premier poème, l'auteur voulut lutter pour l'amélioration des conditions d'étude. Dès lors, il ne cessa d'écrire pour rendre hommage non seulement à des héros de renommée internationale comme Patrice Lumumba et Nelson Mandela, mais aussi aux martyrs de la révolution populaire de mars 1991 au Mali, à la femme africaine, aux artistes. Sa poésie lui sert d'arme contre la toxicomanie, la criminalité, l'inégalité sociale et l'injustice.
(Coll. Harmattan Mali, 78 p., 12 euros)
ISBN : 978-2-343-15362-9, EAN EBOOK : 9782140097638

AGUELHOK OU LE SACRIFICE SUPRÊME
Amadi Hamadi Diarra
Des jeunes soldats, placés sous le commandement du capitaine Dogotou Fané quittèrent en catastrophe le camp Soundiata Kéïta de Kati pour se rendre dans la garnison d'Aguelhok, localité située dans la région de Kidal. Mais face à plus d'un millier d'enturbannés endoctrinés et dotés d'une puissance de feu inimaginable, les seules qualités du soldat courageux et impavide suffisent-elles à une troupe de cent cinquante hommes environ, de remporter une bataille ?
(Coll. Écrire l'Afrique, 284 p., 23 euros)
ISBN : 978-2-343-14980-6, EAN EBOOK : 9782140095009

LE TEMPS D'UN APPEL
Roman
Oumar Karambé
Préface de Gaoussou Diawara
Ce roman relate l'histoire de la famille du Hogon Amprolou, en tirant son essence des faits vécus durant des périodes précoloniale et coloniale en plein pays Dogon : la prise des villes du Ghasso, de Tégouna et les lots de larmes, de sang, de pleurs et d'horreurs qui suivirent...
(Coll. Harmattan Mali, 206 p., 20 euros)
ISBN : 978-2-343-14954-7, EAN EBOOK : 9782140092190

LA RONDE DES CROCODILES
Roman
N'Diaye Bah
"Regarde cette nouvelle race d'hommes sortis des entrailles d'une société gangrenée par la vermine de la corruption, elle ressemble à des sauriens à l'étroit dans leur bassin, avides d'espace vital, de pouvoir et d'argent sale. Ce sont des êtres cyniques, insatiables voraces, ils ouvrent grande leur gueule, happent tout sur leur passage. Leur esprit d'accaparement et d'accumulation est sans limites, ils veulent tout pour eux et ne laissent rien aux autres, c'est la ronde des crocodiles."
(Coll. Harmattan Mali, 130 p., 14,5 euros)
ISBN : 978-2-343-14590-7, EAN EBOOK : 9782140090257

30 ANS DE SOLEIL
Roman
Jose Manuel Aranda Ejapa
Préface de Jean-Jacques Varold
« Sabine, la femme de ménage était dans la cuisine quand elle entendit un bruit assez fort au salon. Elle jeta un coup d'oeil et vit sa patronne qui s'accrochait à la table en se pressant la poitrine. Elle se précipita pour l'attraper. Mais, petit à petit, Anna se retrouva par terre, totalement inconsciente. Elle faisait un arrêt cardiaque. »
(Coll. Harmattan Mali, 236 p., 18 euros)
ISBN : 978-2-343-14253-1, EAN EBOOK : 9782140076060

DROIT DES MARCHÉS PUBLICS AU MALI
Cadre harmonisé des marchés publics au sein de l'espace UEMOA
Procédure de passation des marchés des bailleurs de fonds
Abderhimou Dicko
Préface du Pr Alioune Sall
Cet ouvrage est une contribution à la compréhension du droit des marchés publics du Mali, mais aussi du cadre harmonisé des marchés publics au sein de l'espace UEMOA et des procédures des marchés des bailleurs de fonds (Banque Mondiale, BAD, Union européenne). Voici une analyse minutieuse et actualisée de cette réglementation ainsi que de la jurisprudence et des règles des différentes organisations internationales africaines et occidentales.
(Coll. Harmattan Mali, 476 p., 39 euros)
ISBN : 978-2-343-14164-0, EAN EBOOK : 9782140076541

CONSPIRATION AU MALI ET AU SAHEL
Alhassane Gaoukoye
L'analyse de la guerre au Mali révèle les enjeux géostratégiques d'une crise nationale dont les effets de contamination menacent la sécurité de tous les Etats du Sahel soumis à des rébellions récurrentes et à une montée spectaculaire du terrorisme religieux. Face à cette menace, ce livre s'interroge sur les dispositifs sécuritaires et les ressources que le Mali, les pays du Sahel et leurs partenaires européens mobilisent pour éradiquer ce fléau frontalier.
(264 p., 26 euros)
ISBN : 978-2-343-14064-3, EAN EBOOK : 9782140069253

LES MAUSOLÉES DE SANG
N'Diaye Bah
La foule était traumatisée par ce déchainement de violence et de haine à Tombouctou. Elle resta longtemps figée sur place, tétanisée, partagée entre le désarroi et la colère, de mémoire d'homme, les habitants de la ville sainte n'avaient jamais vécu une telle horreur : que de vies brisées, broyées par la machine infernale de l'intolérance et du fanatisme.
(Coll. Harmattan Mali, 238 p., 21,5 euros)
ISBN : 978-2-343-13952-4, EAN EBOOK : 9782140065231

LE PÉRIL DE LA POLLUTION SUR LE FLEUVE NIGER
Sidy Ba
Cet ouvrage est consacré à l'examen des différents types de pollution sur le fleuve Niger, ainsi qu'à leurs conséquences, soit connues et visibles, soit plus subtiles et insoupçonnées, mais tout aussi dangereuses. Il apporte des éclaircissements scientifiques sur les mécanismes de contamination de divers types de polluants et leur impact sur les espèces animales et végétales. L'auteur propose quelques pistes de solution pour prévenir, limiter et réduire la pollution grandissante du fleuve Niger.
(Coll. Études africaines, 170 p., 17,5 euros)
ISBN : 978-2-343-13652-3, EAN EBOOK : 9782140059520

Structures éditoriales du groupe L'Harmattan

L'Harmattan Italie
Via degli Artisti, 15
10124 Torino
harmattan.italia@gmail.com

L'Harmattan Hongrie
Kossuth l. u. 14-16.
1053 Budapest
harmattan@harmattan.hu

L'Harmattan Sénégal
10 VDN en face Mermoz
BP 45034 Dakar-Fann
senharmattan@gmail.com

L'Harmattan Cameroun
TSINGA/FECAFOOT
BP 11486 Yaoundé
inkoukam@gmail.com

L'Harmattan Burkina Faso
Achille Somé – tengnule@hotmail.fr

L'Harmattan Guinée
Almamya, rue KA 028 OKB Agency
BP 3470 Conakry
harmattanguinee@yahoo.fr

L'Harmattan RDC
185, avenue Nyangwe
Commune de Lingwala – Kinshasa
matangilamusadila@yahoo.fr

L'Harmattan Congo
67, boulevard Denis-Sassou-N'Guesso
BP 2874 Brazzaville
harmattan.congo@yahoo.fr

L'Harmattan Mali
Sirakoro-Meguetana V31
Bamako
syllaka@yahoo.fr

L'Harmattan Togo
Djidjole – Lomé
Maison Amela
face EPP BATOME
ddamela@aol.com

L'Harmattan Côte d'Ivoire
Résidence Karl – Cité des Arts
Abidjan-Cocody
03 BP 1588 Abidjan
espace_harmattan.ci@hotmail.fr

L'Harmattan Algérie
22, rue Moulay-Mohamed
31000 Oran
info2@harmattan-algerie.com

L'Harmattan Maroc
5, rue Ferrane-Kouicha, Talaâ-Elkbira
Chrableyine, Fès-Médine
30000 Fès
harmattan.maroc@gmail.com

Nos librairies en France

Librairie internationale
16, rue des Écoles – 75005 Paris
librairie.internationale@harmattan.fr
01 40 46 79 11
www.librairieharmattan.com

Lib. sciences humaines & histoire
21, rue des Écoles – 75005 Paris
librairie.sh@harmattan.fr
01 46 34 13 71
www.librairieharmattansh.com

Librairie l'Espace Harmattan
21 bis, rue des Écoles – 75005 Paris
librairie.espace@harmattan.fr
01 43 29 49 42

Lib. Méditerranée & Moyen-Orient
7, rue des Carmes – 75005 Paris
librairie.mediterranee@harmattan.fr
01 43 29 71 15

Librairie Le Lucernaire
53, rue Notre-Dame-des-Champs – 75006 Paris
librairie@lucernaire.fr
01 42 22 67 13

www.ingramcontent.com/pod-product-compliance
Lightning Source LLC
LaVergne TN
LVHW011314061026
849535LV00005B/1555